安全教育——应急救护

主　编　秦　利　杨水华

副主编　郭　鑫　吴晓琛

编　委　崔　红　苏雅娜　周珊珊

　　　　陈少敏　徐　郭　查小进

U0303305

华中科技大学出版社

http://press.hust.edu.cn

中国·武汉

图书在版编目（CIP）数据

安全教育：应急救护/秦利，杨水华主编 . —武汉：华中科技大学出版社，2024.1
ISBN 978-7-5772-0530-4

Ⅰ．① 安… Ⅱ．① 秦… ② 杨… Ⅲ．① 急救-教材 Ⅳ．① R459.7

中国国家版本馆 CIP 数据核字（2024）第 041140 号

安全教育——应急救护 　　　　　　　　　　　　　　　　　秦　利　杨水华　主编
Anquan Jiaoyu——Yingji Jiuhu

策划编辑：李承诚
责任编辑：林珍珍
封面设计：廖亚萍
责任校对：张汇娟
责任监印：周治超
出版发行：华中科技大学出版社（中国·武汉）　　　电话：（027）81321913
　　　　　武汉市东湖新技术开发区华工科技园　　　邮编：430223
录　　排：华中科技大学出版社美编室
印　　刷：江西赣版印务有限公司
开　　本：787mm×1092mm　1/16
印　　张：17.5
字　　数：391千字
版　　次：2024 年 1 月第 1 版第 1 次印刷
定　　价：49.80 元

前　言

　　据统计，全世界每年约有 350 万人死于事故、日常生活中的意外或暴力行为，而受伤需要治疗的人数为上述人数的 100～500 倍，其中约有 200 万名受害者出于各种原因留下了永久性的残疾。随着突发疾病、意外伤害和自然灾害的发生日益频繁以及人们健康风险意识的提高，立足于现场的应急救护越来越受到社会各界的重视。临床实践证明，强化应急救护能力，普及公民的急救互救知识，并提高公民的相应能力水平，可以提高急救生存率，降低伤残和死亡的概率。中共中央、国务院印发的《"健康中国 2030"规划纲要》明确提出，到 2030 年，建立起覆盖全国、较为完善的紧急医学救援网络，突发事件卫生应急处置能力和紧急医学救援能力达到发达国家水平。在此背景下，自救互救和逃生避险技能成为每一位公民都必须掌握的一项基本生活技能。

　　本书分七章，针对生活中常见突发疾病及意外伤害的应对与急救展开编写，内容包括应急救护概述、心肺复苏、气道异物梗阻的现场急救、现场创伤救护、常见急症的处理、常见意外伤害的处理、突发事件的紧急应对抢救处置等，将理论和实践操作相结合，具有较强的实用性和可操作性。为增强读者对急救知识的学习兴趣，本书配有大量插图，使得内容浅显易懂、生动活泼。本书可作为急救技能培训教材，供高校学生和想要掌握相关应急救护技能的社会群众使用，也可作为急救知识普及和技能培训参考资料。

　　本书由秦利、杨水华主编，秦利负责提纲的拟定、完善，杨水华负责统稿，具体分工如下：秦利编写第一章，郭鑫编写第二章，陈少敏编写第三章，崔红编写第四章，苏雅娜编写第五章，周珊珊编写第六章，吴晓琛编写第七章。感谢胡家豪、卢柯悦、徐诗玥三位同学提供的模特支持。在编写过程中，各位编委辛勤劳动、通力合作，为本书顺利出版提供了可能，在此对各位编委表示诚挚的谢意！同时，感谢温州市龙湾区第一人民医院和温州市龙湾区红十字会对本教材建设工作的支持。

由于编者水平有限，书中难免存在不足和欠缺之处，敬请广大读者批评指正，以使书稿得到进一步完善。此外，本书在编写过程中，借鉴了许多文献资料，在此向有关文献的作者致以最诚挚的谢意！

编　者
2024 年 1 月

目　录

学习目标

1. 掌握应急救护、简明检伤分类法的基本概念，以及应急救护的基本流程。
2. 熟悉应急救护的目的和原则、应急救护的注意事项、简明检伤的步骤。
3. 了解应急救护的特点、应急救护的常见误区。

急救突出表现为"急"，在突发或者紧急情况下，伤病员如果不能在第一时间得到科学有效的救护，很可能出现不可逆的健康损害甚至失去生命。应急救护对于挽救伤病员的生命、防止伤病情况恶化和促进伤病员恢复健康有重要的意义。应急救护人员（以下简称救护员）在保证自身安全的前提下，应该能够在各种环境中冷静地采取各种有效的救护措施，从身体和精神上救护伤病员。非医疗专业人员要认真完成应急救护课程的培训，掌握应急救护的相关技能，增强救护他人的信心，成为合格的救护员。《健康中国行动（2019—2030 年）》提出，鼓励开展群众性应急救护培训，到 2030 年将取得培训证书的人员比例提高到 3％及以上。实现这一目标需要全社会共同行动起来，人人学急救、人人会急救、人人敢急救。

第一节　应急救护基础知识

一、应急救护的概念

应急救护又称院前急救，是指突发事故中的伤病员在进入医院之前接受的初步医疗救护，是一种在短时间内开展的、维系生命的院外救援，以达到减轻伤痛、抑制病情甚至挽救生命的目的。具体来说，应急救护包括心肺复苏（CPR）、包扎、止血、安全转运等救护措施。这些救护措施不仅包括对伤病员受伤身体的初步救护，还包括对伤病员的心理支持。应急救护是医学救援体系中不可或缺的一部分，能够有效地保障人民群众的生命安全和身体健康。

应急救护不同于医疗救治。首先，应急救护的实施主体是掌握应急救护技能的普通人，而医疗救治的实施主体是专业医护人员。其次，应急救护是在现场以挽救生命、减轻痛苦、减少并发症为主要目的的救护，救护过程中使用的资源根据现场条件而定；而医疗救治是从更专业的角度对病情进行评估、分析，利用所携带的医疗器械、设备和救护物品立即对伤病员进行救治，其以对症治疗为主，力图挽救和维持伤病员的基础生命，减轻伤病员的痛苦。

二、应急救护的特点

（一）现场性

应急救护是指在突发伤病或灾害事故的现场，在专业人员到达前，为伤病员提供初步、及时、有效的救护措施。它包括对伤病员提供受伤身体或疾病的初步救护以及心理支持。

（二）初步性

应急救护是快速、有序地初步评估伤病情，通过对伤病员进行有效急救，降低伤病员的伤亡率和伤害程度。救护员要认真观察伤病员全身情况，防止伤病情恶化，发现伤病员意识不清、瞳孔扩大无反应、呼吸或心跳停止时，应立即在现场就地抢救，用心肺复苏法支持呼吸和循环，对伤病员的脑、心等重要脏器供氧。

（三）群众性

对突发事件中的伤病员来说，时间就是生命。应急救护应发挥事故现场第一目击者的作用，及时对伤病员进行急救。除了医务人员，第一目击者还可以是接受过应急救护课程培训，掌握施救技能的警察、消防队员、游泳教练、机动车驾驶员、导游等特殊群体及其他普通公众。

（四）自愿无偿性

应急救护通常是由志愿者无偿提供的。他们自愿参与、不计报酬，旨在帮助他人。应急救护的成功率受公众急救意识和施救能力的影响，我国《民法典》第 184 条规定，因自愿实施紧急救助行为造成受助人损害的，救助人不承担民事责任。应急救护的成功率也在某种程度上体现了公众的素质水平以及社会对突发事件的应急能力。

三、应急救护的目的

（一）挽救生命

救护员在现场采取应急救护措施的首要目的是挽救伤病员的生命。对伤病员来说，最大的生命威胁是呼吸、心搏骤停。救护员如果能在伤病员呼吸、心跳停止的 4 分钟内，及时给予有效的抢救，可以使得伤病员的存活率高达 50%；如果在伤病员呼吸、心搏骤停的 10 分钟后再开始抢救，伤病员的存活率极低。

（二）防止伤病情恶化

应急救护的目的是防止轻症伤病员病情恶化而转变为重症，尽可能地减少危重伤病员，降低死亡率、致残率，提高抢救成功率，最大限度地保障伤病员的生命安全。

（三）促进恢复

应急救护有利于伤病的后期治疗及伤病员身体和心理的康复。在现场救护过程中，救护员要避免对伤病员进行非必要的移动，小心处理，使伤病员保持最舒适的坐或卧姿势，并善言安慰。

四、应急救护的原则

（一）保证安全

发生事故的现场可能存在一些安全隐患。救护员进入现场时，首先要确保环境是安全的。

◆ 1. 现场可能存在的危险因素

（1）交通事故中受损的汽车是否有起火、爆炸或再次倾覆的可能。

（2）脱落的高压电线或其他带电物体。

（3）化学物质、腐蚀性物质、放射性物质等泄漏。

（4）发生自然灾害，如洪水、泥石流、海啸、雷电等。

（5）地面湿滑，有容易磕绊的杂物或锐利的金属、玻璃等。

（6）地震后的建筑物倒塌、余震的发生。

（7）有毒气体，如一氧化碳等。

（8）其他危险因素，如酷暑或严寒，或毒蛇、野蜂等可能伤害人的动物等。

◆ 2. 现场的安全防护措施

（1）关闭受损汽车的发动机，防止其起火爆炸；同时拉起手刹，防止车辆滑动；在车后位置放置警示标志。

（2）抢救电击伤病员时，首先设法切断电源。

（3）戴防护手套，必要时穿防护服，避免沾染血液、污物。

（4）在室外遇到雷雨，避开高压线、大树，不要使用手机。

（5）在极端气温下，注意防暑或保温。

（6）其他防护措施。

（二）防止感染

救护员在进行应急救护时要做好个人防护及伤病员的保护工作，对可疑的呼吸道传染病和血液（或体液）接触传播的疾病采取相应的防止感染的措施。

（1）在处理伤病员的伤口前应洗手，然后戴医用（乳胶）手套。如果没有，也可戴不透水的塑料手套，或用塑料袋罩住自己的双手。

（2）有条件时戴口罩。

（3）处理有大量出血的外伤时，有条件的话，戴防护眼镜或防护罩。

（4）在人工呼吸抢救时，有条件的话，使用人工呼吸面膜或人工呼吸面罩。

（5）不用裸露的手直接触摸伤病员的伤口和衣物、敷料上沾染的血液。

（6）处理伤口之后，把所有的污染物和废弃物（如污染的衣物、用过的手套等）单独放置，统一销毁，以防污染扩散。

（7）处理伤口后要用肥皂、流动水洗手，双手要反复搓洗。

（8）在应急救护时不慎划破自己的皮肤，或是伤病员的体液溅入自己眼睛，要立即彻底地清洗局部，并尽快就医，采取必要的免疫措施。

（9）保持现场通风。

（三）及时合理救护

现场如果伤病员较多，救护员应按照及时合理救护原则进行救护。及时合理救护原则具体包括以下几点。

◆ 1. 急救与呼救并重

呼救求援要及时，尤其是遇到成批伤病员时，要充分利用可支配的人力、物力协助救护。急救与呼救几乎同时进行。

◆ 2. 先救命后治伤

在应急救援现场，以救命为优先，对有性命危险的伤病员果断实施救护措施。即在大量伤病员出现时，如果有伤病员出现危及生命的体征，如呼吸或心跳停止、大出血、开放性气胸等，救护员要先实施抢救。

◆ 3. 先止血后包扎

救护员对伤员的受伤情况做出简单的判断后，可先进行止血的操作，随后进行包扎处理，并对出血量较大的部位或骨折部位进行固定。

◆ 4. 先轻后重，先近后远

如果同时有危重的和较轻的伤病员，救护员优先抢救危重者，后抢救伤病情较轻者。如果伤病情相当，则先救护距离较近的，再救护距离较远的，不要舍近求远而耽误了抢救时间。

◆ 5. 先急救后转运

救护员对于伤病员，要先急救再转运。在转运的过程中，不要停止抢救，应持续观察伤病员的情况变化。

◆ 6. 救命治伤与心理救助相结合

由于突发疾病或意外伤害，伤病员往往没有足够的心理准备，可能出现紧张、恐惧、焦虑、忧郁等心理反应。此时，救护员应保持镇静，这可以使伤病员产生一种心理慰藉和信任感；还要对伤病员进行心理疏导，尽量减轻其身心痛苦。

需要注意的是，如果现场安全，不宜擅自移动情况比较严重的伤病员；如果现场存在安全隐患，应首先将伤病员转移到安全的地点，之后再进行救护，避免现场环境对伤病员造成二次伤害。救护员应避免让情况较严重的伤病员进食、进水，以免造成窒息。

（四）心理支持

伤病员由于突发疾病或受到意外伤害，常会情绪不稳定，如烦躁不安、激动、冷漠，或渴望离开现场。救护员要关注并理解伤病员的情感，积极采取措施对伤病员进行心理支持。

（1）救护员要认真倾听伤病员的诉说，不随意打断，可以点头或简单应答表示自己在倾听。

（2）救护员要用稳重的语气与伤病员对话，让伤病员能听到，但不要喊叫。

（3）在伤病员受到惊吓、拒绝他人靠近时，救护员可以先和伤病员保持一定的距离，得到允许后再慢慢靠近。

（4）呼叫救护车后，救护员要一直守护和安慰伤病员，直到救护车到来。

（5）救护员在进行救护的时候，要告诉伤病员接下来将采取的措施以及这样做的原因，让伤病员放心。

（6）情况允许时，救护员可帮助伤病员与亲友联系，请他们来协助救护。

（7）救护员要帮忙看管伤病员的财物，避免伤病员财产损失。

（五）救护现场协作

在救护现场，救护员为保证安全和实施救护，要尽量争取周围人员或路人协助做以下事情。

（1）拨打急救电话。

（2）取来急救设备，如自动体外除颤器（AED）。

（3）确保现场安全，如放置安全指示牌、疏散旁观者。

（4）帮助控制出血，如压迫止血、固定伤肢等。

（5）保管伤病员财物。

（6）如确有必要，协助转运伤病员到安全地点。

需要注意的是，现场其他人员可能没有接受过应急救护培训，会害怕或不知道能做什么。救护员在请求他人帮助和指挥他人时，语气要稳重，指令要简短而明确，以使他们镇静并准确地执行指令。

五、应急救护的基本要求

（一）救护员

当突发疾病或意外伤害发生时，救护员应第一时间到达现场，并在争分夺秒展开抢救工作的同时及时拨打"120"急救电话，向急救指挥中心求助。在电话过程中讲清楚报告人（第一目击人）的姓名及身份、伤病员的基本情况、伤病员所在现场的地址以及受伤人数、性质等。

（二）急救操作

在现场缺乏急救器材的情况下，救护员只能徒手操作并就地取材，如将衣服撕成布条作包扎用，将木板、树枝作固定用，将门板、木梯作担架用等。如果伤病员处于海上或空中，船上或机舱内一般备有简单的急救器材，如应急医疗箱和氧气瓶等，可供救护员使用。

（三）急救知识

救护员应掌握的急救知识主要包括：四大生命体征（体温、脉搏、呼吸、血压）的监测方法，伤势或病情的判断方法，心肺复苏法，止血、包扎、固定、转运技术，常见危重病和外伤的应急处理方法，等等。

六、 应急救护培训的意义

（一）提高公众的安全意识

应急救护培训可以帮助公众了解如何处理突发事件，从而提高公众的安全意识，使公众能够更好地应对各种危险情况。

（二）提高个人的事故处置水平

应急救护培训可以提高个人的事故处置水平，从而使个人在事故现场能够快速、有效地采取相应的应急措施。

（三）帮助救援力量更好地实施救援行动

应急救护培训可以帮助救援力量更加有效地开展救援行动，提高救援效率。

（四）降低事故伤害和死亡人数

应急救护培训可以帮助公众和救援力量更好地应对事故，从而减少事故伤害和死亡人数。

（五）有助于社会建设

应急救护培训可以促进社会建设，增强社会的安全意识和责任感，使整个社会更加健康、安全。

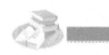

第二节　应急救护的程序

一、评估环境

在事故现场，救护员要冷静地观察周围环境，判断是否存在危险因素，通过实地感受、眼睛观察、耳朵听声、鼻子嗅味等对异常情况进行综合分析，必要时采取安全保护措施或进行呼叫救援。只有在确保伤病员、救护员及现场其他人员安全的情况下，才能进行救护。

救护员还要做好个人防护工作，本着救人先护己的原则，确定个人防护措施符合现场环境安全等级之后再救人。救护员的个人防护，一方面针对的是现场环境，另一方面针对的是伤病员的体液。对于现场环境，救护者在施救前就需要对周围环境情况有较清晰的认识，如果周围环境存在危险，就需要根据情况考虑先转移伤病员再行施救，甚至在极端情况下放弃施救。而对于伤病员体液可能传染疾病的威胁，最佳的防护手段是佩戴手套，以免操作时沾染血液或其他体液。对于需要进行心肺复苏的情况，可以配备人工呼吸面罩或人工呼吸面膜。

二、初步检查和评估伤病情

初步检查和评估伤病情包含 R（response，即检查反应）、A（airway，即检查气道）、B（breathing，即检查呼吸）、C（circulation，即检查循环）、D（disability，即检查清醒程度）、E（exposure，即充分暴露检查伤情）六个程序。

（一）检查反应（response）

检查反应即判断伤病员是否有反应、有无意识。救护员可以跪在伤病员身边，用双手轻拍伤病员的双肩，并在其耳边大声呼唤，观察其是否有反应。如伤病员有意识，说明暂时没有大碍；如伤病员没有反应，说明其意识丧失，救护员要迅速观察伤病员胸腹部起伏情况，判断其有无呼吸。救护员需要了解和掌握正常生命体征的基础知识，在检查反应阶段能够对人体呼吸情况、脉搏等生命体征进行初步的评估判断。

判断伤病员是否有意识，可以通过成人正常生命体征判断。生命四大体征包括呼吸、体温、脉搏和血压。

◆ 1. 呼吸

平静呼吸时，成人的呼吸频率为每分钟 12～20 次。不同年龄的儿童每分钟正常呼吸的速度不相同，新生儿平均呼吸频率为每分钟 40～44 次，由于婴儿的呼吸频率并不规律，所以要数 1 分钟的时间。1 岁以下的儿童呼吸频率为每分钟 30～40 次，1～3 岁儿童为每分钟 25～30 次，4～7 岁儿童为每分钟 20～25 次，8～14 岁儿童为每分钟 18～20 次。可以看到，儿童的呼吸频率随年龄的增长而降低，逐渐达到成人的水平。成人在安静状态下，呼吸频率如果大于每分钟 24 次，则为呼吸过快，这种情况主要见于发热、贫血的伤病员；呼吸频率如果低于每分钟 10 次，则为呼吸过缓，这种情况常见于颅内压过高的伤病员。

◆ 2. 体温

腋测法是最常用的测体温的方法。人的体温正常值为 36～37℃。

◆ 3. 脉搏

正常人在安静状态下，脉搏为每分钟 60～100 次。脉搏大于每分钟 100 次，为脉搏过快，常见于发烧、患有甲亢疾病的伤病员；脉搏小于每分钟 60 次，为脉搏过缓，常见于患有甲状腺功能低下疾病、电解质紊乱的伤病员。

◆ 4. 血压

正常成人收缩压为 90～140 mmHg，理想收缩压是控制在 120 mmHg 以下，舒张压为 60～90 mmHg。

（二）检查气道（airway）

气道畅通对于个体呼吸来说是必备条件。如伤病员有反应但不能说话、不能咳嗽，就可能存在气道梗阻，救护者必须立即检查和清除气道异物。救护者可用抬头举颏法帮助伤病员打开气道。

（三）检查呼吸（breathing）

救护员用扫视或一听、二看、三感觉的方法判断伤病员有无呼吸，检查时间一般不超过 10 秒。人正常的呼吸运动是通过神经中枢调节的有规律的运动。伤病情危重时，伤病员会出现鼻翼扇动、口唇发绀、张口呼吸等呼吸困难的表现，同时伴有呼吸频率、深度、节律的异常，甚至呼吸时有时无。首先，可以观察伤病员胸壁是否上下起伏活动，也可将手掌心或耳朵贴在伤病员的鼻腔或口腔前，体察有无气流进出，还可以用几根棉花丝或一小条餐巾纸放在伤病员的鼻腔或口腔前，看其是否随伤病员的呼吸来回摆动。如果用以上方法检查均无呼吸迹象，可以初步判定伤病员呼吸停止，必须马上做人工呼吸抢救，并根据具体情况判断伤病员呼吸停止的主要原因。

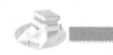

（四）检查循环（circulation）

如发现伤病员没有呼吸（或叹息性呼吸），可以假定伤病员出现心搏骤停，应立即实行心肺复苏。脉搏即随着心脏节律性的收缩和舒张，主动脉内的血管压力也会一升一降，从而引起血管壁相应地出现扩张和回缩的搏动。手腕部的桡动脉、颈部的颈动脉、大腿根部的股动脉是最容易触摸到脉搏跳动的地方。正常成年人心率为每分钟60～100次，大多数为每分钟60～80次，女性稍快。一般以手指触摸脉搏即可知道心跳次数。救护员可用食指和中指轻轻触及伤病员手腕部的桡动脉，如果难以感觉清楚，可以触摸其颈动脉。对于无法摸清脉搏的危重伤病员，救护员可将耳朵紧贴其左胸壁听心跳。如果发现伤病员脉搏消失了，要马上做胸外心脏按压进行抢救。如果伤病员有呼吸，应继续检查伤病情况，注意伤病员有无外伤出血，采取相应的救护措施，并将伤病员置于适当体位。

（五）检查清醒程度（disability）

伤病员的清醒程度可以分为以下几个级别。

（1）完全清醒，即伤病员眼睛能睁开，能正确回答救护员的问题。

（2）对声音有反应，即伤病员对救护员的大声问话有反应，能按指令做出相应的动作。

（3）对疼痛有反应，即伤病员对救护员的问话没有反应，但对疼痛刺激有反应。

（4）完全无反应，即伤病员对任何刺激都没有反应。

（六）充分暴露检查伤情（exposure）

在伤病员情况较平稳、现场环境许可的情况下，应充分暴露其受伤部位，再对其头部、颈部、胸部、胸部、骨盆、脊柱、四肢等进行检查，看有无开放性损伤、骨折畸形、触痛、肿胀等体征，这有助于对伤病员的伤病情进行准确判断。这个过程中尤其注意检查伤病员是否有大出血，大出血时一般有三种明显症状：一是出血性休克，脸色苍白，出冷汗；二是脉搏弱而快，每分钟120次以上；三是身体奄拉，反应漠然。大血管破裂和头颅、胸部、腹部等的内出血，从外部很难发觉，须马上送医院。

经过上述检查，救护员基本可判定伤员是否有生命危险。如有危险，立即对伤病员进行心、脑、肺的复苏抢救；如无危险，对伤病员进行包扎、止血、固定等治疗。

三、 呼救

救护员如果发现伤病员情况严重，应及时拨打急救电话"120"。拨通急救电话后要清晰地回答急救中心接线员的询问，并简短说明以下情况。

（1）伤病员所在的具体地点，最好说明该地点附件的明显标志。

（2）伤病员人数。

（3）伤病员发生伤病的时间和主要表现。

（4）可能发生意外伤害的原因。

（5）现场联系人的姓名和电话号码。

呼救时需要注意以下几点。一是拨通急救电话后保持镇静，如果不知该说什么，一定要清晰、准确地回答急救中心接线员的问话，并等到急救中心接线员问话完全结束后，再挂断电话。二是等车时应选择附近路口、公交车站、大的建筑物等有明显标志的地方，见到救护车时主动挥手示意。在等车过程中，不要把伤病员提前搀扶出来或抬出来，以免伤病员的情况恶化。

四、应急救护程序

归结起来，应急救护程序如图1-1所示。

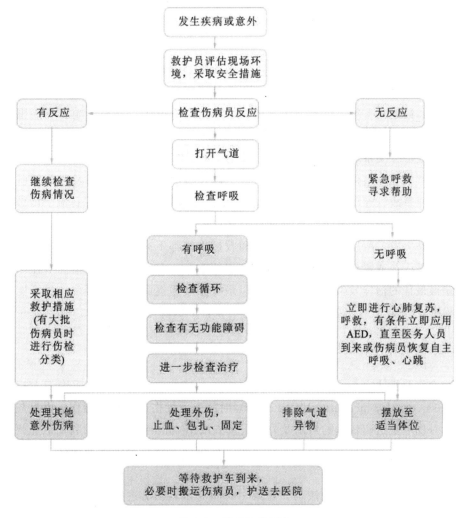

图1-1　应急救护程序

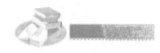

当伤病员发生疾病或意外伤害时，救护员首先评估现场环境，采取安全措施。然后检查伤病员反应，对于有反应的伤病员继续检查伤病情况，并采取相应救护措施（有大批伤病员时，进行伤检分类）。对于无反应的伤病员，紧急呼救、寻求帮助。接着打开伤病员气道，检查呼吸。如伤病员有呼吸，则检查其循环及有无功能性障碍，进一步检查治疗，采取相应急救措施，然后等待救护车到来，必要时搬运伤病员，护送去医院。对于无呼吸的伤病员，立即进行心肺复苏，有条件者，立即应用 AED，直至医护人员到来或者伤病员恢复自主呼吸、心跳。

第三节　应急救护的注意事项

一、大批伤员的救护

世界卫生组织将大规模人员伤亡事件定义为灾难和重大事件，其特征是伤员批量出现、伤情严重程度高和伤类复杂多样。这些事件可能会超出当地医疗资源提供全面医疗救护的能力。最近几十年，世界上大规模伤亡事件时有发生，甚至影响到一些国家的社会经济发展。准备和计划至关重要，因为这些事件可以在任何时间、任何环境中发生。明确的应急救护分类系统对于挽救生命和优化灾难发生时的资源分配至关重要。

在突发重大安全事件中，比如踩踏事故、爆炸事故、校园或商场及公共场所突发安全事故、交通事故（连环车祸）、工业企业火灾、森林火灾、地震、泥石流、山体滑坡等自然或非自然灾害中，快速识别危急重症伤员非常重要。

由于事态突发，所以现场的医疗资源和救援力量都不充分，这就需要现场有经验的应急救护救援人员或紧急医疗救援人员迅速组织起来，在资源有限的情况下让尽可能多的伤员获得最佳的治疗效果。检伤分类可以最大限度地提高人员生存率，尽可能降低人员伤残程度，并安全、及时地将伤员转运至有条件的医院进行治疗。

（一）简明检伤分类法

简明检伤分类法（simple triage and rapid treatment，START）适用于大规模伤亡事件（mass casualty incident，MCI）现场短时间内大批伤员的初步检伤，由最先到达的急救人员对伤病员进行快速的辨别及分类。该方法于 1983 年由美国加利福尼亚州的霍格医院医护人员及纽波特比奇消防局工作人员共同创建，是目前国际通用的一种快速、简单的检伤分类方法。

简明检伤分类法的具体做法为，在第一时间为多名伤员进行初检，进行分区，按照伤情程度分别给予不同颜色的分类标识，一般伤情危重者用红色标识，伤情重者用黄色标识，普通轻伤且能自行走动者用绿色标识，已经死亡或伤情较重即将死亡者用黑色标识。按照国际规范，分类标识应该醒目、统一，这个标识称为标签。我国传统习惯称为伤票。我国目前统一采用红、黄、绿、黑四种颜色的标签，分别表示不同的伤情及救治的轻重缓急先后顺序。

（二）检伤分类原则

在灾难现场，特别是大型灾难现场，伤员数量多、情况复杂，而医生、设备、药品、材料等急救资源常常不能同时满足救治所有伤员的需要，存在救治需求和资源之间的矛盾。因此人们需要在短时间内熟练地对伤员进行初步评估，确定救治的先后顺序、需要哪种类型的救护，以缩短急救时间，使最需要紧急救护的伤员得到优先救治，最大限度地发挥急救资源的作用，使整体救援达到最大效果。

检伤分类应遵循以下原则。

（1）对于无法进行全面病史采集和体检的伤员，只能根据简要的病史和体格检查做出判断，这时伤后的生理学改变比解剖性损伤更应受到重视。

（2）对每个伤员都采取相同的、规范化的步骤进行检伤。

（3）分拣级别的确定不仅取决于伤情，还取决于灾难性质、救援环境、伤员数量和救援资源等因素。

（4）灾难现场分拣一般不包括伤员的治疗，除非伤情紧急，且简单的手法即能缓解伤员的紧急状态。

（5）检伤应是一个动态的过程，重复检伤、持续评估是必要的。伤员的伤情会发生变化，如内脏损伤随时间延续而出血增多，环境、救援力量、运送能力也会变化，这些均可使检伤级别发生改变。对伤病员进行初次检伤分类后，必要的时候还要在不同时段对其进行反复检查和记录，并比较前后检查结果的动态变化，对伤情进行再评估甚至再标识。

（6）检伤后应将伤员安置在不同的区域等待治疗和转运。

（7）对无存活希望的伤员，分拣后可给予姑息性治疗；对无反应、无呼吸、无脉搏者直接标识为死亡，并尽快将其转移至远离分拣现场的尸体处理场所。

（三）检伤分类

检伤分类如表1-1所示。

表1-1　检伤分类

类别	程度	标识	伤情
第一优先	危重	红色	呼吸频率大于每分钟30次或小于每分钟6次；有脉搏搏动，毛细血管充盈时间大于2秒；有意识或无意识

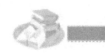

续表

类别	程度	标识	伤情
第二优先	重	黄色	呼吸频率为每分钟 6～30 次；有脉搏搏动，毛细血管充盈时间小于 2 秒；能正确回答问题、按指令动作
第三优先	轻	绿色	可自行走动
第四优先	死亡或濒死	黑色	无意识、无呼吸、无脉搏搏动

◆ 1. 第一优先

危重伤员为第一优先，使用红色标识，表示需要紧急治疗。这类伤员呼吸频率大于每分钟 30 次或小于每分钟 6 次，有脉搏搏动，伤情危重，须优先为其提供护理及转运服务。对于危及生命的严重创伤，用简单的方法，在较短的时间内以较少的资源进行救护。比如需要紧急控制四肢动脉大出血、打开呼吸道或解除气道梗阻的伤员。

◆ 2. 第二优先

重症伤员为第二优先，使用黄色标识，表示需要延缓治疗。这类伤员有重大创伤，无法走动，但呼吸循环稳定，呼吸频率为每分钟 6～30 次，有脉搏搏动，神志清楚，能正确回答问题，短暂等候不会危及生命或导致肌体残疾，或虽有严重损伤但经急救处理后生命体征或伤情暂时稳定，允许在一定时间内延缓处理和转运，例如单纯的股骨或肱骨骨折的伤员。

◆ 3. 第三优先

轻症伤员为第三优先，使用绿色标识，表示可自行走动，无严重损伤，可适当延迟转运和治疗。救护员可以将轻症伤员引导到轻伤接收站，让他们在重症伤员处理结束后接受治疗，或在救护员指导下自行救护，他们甚至可以在人力不足时协助救护员对其他伤员进行急救。例如，体表擦伤、挫伤，出血较少的创口，关节扭伤等类伤员。

◆ 4. 第四优先

死亡或濒死者为第四优先，使用黑色标识，表示伤情过于危重即使给予强力救治也少有存活希望。这类人因伤势过重已死亡或因无法挽救的致命性创伤而处于濒死状态，如呼吸停止，或头、胸、腹严重外伤且无法实施心肺复苏救治。这些情形在资源匮乏或现场环境不安全时需要放弃，否则他们占用大量医疗资源会造成危重伤员大批死亡。当然，当救援力量足够时，对这一类人员也要给予积极治疗。

（四）简明检伤步骤

简明检伤步骤如图 1-2 所示。

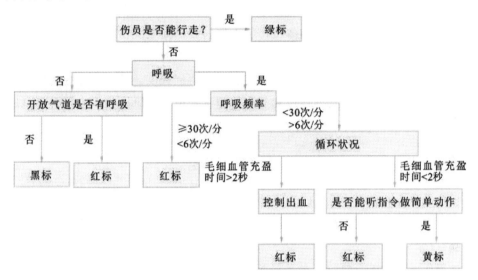

图 1-2　简明检伤步骤

◆ **1. 行动检查**

（1）行动自如（能走）的伤员为轻症伤员，标绿标。
（2）不能行走的伤员进行下一步检查。

◆ **2. 呼吸检查**

（1）无呼吸者，标黑标；有呼吸者，标红标。
（2）呼吸频率大于等于每分钟 30 次或小于每分钟 6 次，标红标。
（3）呼吸频率为每分钟 6～30 次者，进行下一步检查。

◆ **3. 循环状况检查**

（1）桡动脉搏动不存在，或按压指甲床检查毛细血管充盈时间大于 2 秒者，或脉搏大于每分钟 120 次，为危重伤员，标红标。
（2）按压指甲床检查毛细血管充盈时间小于 2 秒者，或脉搏低于每分钟 120 次者，进行下一步检查。

◆ **4. 清醒程度**

（1）不能回答问题或执行指令者，标红标。
（2）能够正确回答问题和执行指令者，标黄标。

二、伤病员体位

无论是高质量的心肺复苏，还是复苏成功之后伤病员恢复自主呼吸和意识，都需要使伤病员处于合适、正确的姿势和体位，防止伤病员受到二次伤害。合适正确的伤病员体位能够维持伤病员的生命，有利于其恢复。在救护车到来前，应根据不同的情况将伤病员摆放至适当的体位，并随时检查记录伤病员的清醒程度、呼吸和脉搏情况。伤病员的体位一般有两种，即心肺复苏体位和复原体位。其中，复原体位中包含普通复原体位和改良的复原体位。

（一）心肺复苏体位

根据这个体位的形态，也可以直观地称之为仰卧位。如果伤病员意识不清且处于俯卧位，救护员在做心肺复苏时，应将其翻为仰卧位。一般仰卧在坚硬的平面上，以便于检查呼吸。

具体操作方法如下：第一，救护员跪在伤病员一侧，将伤病员近侧上臂向上拉直，将其远侧足搭在近侧小腿上；第二，救护员用一只手承托伤病员颈部，另一只手伸到其远侧腋下，将伤病员翻转成侧卧位，再缓慢转成仰卧位；第三，将伤病员伸直的双侧上肢放回体侧。注意，翻转时应保持伤病员的头颈和脊柱成一条直线。如果救护员怀疑伤病员有颈椎损伤，应尽量使伤病员处于仰卧位，并避免移动。伤病员经过心肺复苏后呼吸、心跳恢复，或伤病员只是意识丧失，而呼吸、心跳正常，为防止舌后坠或误吸，应将其翻转为复原体位。

（二）复原体位

◆ 1. 普通复原体位

普通复原体位又叫恢复体位，也可以直观地称之为侧卧位。复原体位适合意识不清但有自主呼吸的伤病员。这个体位能够防止意识不清的伤病员因舌根后坠或呕吐引起窒息，同时方便伤病员呕吐。具体操作方法如下：第一，救护员跪在伤病员一侧，并将其近侧的上臂外展，肘部弯曲成直角；第二，将伤病员远侧的上臂放在其胸前；第三，将伤病员远侧膝部弯曲，脚掌平放于地面；第四，救护员用一只手扶住伤病员的肩部，用另一只手拉着伤病员弯曲的膝部，使其翻转为侧卧姿势；第五，调整伤病员的颈部姿势使其头部略微后仰，并枕于手背上，保持气道通畅；第六，调整伤病员侧卧位处于上侧的下肢，使其髋关节和膝关节弯曲成直角。

🔷 2. 改良的复原体位

改良的复原体位适用于脊柱可能受损的伤病员。如果伤病员以仰卧位不能保持气道通畅，或伤病员口腔内有大量分泌物或呕吐物，救护员可以让伤病员保持改良的恢复体位。具体操作方法如下：第一，救护员跪在伤病员一侧，将伤病员远侧的上臂向上伸直，再将其近侧的上臂放在胸前；第二，救护员弯曲伤病员近侧的膝部，用一只手推伤病员的臀部和大腿，用另一只手承托伤病员颈部，使其翻转为侧卧姿势；第三，救护者继续承托伤病员的颈部，并使其面部枕于伸直的上臂，保持脊柱成一条直线；第四，调整伤病员侧卧位处于上侧的下肢，使其髋关节和膝关节弯曲成直角。

第四节　应急救护常见误区

一、随意搬动晕倒者

突然晕倒的原因可能是贫血、低血糖，也可能是脑出血、心脏不适。救护员在情况不明的时候不要随意摇晃、扶起或搬动晕倒者。

正确的急救方法如下：观察患者的面色，查看其脉搏和呼吸，同时大声呼叫患者名字（不知道名字的话，就大声问话），看其是否有反应。如患者有反应，则是浅昏迷，可试试掐人中；如患者无呼吸或喘息样呼吸，可在其两乳头之间连续用力快速按压，可不做口对口吹气，同时请人帮忙拨打 120 急救电话。救护员要避免患者仰卧，应使其侧卧，防止口腔分泌物、呕吐物进入呼吸道引起窒息。尤其注意不要给晕倒者喂水或食物。

当然，我们还是提倡迅速找到专业人员进行施救，否则可能会因错误的处置方法对患者造成二次伤害。

二、鼻子出血"往天上看"

很多人鼻子出血时会将头抬得高高的，以免鼻血流出。有的人还会用纸巾堵住鼻孔。这些做法其实都是错误的。

正确的急救方法如下：捏住患者鼻翼，让患者身体前倾，用嘴呼吸。捏住鼻翼能促进血液凝固，也可以用冷水或冰块冷敷鼻部。不要让患者后仰，虽然这样看似正确，但如果血流较大，后仰可能会导致血液流入气道或者胃里，导致患者呕吐。如果是外伤导致的鼻子大量出血，可以按住同侧咬肌前面的颈外动脉。如果通过这些方法无法止住患者鼻血，应该尽快拨打 120。

三、关节扭伤热敷散瘀

现在的许多人非常注重锻炼身体，在打球、跑步时难免扭伤关节。对于这种扭伤，人们常选择马上用手揉搓、热毛巾敷或贴膏药。这些也是不正确的做法。

正确的急救方法为遵循 RICE 原则，即休息（rest）、固定（immobilize）、冷敷（cold）和抬高伤肢（elevate）。

关节扭伤最好马上用凉水进行冷敷，热敷或冷热交替敷会导致伤处肿胀情况更严重。24 小时后才可以进行热敷，此时热敷会有活血化瘀的作用。在现场急救时，由于情况不明，也不推荐马上贴膏药或一直用手揉搓受伤部位。

四、鱼刺鲠喉大口吃饭

日常生活中，人们在吃鱼的时候经常会不小心被鱼刺卡住喉咙。有些人习惯用大口吞咽饭团、馒头或菜团等方法把鱼刺压到胃里。这种方法是有一定风险的，有时会产生适得其反的作用，加重局部组织损伤。

咽部被鲠处多位于扁桃体、舌根、会厌等处，此时有刺痛或吞咽时疼痛加重的症状，影响进食，对于儿童来说，较大的异物还可能引起呼吸困难或窒息。这时，应采用正确的方法进行积极处理。

患者张大嘴巴，救护员用筷子或匙柄轻轻压住其舌头，使其露出舌根，打着手电筒照看，如果能看到鱼刺，可用镊子将其夹出；若无法看到，且患者自觉鱼刺鲠在会厌周围或食管，不易取出，最好就医处理。

五、烧烫伤抹酱油香油等

人们在家做饭时有时候会不小心被烫伤、烧伤，虽然很疼，但因为受伤面积不大，觉得不值得跑一趟医院，就自己找点东西涂抹以消炎止痛，比如抹酱油、香油、牙膏、芦荟、红花油、鸡蛋清、蜂蜜等。

正确的急救方法为马上用流动的冷水冲洗烧烫伤部位最少 10 分钟，情况严重者及时到医院治疗。不要用冰块冷敷，因为冰块可能会进一步损伤皮肤。在烧烫伤处涂抹药膏，是后续治疗时采用的，在现场急救阶段最好不要使用各种药膏或油脂。因为油脂会阻止热量散发，使烫伤更严重，而且如果涂抹了东西，到医院清创时必须去除。需要注意的是，烫伤和烧伤后如果起了水泡，千万不要自行挑破，以免造成感染。

六、异物入眼使劲揉

任何细小的物体或液体，哪怕是一粒沙子或一滴洗涤剂进入眼中，都会引起眼部不适。有人会下意识地使劲揉眼睛，以尽快将异物从眼里赶出来。这样不仅容易使得手部细菌进入眼睛，而且可能使得异物划伤眼角膜导致感染。

正确的急救方法如下：首先，用力且频繁地眨眼，尝试用泪水将异物冲刷出去；如果不奏效，就将眼皮捏起，用流动的水冲洗眼睛。注意，如果佩戴了隐形眼镜，记得先将隐形眼镜摘掉。

如果异物进入眼部较深的位置或带有腐蚀性的液体溅入眼中，务必及时就医。

七、食物中毒赶紧催吐

食入毒物后，人们觉得将毒物呕吐出来会减轻中毒程度，于是，不少人将手指、筷子、压舌板等塞进嘴里进行催吐。但催吐可能对患者咽喉造成更多的损伤或堵塞气道。如果患者吞咽了带有腐蚀性的东西，液体反流会进一步烧伤咽喉，导致疼痛和不适。

正确的急救方法为尽快拨打120，并了解中毒者服用了什么东西及服用的时间和数量，以备专业急救人员进行急救。

八、急性疼痛乱用止痛药

人们在生活中常常会遇到腹痛、关节痛、牙痛、头痛等情况，这时，很多人选择自行服用止痛药。

正确的急救方法为在没有查明病因时忌盲目使用止痛药，以免掩盖病情，干扰医生诊断。如果患者疼痛加重或持续，应尽快去医院检查，因为有些腹痛、头痛甚至会引发生命危险。

第五节　与应急救护相关的法律和伦理问题

对救护员的培训主要侧重临床知识的学习和操作技能的训练，较少涉及法律和伦理方面的问题。实际上，急救现场的情况往往比较复杂，如大型车祸、自杀或犯罪现场等，常涉及相关的法律和伦理问题。国内外相关法律法规对应急救护有不同的规定，但是在对救护员的救助行为给被救助者造成损害的规定方面有相同之处，如美国的好撒玛利亚人法（good Samaritan law）和我国许多省市颁布的见义勇为者奖励和保护条例，其目的都是保护和鼓励救护员，通过豁免救护员的急救行为可能产生的法律责任，鼓励公民的见义勇为行为。

一、国外关于应急救护行为的相关法律规定

美国联邦政府和各州制定的法律都有相关的条款对救护员的权益予以保障。为鼓励社会上助人为乐的行为，让好心人做了好事不至于惹麻烦或当被告上法庭，这些法律条款规定了在紧急状态下，救护员因其无偿的救助行为给被救助者造成某种损害时免除责任。

加拿大一些地方法律规定，救护员对因一般疏忽造成的伤害不担责。《魁北克人权宪章》中规定：任何人必须救助处于危险中的人，通过亲自救助或联系急救机构，为危险中的人提供必要的急救，认为救助过程会给自身或第三方身体造成伤害或有其他法律认可的理由除外。另外，《加拿大航空法》也规定，如果一个人拥有飞机，在收到或发现救援信号后，必须立即驾飞机抵达事故现场实施救援。

法国刑法规定，他人遇到危险而没有提供必要的救助，可被处以 6 年监禁和相当于70 万元人民币的罚款。

德国《刑法典》第 323 条 c 项规定：意外事故、公共危险或困境发生时需要救助，根据行为人当时的情况急救有可能，尤其对自己无重大危险且又不违背其他重要义务而不进行急救的，处 1 年以下自由刑或罚金。

意大利刑法规定，对见死不救者处以最高 1 年的有期徒刑或相当于 2.26 万元人民币的罚款。《意大利公路法》也规定，发生交通事故时，司机必须马上停车对公路上的受伤病员实施必要的救助或通知警察，如果没有履行救助义务使伤病员伤势加重或死亡，则吊销驾照 1～3 年，并给予刑罚制裁。

新加坡的法律完全站在保护救护员权益的立场上。惩罚机制规定，被救护者如若事后反过来诬告陷害救护员，则须亲自上门向救护员赔礼道歉，并施以其本人医药费 1～3 倍金额的处罚。影响恶劣、行为严重者，以污蔑罪论处。

二、 我国关于应急救护行为的相关法律

人们对应急救护行为所产生的相关法律问题的担心是影响其是否进行施救行为的重要因素。因救护员的非专业急救行为产生的损害或不良后果，国内有关法规给予了相关的豁免规定。我国《民法典》第 184 条规定："因自愿实施紧急救助行为造成受助人损害的，救助人不承担民事责任。"《刑法》第 21 条规定："为了使国家、公共利益、本人或者他人的人身、财产和其他权利免受正在发生的危险，不得已采取的紧急避险行为，造

成损害的，不负刑事责任。紧急避险超过必要限度造成不应有的损害的，应当负刑事责任，但是应当减轻或者免除处罚。"我国台湾地区的有关规定为：管理人为免除本人生命、身体或财产上之急迫危险而为事务之管理者，对于因其管理所生之损害，除有恶意或重大过失者外，不负赔偿之责。

我国各省（自治区、直辖市）也颁布了地方性法规保障施救者权益。

《广州市社会急救医疗管理条例》规定，鼓励具备急救能力的个人在医疗急救人员到达前，对患者实施紧急现场救护，其紧急现场救护行为受法律保护；同时规定，学校、机场、火车站、体育场馆等公共场所和单位应当配置自动体外除颤器，并定期检查、维护保养和做好记录。

《天津市院前医疗急救服务条例》第 34 条规定："院前医疗急救机构及其急救人员依法开展院前医疗急救服务受法律保护，任何组织和个人不得干扰、阻碍。"

《湖南省现场救护条例》明确规定："因自愿实施紧急救助行为造成受助人损害的，救助人不承担民事责任"，"救助人因现场救护产生的交通费、误工费和其他财产损失由保险公司依合同理赔或者由侵权责任人依法赔偿，受助人可以给予适当补偿。受助人及其近亲属，不得捏造事实、诬告陷害救助人或者采取非法手段干扰救助人正常生活。救助人因现场救护导致的纠纷和诉讼，申请法律援助的，法律援助机构应当为其提供无偿的法律服务"，"救助人、受助人及其近亲属或者有关单位可以按照规定为救助人申报好人、道德模范等荣誉称号或者见义勇为行为。被确认为见义勇为的人员，由县级以上人民政府按照《湖南省见义勇为人员奖励和保护条例》的规定给予表彰、奖励，授予相应的荣誉等"，"违反本条例规定，受助人及其近亲属捏造事实、诬告陷害救助人或者采取非法手段干扰救助人正常生活，违反治安管理的，由公安机关依法给予行政处罚"。

练习题

1. 应急救护的目的是什么？
2. 简述现场应急救护程序。
3. 简明检伤分类法统一使用的分类方法是什么？

第一章
练习题答案

学习目标

1. 掌握基本生命支持的顺序、不同人群 CPR 的操作方法及 AED 的使用方法。
2. 熟悉心肺复苏的相关基础知识、EMSS 的运作方式以及生存链的概念。
3. 了解心脏解剖结构及心肺复苏对抢救心搏骤停患者的实际意义。

心肺复苏（cardiopulmonary resuscitation，CPR）是一种紧急救护措施，用于在伤病员心脏停跳或呼吸停止时恢复其心脏和呼吸功能，以维持其血液循环和氧气供应，挽救生命。

CPR 的基本步骤包括胸外按压和人工呼吸。在开始 CPR 之前，救护员要先确认伤病员是否需要帮助并确保自己和伤病员的安全。同时拨打当地急救电话，请求专业医疗人员前来救援。

胸外按压（见图 2-1）是救护员通过手掌施加压力，使伤病员胸骨向下移动，压迫心脏，从而推动血液流动，维持体内循环。人工呼吸是救护员通过口对口或口对面罩方式向伤病员提供氧气，使其维持呼吸功能。

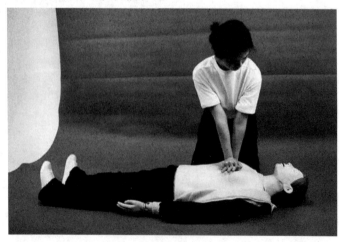

图 2-1　胸外按压

CPR 的目标是在专业急救人员到达之前，持续进行急救，提高伤病员生存率，并降低因心搏骤停而导致的脑损伤风险。救护员熟练掌握 CPR 技巧并及时施行，可以在紧急情况下挽救生命。

第一节　心肺复苏基础知识

在日常生活中，心脏急症是发生心搏骤停最常见的原因。许多意外伤害如电击、淹溺、中毒及严重创伤等也可导致心搏骤停。一旦发现心搏骤停者，救护员必须争分夺秒，现场心肺复苏，这样才有可能挽救其生命。

一、呼吸系统

（一）呼吸系统的解剖结构

呼吸系统由呼吸道和肺组成。空气经过呼吸道进入肺，并进行气体交换，摄取氧气，排出体内的二氧化碳。人们通常把机体与外界环境之间的气体交换过程称为呼吸。

◆ 1. 呼吸道

呼吸道由鼻、咽、喉、气管、支气管和各级支气管组成，是气体进出的通道。

◆ 2. 肺

肺为气体交换的器官。肺在胸腔内，位于膈肌的上方、纵隔胸膜的两侧，分为左肺和右肺。肺表面附着脏层胸膜，与附着胸壁的壁层胸膜形成封闭的负压胸膜腔，以保持肺的膨胀与回缩。如果胸膜破裂，气体进入胸膜腔造成气胸，可使肺受压萎陷，导致呼吸困难。一旦发生张力性气胸，胸腔出现正压会影响到纵隔内心脏及大血管功能。

支气管在肺里不断分支，在细支气管的末端形成许多肺泡。肺泡壁由一层非常薄的能交换气体的上皮细胞构成。人体肺泡和毛细血管的气体交换过程是通过气体扩散来实现的。

◆ 3. 膈肌

膈肌为向上膨隆呈穹隆形的扁薄阔肌，分隔胸腔与腹腔，也是重要的呼吸肌。

（二）呼吸生理功能

机体的呼吸过程是通过"外呼吸（肺呼吸）—氧气在血液内通过血红蛋白携带运输—内呼吸（细胞呼吸）"完成的。氧气由肺泡进入毛细血管，组织呼出的二氧化碳从毛细血管到达肺泡，通过肺"吐故纳新"后，心将富含氧的血液输送至全身，供给生命活动需求。

◆ **1. 呼吸运动**

呼吸运动是肺通气的动力。肺通气是指肺与外界环境间的气体交换过程。气体出入肺靠的是肺内外气体的压差。当肺扩张时，肺内压力低于大气压，空气被吸入肺内；当肺收缩时，肺内压力高于大气压，气体被呼出体外。肺的扩张和收缩是通过肋间肌和膈肌等呼吸肌群的舒张和收缩实现的。

正常的呼吸运动有一定的节律，这种节律来自中枢神经系统的调节作用。呼吸频率和深度随机体代谢水平改变，可以维持血液中酸碱浓度的相对稳定。

◆ **2. 气体交换及转运**

进入肺泡的氧气和肺循环毛细血管的血液进行气体交换，气体是以扩散方式进行的。气体总是由浓度高的地方向浓度低的地方扩散，直到平衡。肺泡中的氧分压高于静脉血，二氧化碳分压低于静脉血，此时，氧由肺泡向静脉血扩散，而二氧化碳由静脉血向肺泡扩散，静脉血变成了动脉血，氧气由动脉血运送到身体组织，在组织与血液之间进行气体交换。

二、心血管系统及其功能

心血管系统由心脏、动脉、静脉、毛细血管组成。

（一）心脏结构

心脏（见图 2-2）是一个中空的肌性器官，位于胸腔纵隔内，周围裹以心包，心脏内包含四个心腔，即左右心房、左右心室。心脏如同动力泵，推动血液定向流动。左侧心腔通过的是颜色鲜红的动脉血，右侧心腔通过的是暗红色静脉血。

心肌组织具有兴奋性、自律性、传导性和收缩性四种生理特征。心传导系统由特殊的心肌细胞构成，其主要功能是产生和传导兴奋，维持心脏的节律性运动。

（二）血液循环

血液循环如图 2-3 所示。

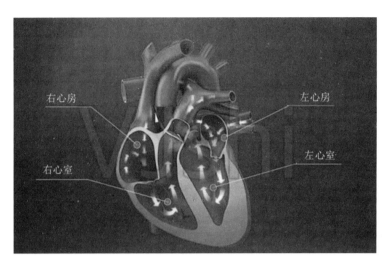

图 2-2　心脏

（来源：公众号 A 杏林百科 2023-05-12）

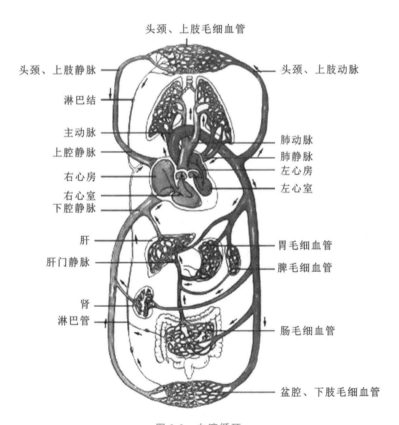

图 2-3　血液循环

（来源：公众号人体解剖学基础 2024-1-16）

◆ 1. 体循环

由左心室搏出携带氧气和营养物质的动脉血液，经主动脉及其各级分支流向全身毛细血管，通过毛细血管完成组织内气体和物质的交换，将代谢产物及二氧化碳汇入小静脉，经上、下腔静脉流入右心房。

◆ 2. 肺循环

回到右心房的静脉血液由右心室搏出，经肺动脉至毛细血管网进行气体交换，再将高含氧的动脉血液经肺静脉汇入左心房。

◆ 3. 毛细血管

毛细血管连通小动脉和小静脉，是血液与组织细胞之间进行物质交换的场所。

 拓展阅读

成人心肺复苏实操考核表

学员姓名：　　　　　　身份证号：

第一部分

考核项目	分值	考核标准	得分
观察环境，并做好自我防护	1	观察并报告险情已排除，得1分，否则不得分	
	1	戴手套或口述已做好自我防护，得1分，否则不得分	
判断意识、呼吸	1	轻拍伤病员双侧肩膀，俯身高声呼叫伤病员，得1分，否则不得分	
	1	判断伤病员是否有呼吸或有无正常呼吸，时间不超过10秒，得1分，否则不得分	
表明身份	1	表明救护员身份，得1分，否则不得分	
紧急呼救	1	寻求周围人拨打急救电话及其他帮助，得1分，否则不得分	
合计	6		

第二部分（请在考核循环方格内打"√"或"×"，★代表重点项目，若考核循环方格内有3个或以上的"√"，则此项考核合格，否则不合格。非重点考核项目，每个考核循环方格为1分，总分17分，每次操作正确得1分，否则不得分。）

考核项目	考核循环					结果
	1	2	3	4	5	
★ 按压部位 （胸骨下1/2部）						
★ 按压频率 （30次/15～18秒）						
★ 按压深度 （5～6厘米）						
★ 按压后 让胸廓回复原状						
清除异物，打开气道						
口对口吹气 （约1秒，胸部可见起伏）						
按压与吹气之比 （30∶2）						
打开气道，评估呼吸	观察呼吸不超过10秒钟，报告复苏成功，得1分，否则不得分					
复苏后护理	整理伤病员衣服，报告操作完毕，得1分，否则不得分					

备注：重点项目全部合格，得分项目16分以上（含16分），本次考核为"合格"，否则为"不合格"。

重点项目全部合格　是□　否□　得分项目：　　　考核结果：

考核老师（签名）：　　考核日期：

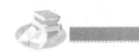

第二节 生 存 链

一、心肺复苏的目标和原则

心肺复苏是在心搏骤停时采取的紧急救护措施，其主要目标是维持血液循环和氧气供应，尽可能地保持脑部和重要器官的氧合，以争取时间等待专业医疗救援到来。心肺复苏的原则包括以下几个方面。

（1）早期发现和呼叫急救。在发现可能的心搏骤停者时，应立即呼叫急救中心并寻求专业医疗救援。早期发现和呼叫急救可以缩短抢救反应时间，提高抢救成功率。

（2）尽早开始心肺复苏。确认心搏骤停者没有意识和呼吸后，应立即开始心肺复苏。尽早开始心肺复苏可以维持心搏骤停者的血液循环，尽量减少其脑部和重要器官的缺氧时间。

（3）按照 CABD 顺序进行，即检查循环（circulation）、气道畅通（airway）、检查呼吸（breathing）、进行除颤（defibrillation）。

（4）胸外按压和人工呼吸。心肺复苏包括胸外按压和人工呼吸两个主要步骤。胸外按压通过按压胸骨来恢复伤病员心脏的泵血功能，人工呼吸通过口对口或口对鼻进行，维持伤病员的氧气供应。

（5）频率和深度。胸外按压的频率应保持在每分钟 100～120 次，按压的深度应该至少为胸廓的 1/3，以确保足够的心脏输出。

（6）避免延误和间断。心肺复苏应连续不间断地进行，直到专业医疗救援到达或伤病员生命体征恢复。

（7）使用自动体外除颤器（AED）。在有条件的情况下，尽早使用 AED 进行除颤。AED 能够自动分析伤病员的心律，如果检测到可除颤的室颤或室速，会提示救护员进行电击，以恢复伤病员正常的心律。

（8）等待专业医疗救援。心肺复苏是临时的急救措施，伤病员在苏醒后应尽早到医疗机构接受专业医疗救援服务。

心肺复苏是一项十分重要的急救技能，旨在在伤病员心搏骤停时尽可能地维持其生命，保护其脑部和重要器官免受缺氧损伤，为专业的医疗救援创造最佳条件。因此，普及心肺复苏的技能对于公众和医护人员来说至关重要，可以提高抢救成功率。

二、心肺复苏生存链

心肺复苏生存链是指一系列旨在提高心搏骤停者的生存率，改善其康复后的生活质量的急救措施。这个生存链包括以下关键环节。

（1）早期发现和早期通报。在心搏骤停发生时，早期发现和早期通报非常重要。任何人发现心搏骤停者都应立即拨打当地的急救电话（如120）寻求专业的医疗救助。

（2）快速心肺复苏。如果确定伤病员发生了心搏骤停，应立即实施高质量的心肺复苏，及时进行胸外按压和人工呼吸，以维持其血液循环和氧气供应。

（3）心脏除颤。对于室颤或心室颤动导致的心搏骤停，尽早进行心脏除颤是关键。

（4）高级生命支持。专业急救人员在到达现场后，会提供更高级别的急救支持，如给予药物、建立气道、辅助通气等。

（5）转运和进一步护理。心搏骤停者在进行初步的急救后，通常需要转运到医院接受进一步的护理和治疗。

这些环节被称为生存链（见图2-4），因为它们紧密相连、相互支持，形成一个系统化的急救过程。当伤病员发生心搏骤停时，能否及时得到周围人的救护直接决定了其能否获救，周围人尽早、正确的施救可使伤病员获得最大的生存机会。在心搏骤停的情况下，每一步都至关重要、缺一不可。一个高效的生存链可以显著提高心搏骤停者的生存率，并最大限度地减少并发症和后遗症。

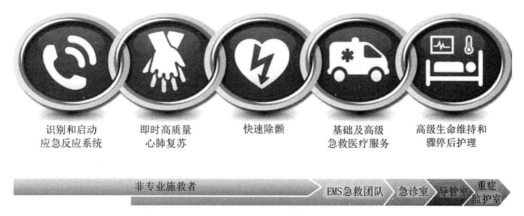

图 2-4　生存链

（来源：美国心脏协会）

三、基础生命支持（BLS）和高级生命支持（ALS）的区别

基础生命支持（BLS）和高级生命支持（ALS）是两种不同级别的急救措施，BLS面向非专业医护人员和普通公众，教授基本的急救技能，如心肺复苏和使用自动体外除

颤器，以在紧急情况下维持伤病员血液循环和氧气供应，为伤病员争取时间，等待专业医疗救援到来。它适用于公共场所、家庭、学校等各种场景，使普通人能够在紧急情况下得到简单而有效的帮助。ALS培训课程相对较短，注重基本技能的传授。

ALS面向专业医护人员，如急救医生、护士和紧急医疗技术人员，它包含高级急救技术和医疗干预，如使用药物来恢复心律、建立静脉通路来给予药物、气管插管来维持通气等。ALS适用于医疗机构或紧急救援车，用于抢救危重伤病员或处理复杂病情。ALS需要医护人员具备更深入的医学知识和技术，培训要求较高，包括临床实习和考核。

总的来说，BLS主要是为了让非专业人员和普通公众能够在紧急情况下为伤病员提供基本的急救帮助，注重CPR和AED的应用；而ALS则是专业医护人员在医疗机构或救援现场对复杂病情进行更高级的急救技术和医疗干预，要求医护人员具备更深入的医学知识和技术。

四、心搏骤停的定义和原因

心搏骤停是指个体心脏在短时间内突然停止跳动或跳动异常不规律，导致血液循环中断。在心搏骤停发生时，心脏无法有效地泵血供应氧气到身体的各个器官，这可能导致伤病员失去意识、呼吸停止、面临生命危险。

心搏骤停的主要原因包括但不限于以下几个方面。

（1）心律失常。心律失常是心搏骤停最常见的原因之一。最严重的心律失常是室颤（ventricular fibrillation）和室速（ventricular tachycardia），这些异常的心脏电活动导致心脏无法正常收缩和泵血。

（2）心肌梗死。心肌梗死是冠状动脉阻塞导致心肌缺血和坏死。当心肌梗死发生时，心肌组织受损，心脏的泵血功能受到严重影响，可能导致心搏骤停。

（3）心脏结构异常。先天性心脏病、心脏瓣膜疾病等心脏结构异常可能影响心脏的正常功能，导致心搏骤停。

（4）电解质紊乱。某些电解质如钾、钠、镁等在体内的不平衡可能影响心脏的电活动，导致心律异常和心搏骤停。

（5）严重的心肌炎。严重的心肌炎可能导致心脏肌肉受到破坏、心脏功能严重下降，最终引发心搏骤停。

（6）外伤。严重的心脏外伤，如刺伤或挤压，可能直接导致心搏骤停。

（7）溺水。溺水会导致缺氧，血液中氧气供应不足，可能导致心搏骤停。

心搏骤停的抢救成功率与早期发现并施行有效的心肺复苏措施密切相关。因此，普及心肺复苏技术和自动体外除颤器的使用技术，提高人们对心搏骤停的认识和应对能力是非常重要的。

第三节 突发性心搏骤停

突发性心搏骤停是指心脏在突然的情况下停止跳动，导致心血管系统无法维持足够的血液流动和氧气供应，丧失意识和呼吸，是一种紧急且危险的情况。心搏骤停是心血管系统的严重急症，如果不及时处理，会导致伤病员死亡。

常见的心搏骤停的症状包括突然倒地、失去意识、没有脉搏、没有正常呼吸等。心搏骤停发生时，每分每秒都非常关键，需要立即采取紧急措施。

一、心肌梗死

急性心肌梗死（acute myocardial infarction，AMI）俗称心肌梗塞，是一种严重的心血管急症，是因冠状动脉突发性阻塞导致心脏部分区域的心肌组织缺血、缺氧和坏死。

心肌梗死通常由冠状动脉疾病（冠心病）引起。冠状动脉是供应心脏本身血液的主要血管，当冠状动脉中的动脉粥样硬化斑块破裂或破裂形成血栓时，会导致血流受阻，造成心肌缺血和坏死。

以下是心肌梗死的常见症状。

（1）剧烈的胸痛或不适。心肌梗死的最常见症状是剧烈的胸痛，这通常被描述为一种压迫、挤压或重压感，持续时间为几分钟到几十分钟。这种疼痛通常位于胸骨后，有时也可向左臂、颈部、下颌或背部放射。这种胸痛常常被形容为"像一块重石压在胸口"。

（2）气短和呼吸困难。心肌梗死者可能感到呼吸急促，出现气短或难以呼吸的症状。

（3）出冷汗。心肌梗死者可能大量出冷汗，尤其是在剧烈胸痛之后。

（4）恶心和呕吐。一些心肌梗死者可能感到恶心或呕吐，这可能与神经反射或心脏负担过重有关。

（5）心悸和不规则心跳。心肌梗死可能导致心跳加快或不规律。

总之，心肌梗死的症状可能因个体差异而有所不同，有些人可能只表现为轻微的症状，甚至无明显症状，这被称为"无症状性心肌梗死"。老年人、女性和糖尿病患者通常更容易出现无症状性心肌梗死。

如果出现上述症状，特别是剧烈胸痛、呼吸困难、出冷汗等，应立即就医或拨打急救电话。心肌梗死是一种紧急情况，及早开展心肺复苏可以挽救伤病员生命并减少伤病员的心脏损伤。

二、脑卒中

脑卒中又称中风（见图 2-5），是指由脑血管疾病引起的大脑血液供应不足或出血，导致脑组织损伤和功能障碍。脑卒中是一种严重的神经系统疾病，是全球主要的致残和死亡原因之一。

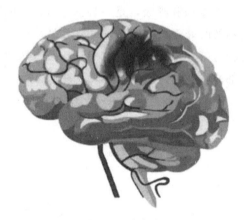

图 2-5 脑卒中

(来源：《中国医学论坛报》今日循环)

脑卒中通常分为两种主要类型，即缺血性脑卒中和出血性脑卒中。

缺血性脑卒中人数占脑卒中病例的 80%～85%。缺血性脑卒中由脑血管阻塞导致脑部血液供应不足。最常见的原因是动脉粥样硬化形成的血栓或栓塞。

出血性脑卒中人数占脑卒中病例的 15%～20%。出血性脑卒中由脑血管破裂导致脑内出血，使周围脑组织受到损伤。

脑卒中的症状因脑卒中的类型和受影响的脑区域不同而有所不同。

常见的脑卒中症状包括以下几种。

（1）偏瘫或肢体无力。突然出现一侧身体的肢体无力或偏瘫，伤病员可能无法抬起一侧的手臂或腿。

（2）言语障碍。伤病员可能言语不清或无法表达自己的意思，也可能出现理解他人言语的困难。

（3）面部麻木或下垂。伤病员的一侧脸部可能出现麻木感，面部肌肉也可能下垂。

（4）平衡和协调障碍。伤病员可能突然失去平衡和协调的能力，行走时摇摆不稳。

（5）突然丧失视力。伤病员可能会一只眼睛或两只眼睛丧失视力，或者视物模糊。

（6）突然出现剧烈头痛。有些脑卒中症状包括突然发生的剧烈头痛，也可能伴随意识丧失。

出现上述任何症状，应立即拨打急救电话寻求救助。对于脑卒中患者来说，及早诊断和治疗至关重要，可以减轻患者脑损伤，提高康复率和生存率。

第四节 日常生活中的心搏骤停情况

一、窒息

窒息是指由于气道受阻或无法正常供氧，身体缺氧，引起心搏骤停的一种情况。窒息是一种严重的情况，如果不及时处理，可能导致患者意识丧失、生命安全受到威胁。

（一）窒息引起心搏骤停的过程

（1）气道受阻。窒息的原因可能是吞咽异物、呕吐物、舌根后坠等导致气道阻塞，也可能是过度压迫胸部或窒息性气体中毒。

（2）缺氧。气道受阻导致氧气无法进入肺部，使血液中的氧气含量下降，身体开始缺氧。

（二）窒息引起心搏骤停的急救措施

（1）拨打急救电话，请求专业医疗救援。

（2）开始实施心肺复苏，包括胸外按压和人工呼吸，以维持患者血液循环和氧气供应。

（3）如果窒息是由气道受阻引起的，可以尝试使用气道异物清除法来清除异物。

（4）如果附近有自动体外除颤器，应尽早使用它进行电除颤，以使患者尽快恢复正常心律。

二、中暑

中暑是一种热应激性疾病，常见于高温天气下过度劳累或暴露在高温环境中的人群。在高温环境下，人体可能失去大量的水分和电解质，特别是钠、钾等离子的丢失，会导致体温调节功能受损，人体体温开始急剧上升，超过机体耐受范围。

当体温过度升高时，中枢神经系统和心血管系统会受到影响。心脏开始负担过重，心率加快，心脏的泵血功能减弱。在极端情况下，心脏可能因过度负担而停止跳动，导致心搏骤停。

中暑引起的心搏骤停是一种紧急情况，需要立即采取急救措施。救护员应立即将中暑者移到阴凉通风处，让其补充大量水分，并使用湿润的毛巾或冰块帮助其降低体温。

同时拨打急救电话请求专业医疗救援。在等待专业医疗救援到来期间，如果有必要，可以实施心肺复苏。

三、运动性心搏骤停

运动性心搏骤停是指个体在进行剧烈运动或体育活动期间突然发生的心搏骤停。这是一种罕见但严重的情况，可能导致个体心脏停止跳动和全身缺氧。

运动性心搏骤停通常由心律失常引起，最常见的是室颤和室速。这些异常心律使心脏无法有效地泵血，导致全身器官和组织缺氧。

遇到运动性心搏骤停者，应立即实施心肺复苏，并拨打急救电话请求专业医疗救援。如果附近有自动体外除颤器，应尽早使用它进行电除颤，以使心搏骤停者恢复正常心律。

四、过敏性休克

过敏性休克是过敏反应的一种严重表现，是急性过敏反应的最严重形式。它是由于人体对某种过敏原（例如食物、药物、昆虫叮咬等）过度敏感，导致免疫系统被异常激活，释放大量的过敏介质，如组胺、白介素等。这些过敏介质引起血管扩张和通透性增加，导致血管内液体大量外渗，血压急剧下降，严重影响个体血液循环，引起个体多器官功能障碍，甚至危及生命。

过敏性休克的症状通常在暴露于过敏原后迅速出现，可能包括皮肤症状、呼吸系统症状、循环系统症状和消化系统症状。其中，皮肤症状为皮肤出现荨麻疹（风疹样皮疹）、红斑、瘙痒感等；呼吸系统症状为呼吸急促、气喘、喉咙水肿、哮鸣声等；循环系统症状为血压急剧下降、心率加快，出现晕厥和心慌；消化系统症状为恶心和腹泻。

过敏性休克是一种紧急情况，需要立即采取急救措施。

（1）拨打急救电话。发现有人出现过敏性休克症状时，应立即拨打急救电话请求专业医疗救援。

（2）让过敏性休克者保持平躺姿势。让过敏性休克者平躺在地面，抬高腿部，这有助于保持其血液循环。

（3）检查呼吸和心跳。确认过敏性休克者是否有正常的呼吸和心跳，如果没有，立即开始心肺复苏。

（4）保持呼吸道通畅。确保过敏性休克者的呼吸道通畅，如果发现有异物阻塞呼吸道，则清除异物。

（5）给予急救药物。如果过敏性休克者自己知道过敏原并携带了急救药物，如肾上腺素自动注射器，可以帮助其使用。肾上腺素可以缓解过敏反应并提高血压。

（6）不要让过敏性休克者饮食。不要盲目让过敏性休克者吃东西，以免加重过敏反应。

（7）保持温暖。以衣服、毯子等覆盖过敏性休克者，使其身体保持温暖，防止体温过低。

（8）等待急救人员到来。在急救人员到来之前，继续观察过敏性休克者的症状和状况，如果有必要，持续实施心肺复苏。

五、低体温症

低体温症是指人体核心温度低于正常范围。低体温症可能导致心搏骤停和其他严重后果，常见于在寒冷环境中过度暴露、长时间浸泡于冷水中或身体无法有效保持温暖的情况。

低体温症引起心搏骤停的主要机制是低温导致个体血管收缩、心脏负担增加、心脏供血不足，从而使心脏的电生理活动受到影响。此外，低体温症还可能导致电解质紊乱，特别是钾、钠等离子浓度异常，进一步干扰心脏正常的电生理活动。

当个体体温过低时，心脏的跳动频率可能减慢，心律不齐，甚至发生心搏骤停。低体温症是一种严重的紧急情况，可能导致生命危险。

处理低体温症引起的心搏骤停需要采取相关急救措施。

（1）拨打急救电话。当发现有人出现低体温症状并伴有心搏骤停时，应立即拨打急救电话请求专业医疗救援。

（2）实施心肺复苏。如低体温症者心搏骤停，救护员应立即对其实施心肺复苏，包括胸外按压和人工呼吸。

（3）将低体温症者迅速转移到温暖的环境，即尽快将其移到室内或其他温暖的地方，尽量保持其身体温暖。

（4）覆盖身体。用保暖的毛毯或衣物覆盖低体温症者身体，防止其进一步散失体温。

（5）等待急救人员到来。在急救人员到来之前，如果有必要，持续实施心肺复苏。

第五节　基础生命支持

基础生命支持（basic life support，BLS）是一种基本的急救技能，用于处理导致呼吸和心跳停止的紧急情况。基础生命支持是应急救护领域最基本、最关键的急救措施，其目标是在急救现场提供迅速而有效的救助，以维持伤病员的生命体征，争取更多的时间等待专业医疗救援的到来或其他更高级别的医疗干预。

基础生命支持通常用于处理心搏骤停、窒息、溺水等情况，在这些紧急情况下，每一秒都相当重要。BLS并不涉及复杂的医疗程序，而是通过简单易学的技巧，使任何人都能在紧急情况下提供有效的急救帮助。

基础生命支持主要包括呼叫急救、意识检查、呼吸检查、心肺复苏、使用自动体外除颤器、等待专业救援等关键内容。

基础生命支持是一种简单而关键的急救技能，它可以帮助救护员在紧急情况下快速采取行动，为伤病员争取更多的生存机会，为他人的生命安全提供重要保障。因此，普及基础生命支持知识和技能对于社会大众来说具有重要意义。为了更好地掌握基础生命支持技能，人们可以参加应急救护培训课程，提高应对紧急情况的能力。基础生命支持不仅是一项技术，更是一种关爱生命的精神。

一、成人心肺复苏流程

（一）观察环境

救护员要快速观察周围环境，判断是否存在潜在危险，并采取相应的对自身和伤病员的安全保护与防护措施（见图 2-6）。

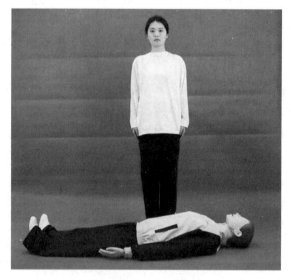

图 2-6　观察环境

（二）判断意识

救护员用双手轻拍伤病员的双肩，俯身在其耳边高声呼唤："先生（女士），您怎么了？快醒醒！"（见图 2-7）如果伤病员无反应，可初步判断为无意识。或采用检查瞳孔的方法，即在充足的光线下，观察伤病员的瞳孔是否对光有反应。通常情况下，正常的瞳孔会对光有收缩反应。

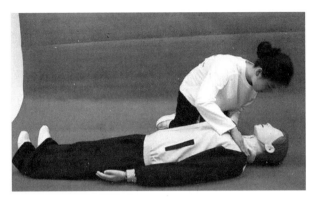

图 2-7　判断意识

　　需要注意的是，在急救现场，判断意识应该快速进行，并且尽量保证自己和伤病员的安全。如果救护员怀疑伤病员失去意识，要立即呼叫急救中心，并按照心肺复苏的规范流程进行急救，直到急救人员抵达现场。

（三）翻转体位

　　心肺复苏是一种急救措施，用于在伤病员心搏骤停或呼吸停止的情况下维持其血液循环和氧气供应。在实施心肺复苏时，常常需要考虑翻转体位，即将伤病员从背部向上翻转为腹部向上，这种体位被称为仰卧位（见图 2-8）。

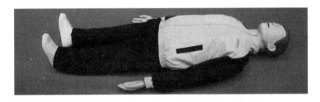

图 2-8　仰卧位

　　下面是心肺复苏流程及可能需要翻转体位的情况。

　　（1）确认意识和呼吸。在遇到疑似心搏骤停的伤病员时，首先要确认伤病员是否有意识和呼吸。通过喊话、轻拍伤病员等方式尝试唤醒伤病员，并观察伤病员胸部是否有规律的呼吸运动。

　　（2）急救。如果伤病员没有意识或呼吸，立即呼叫急救中心，或指派他人呼叫急救中心，并确保急救人员正在前往现场。

　　（3）按照 C（compressions）—A（airway）—B（breathing）的顺序进行急救。这里将传统的心肺复苏流程的 A—B—C 改为 C—A—B，以强调首先进行胸外按压，然后进行人工呼吸。具体流程如下。① 立即开始胸外按压。救护员将双手交叉放置在伤病员胸骨下沿，然后以上半身力量按压，每分钟 100～120 次。在此过程中，可能需要将伤病员翻转为仰卧位来进行按压。② 确保伤病员呼吸道通畅。在伤病员保持仰卧位时，可以使用抬头举颏法将伤病员头部抬起，同时托起其下颚，使其气道打开。③ 受过专业培训的救护员可以考虑进行人工呼吸。在伤病员保持仰卧位时，将伤病员的头部稍微后仰，捏住其鼻子，用口对口或口对鼻方式进行人工呼吸。④ 持续循环。持续进行 C—A—B 的循环，直到急救人员到达现场或伤病员恢复自主呼吸为止。

需要注意的是，实施心肺复苏时，应该遵循最新的急救指南和专业的急救程序。另外，翻转体位可能不适用于所有伤病员，特别是颈椎或脊柱受损的伤病员。在急救前，应该尽量了解伤病员的病史和任何可能的限制。

（四）判断呼吸

◆ **1. 耳听、面感、眼观**

（1）耳听：救护员将耳朵贴近伤病员口鼻处，听是否有呼吸声。

（2）面感：救护员将脸贴近伤病员口鼻处，感受是否有气流溢出（见图 2-9）。

（3）眼观：救护员观察伤病员胸腹部，看是否有起伏。

检查呼吸时，伤病员如果为俯卧位，应先将其翻转为仰卧位。用耳听、面感、眼观的方法检查伤病员呼吸，判断时间为 5～10 秒（可默数 1001、1002、1003、1004、1005……最多不超过 1010）。如果伤病员无呼吸或出现叹息样呼吸，则可初步判断发生了心搏骤停。

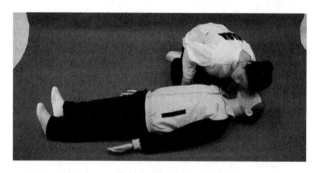

图 2-9 判断呼吸

◆ **2. 采取相应措施**

（1）如果伤病员有呼吸和脉搏跳动，则将其身体翻转为侧卧位，注意做好伤病员的保暖工作，等待专业救援人员到达。

（2）如果伤病员无呼吸和脉搏跳动，则情况紧急，须马上实施心肺复苏。

（五）检查脉搏

救护员如果发现患者无意识、无呼吸（或出现叹息样呼吸），可立即实施心肺复苏。因绝大多数人（包括非专业人员、医护人员等）检查颈动脉所需时间都要超过 10 秒，所需时间较长且敏感性与特异性较差，所以非专业急救人员在判断是否需要实施心肺复苏时不再要求检查脉搏。

专业急救人员在检查伤病员呼吸的同时，还应检查其脉搏。如果在 10 秒内不能判断伤病员是否还有脉搏，应立即实施心肺复苏。

专业急救人员检查脉搏时通常检查颈动脉，具体检查方法为：一只手按压伤病员前额，使其头后仰，另一只手的食指和中指并拢，找到伤病员颈部正中的隆起部位，即喉结，手指向专业急救人员所在一侧滑动并稍微施加压力，即可在颈侧凹陷处触及颈动脉。对于儿童，还可以检查股动脉搏动。对于婴儿，通常检查肱动脉搏动。

（六）呼救并取得自动体外除颤器

如果伤病员无意识、无呼吸（或出现叹息样呼吸），立即拨打急救电话（见图 2-10），或者向周围人求助，指定其中一人拨打急救电话。如果附近有自动体外除颤器，指定一人去取，并请现场具有急救技术的人员一起帮忙。

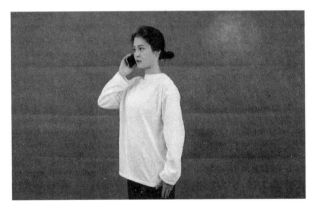

图 2-10　呼救

（七）胸外按压

有效的胸外按压可产生 60～80 mmHg 收缩期峰压。垂直快速地按压胸前的胸骨下半部分，令胸廓快速地收缩，从而使胸腔内压力增加，可以促使心脏、主动脉以及肺动脉的血液不断地流向全身，从而建立起一个有效的人工循环，使血液供应到全身各器官组织，避免因心搏骤停导致全身各器官的细胞缺血，甚至全身多功能功能衰竭而死亡。

需要注意的是，如果胸外按压的对象是老年人，力度要适当，避免压断骨头，危及内脏。

胸外按压（见图 2-11）的具体操作方法如下。救护员首先暴露伤病员胸部，将一只手掌的根部紧贴伤病员胸部正中、两乳头连线中点（胸骨下半部），双手十指相扣，掌根重叠，掌心翘起，双上肢伸直，上半身前倾，以髋关节为轴，用上半身的力量垂直向下

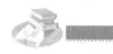

按压，确保按压深度为 5～6 厘米，按压频率为每分钟 100～120 次，保证每次按压后胸廓完全回复原状。

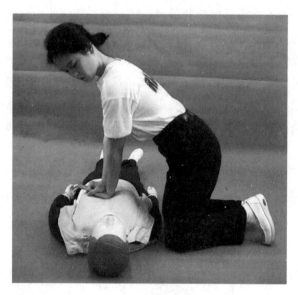

图 2-11　胸外按压

（八）开放气道

简单来说，开放气道就是保持呼吸道通畅。

伤病员意识丧失时，因肌张力下降，舌头和会厌可能会阻塞咽喉部（舌后坠是造成呼吸道阻塞最常见的原因）；有自主呼吸时，如果吸气过程中气道内呈负压，也可能将舌头或会厌（或两者同时）吸附到咽后壁，造成气道阻塞。当伤病员无头颈部创伤时，救护员可以采用抬头举颏法帮助其打开气道；当怀疑伤病员有头颈部损伤时，应避免让其头颈部过度后仰，不宜使用抬头举颏法，可采用双手托颌法帮助其打开气道。

不管使用哪种方法，在打开气道之前都要先检查伤病员口腔内是否有异物或假牙，如有异物或假牙应及时取出。

◆ 1. 抬头举颏法开放气道

使用这种方法时，通常使伤病员下颌角及耳垂的连线与水平面垂直。救护员将一只手的小鱼际部位放在伤病员的前额向下压迫，同时用另一只手的食指和中指将伤病员的下颏向上提起（见图 2-12）。

◆ 2. 双手托颌法开放气道

救护员把双手置于伤病员头部两侧，肘部支撑在其躺卧的平面上，握紧伤病员下颌角，用力向上托下颌（见图 2-13），如伤病员紧闭双唇，可用拇指把其口唇分开。如果有必要，可行口对口人工呼吸。此法的效果明显，但存在一定的技术难度。对怀疑有头颈部创伤的伤病员，用此法更安全，不会因颈部活动加重颈椎或脊髓损伤。

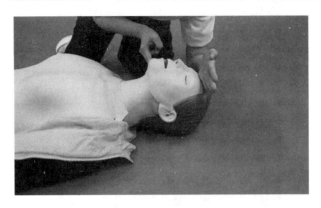

图 2-12　抬头举颏法

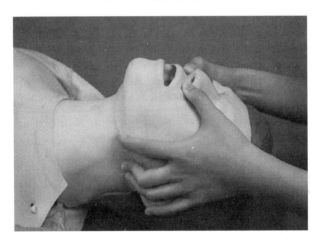

图 2-13　双手托颌法

（九）人工呼吸

人工呼吸，顾名思义就是指用人为的方式，向呼吸骤停的伤病员输送氧气，排出二氧化碳，维持伤病员生命。人工呼吸是伤病员自主呼吸停止时的急救方法，其操作原理就是向伤病员口或鼻中吹气，运用肺内压和大气压之间的压力差，让伤病员获得被动式呼吸。在人工呼吸的过程中通常需要配合胸外按压。

◆ **1. 清除口腔异物**

救护员跪于伤病员一侧，两手大拇指按压伤病员下颌，将其嘴打开，侧头查看口腔内有无异物。若有异物，将其取出（见图 2-14）。如果口腔内有异物但无法清理，暂不处理，继续胸外按压。

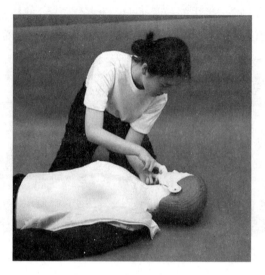

图 2-14　清除口腔异物

◆ **2. 人工呼吸要领**

在有条件的情况下，做人工呼吸时应使用人工呼吸面膜。人工呼吸面膜是一种方便携带及使用的人工呼吸辅助工具，可以避免直接接触伤病员的口鼻，利于救护员保护自己，降低感染风险。

人工呼吸面罩是一种透明的密封式面罩，可作口对面罩或连接复苏器，用来人工吹气，面罩上气孔应连接单项阀门及过滤装置，防止伤病员呼出的气体或液体喷向救护员。若面罩设有氧气输入阀门，也可将其作为氧气面罩使用。

救护员用嘴罩住伤病员的嘴，用手指捏住其鼻翼，吹气 2 次，每次约 1 秒钟，吹气时应见伤病员胸廓隆起（见图 2-15）。

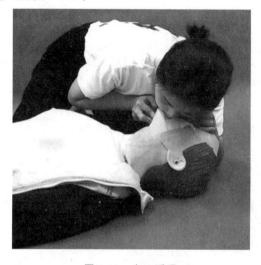

图 2-15　人工呼吸

人工呼吸要注意以下几点。

（1）每次吹气量为 500～600 毫升（平静呼吸）。

（2）每次吹气时间约为 1 秒钟。

（3）吹气的同时，留意伤病员胸廓有无起伏，至其胸廓抬起即可。

（4）避免过度通气。

◆ 3. 口对口人工呼吸

口对口人工呼吸是一种快捷有效的通气方法，救护员呼出气体中的氧足以满足伤病员需求。实施口对口呼吸时，要确保伤病员气道开放通畅。救护员用手捏住伤病员鼻孔，防止漏气，用口把伤病员的嘴完全罩住，呈密封状，缓慢吹气，每次吹气应持续约 1 秒钟，确保通气时可见其胸廓隆起。

◆ 4. 口对鼻人工呼吸

口对鼻人工呼吸（见图 2-16）适用于不能进行口对口呼吸的情况，如伤病员牙关紧闭不能开口、伤病员口唇创伤等。救治淹溺者时尤其适用口对鼻人工呼吸的方法。

救护员进行口对鼻人工呼吸时，将一只手置于伤病员前额，适当用力下推，另一只手抬起其下颏，使其口唇紧闭；然后用嘴封罩住伤病员鼻子，吹气后使口离开其鼻子，让气体自动排出。

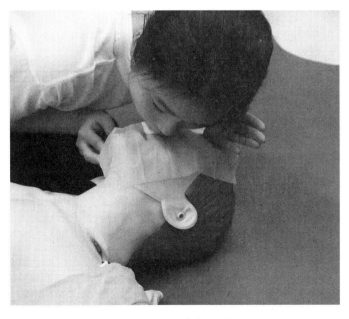

图 2-16　口对鼻人工呼吸

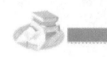

◆ 5. 口对气管套管人工呼吸

气管插管或气管切开伤病员需要进行人工呼吸时，救护员可口对气管套管吹气。此法易于操作。

◆ 6. 人工呼吸的常见问题

（1）气吹不进。这可能是因为伤病员气道未打开，这时应立即调整其头部后仰角度（前提是颈椎无损伤）。

（2）如伤病员出现食物返流现象，救护员须让其侧卧，清除其口腔异物后，再使其仰卧，进行人工呼吸。

（3）识别叹息样呼吸。对出现叹息样呼吸的伤病员应持续实施心肺复苏。

（十）循环做胸外按压和人工呼吸

循环做 30 次胸外按压和 2 次人工呼吸（即 30：2），5 个循环为 1 个周期。每做完一个周期，评估一次伤病员的呼吸和脉搏情况。

（十一）复原体位

如果伤病员的脉搏和呼吸已经恢复，将其置于复原体位（稳定侧卧位）（见图 2-17），随时观察其生命体征，并给予精神慰藉，等待专业急救人员到来。

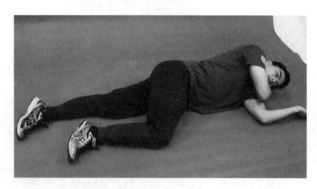

图 2-17　复原体位

（十二）心搏骤停复苏后的处理

◆ 1. 停止心肺复苏的指征

在下面三种情况下停止实施心肺复苏。

（1）活了。即伤病员自主呼吸逐渐恢复，眼球活动、手脚动弹，面色及四肢指甲颜色转为红润。

（2）来了。即专业急救人员到达现场。

（3）有危险。即施救现场有致命危险，需要马上转移。

◆ 2. 转运决策

如果伤病员能够自主呼吸，具有有效的血液循环和稳定的心跳，可能不再需要继续实施心肺复苏，此时应将其转运到专业医疗机构接受进一步的护理。

如果伤病员没有恢复自主呼吸和心跳，或者复苏效果不理想，需要继续实施心肺复苏，同时，应在合适的时机进行高级生命支持（ALS），如除颤和药物治疗。

在转运决策中，还需要考虑伤病员的年龄、基础健康状况、心搏骤停原因等。在某些情况下，可能需要停止复苏，尊重伤病员或家属的意愿，或者遵循当地相关法律和伦理准则。

需要注意的是，转运决策需要由专业医护人员做出。在现场实施心肺复苏时，救护员需要密切观察伤病员的生命体征和复苏效果，并根据情况及时调整复苏措施。救护员还要及早拨打当地的紧急求救电话，以便专业医护人员能够及时到达现场，并做出适当的转运决策。

（十三）不要因场所更换中断按压

如果施救现场不安全，如建筑失火，则应把伤病员转移到安全区域，然后立即开始实施心肺复苏。在伤病员脱离危险或专业急救人员到来之前，不应随意转移伤病员。

◆ 1. 楼梯

运送伤病员有时需要上下楼梯，最好在楼梯口实施心肺复苏。还要预先规划好转运时间，尽可能快地转至下一个地方，之后立即重新开始心肺复苏。心肺复苏要尽量避免中断，确有必有中断时，中断时间要尽可能短。

◆ 2. 担架

在将伤病员转至救护车或其他移动性救护设备的途中，不要中断伤病员的抢救。如果担架较低，急救人员可跟随在担架旁边，继续实施胸外按压；如果担架较高，急救人员应跪在担架上，继续实施胸外按压。

二、心肺复苏团队的组织与合作

在没有足够多的急救人员的情况下，两人或三人心肺复苏团队的组织与合作仍然可以高效地实施心肺复苏，挽救伤病员的生命。以下是二人或三人心肺复苏团队的基本组织与合作方式。

（一）团队组成

◆ **1. 两人团队**

可以由一名急救者和一名急救人员组成。

◆ **2. 三人团队**

可以由一名急救者、一名急救人员和一名 AED 操作员组成。如果没有 AED 操作员，则其他成员轮流进行 AED 操作。

（二）任务分工

◆ **1. 急救者**

急救者负责发现心搏骤停的伤病员、呼叫急救中心或医疗机构，提供重要信息如伤病员病情和既往病史，并协助急救成员实施心肺复苏。

◆ **2. 急救人员**

急救人员负责实施心肺复苏，包括胸外按压、人工呼吸等。急救人员应按照 BLS 流程进行急救，并密切观察伤病员的状况变化。

◆ **3. AED 操作员**

AED 操作员负责使用自动体外除颤器（AED）。AED 操作员应按照 AED 使用说明，快速将 AED 连接到伤病员身上，并按照 AED 提示进行电击操作。

（三）沟通与协调

在心肺复苏过程中，团队成员之间需要保持密切的沟通与协调。急救者应及时向团队成员提供伤病员的状况和反应情况。急救人员应告知 AED 操作员何时进行电击，以确保安全操作。所有成员都要注意伤病员的反应和状况变化，并相互配合，必要时调整急救措施。

（四）循环交替

◆ **1. 二人团队**

在二人团队中，由于实施心肺复苏较为辛苦，急救人员可以根据需要进行交替，确保胸外按压的效果和频率。

（1）操作方法。一人位于伤病员身旁，按压胸部，另一人位于伤病员的头附近，保持其气道通畅，监测其颈动脉搏动，评价按压效果，必要的时候进行人工呼吸。按压频率为每分钟 100～120 次，按压次数和通气的比例为 30：2。两人可互换操作。

（2）再评价。先进行 2 分钟的胸外按压和人工呼吸，然后停止按压进行检查，检查时间不超过 10 秒钟。急救人员必须随时监护伤病员情况，以评价急救效果。进行人工呼吸的急救人员负责监护伤病员呼吸和循环体征。一人做胸外按压期间，另一人负责检查颈动脉搏动，以确定伤病员是否恢复了自主呼吸和循环。

◆ **2. 三人团队**

在三人团队中，如果没有 AED 操作员，则 AED 操作也可以由其他成员轮流进行。

（五）持续急救

无论是二人团队还是三人团队，在心肺复苏过程中都应持续急救，直到专业医疗救护人员到达现场或伤病员生命体征恢复。

（六）小结

虽然二人或三人心肺复苏团队相较于更大团队可能有一些限制，但在急救现场，高效的组织和合作仍然可以实现及时的心肺复苏，抢救伤病员的生命。提前培训和演练是非常重要的，可以确保团队成员熟悉流程，更加默契地协作。同时，普及急救知识，让更多的人学会心肺复苏技巧，也有助于提高心搏骤停伤病员的抢救成功率。

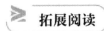 拓展阅读

7 分钟心肺复苏挽救了爱人的生命

"120，我老公现在说不出话，呼吸困难……"

"报一下你的地址！"

……

"别占线，救护车已经派出。他现在呼吸正常吗？现在清醒吗？"

"不清醒。"

"通知56号站快一点。"

2023年4月24日晚，郑州市紧急医疗救援中心调度员一边让同事催促救护车辆，一边指导求助者："你现在看他胸口有没有起伏。如果没有的话，我告诉你怎么做，别慌……把你手机免提打开……把他放平，不要枕枕头……1次、2次、3次、4次、5次，按照这个节奏开始给他做心肺复苏，一直按到救护车到达为止……"

当日，患者突然昏迷不醒，其妻子拨打120紧急求助，调度员得知患者情况后，立即电话指导其妻子开展心肺复苏，直到120医护人员赶到。

56号站的急救人员到达患者家中后，马上采取心电监护、电除颤、心肺复苏等紧急抢救措施，五六分钟后，患者恢复了自主呼吸。

4月25日上午，郑州市紧急医疗救援指挥调度大厅负责人潘孟玲接到56号急救站的短信信息："昨天晚上电话指导心肺复苏成功的患者，刚才冠脉造影未见异常。目前，患者状态良好，未诉特殊不适。"这时，当晚值班的全体调度员才长舒一口气，彻底放下心来。

这已经是四月份以来，郑州市紧急医疗救援指挥调度大厅第二起调度员电话指导民众实施心肺复苏成功的案例。据悉，该救治事件从患者家属拨打120到急救医护人员到达现场，时间共7分钟。在这关键的7分钟里，其家人根据调度员指导，一直实施心肺复苏，为患者争取了宝贵的救治时间。

（来源：《医药卫生报》2023年4月27日）

第六节　特殊人群心肺复苏

一、孕妇心搏骤停

孕妇心搏骤停是指在怀孕期间，孕妇的心脏在短时间内突然停止跳动或跳动异常不规律，导致血液循环中断。这是一种十分紧急的情况，可能导致孕妇和胎儿有生命危险。

（一）孕妇心搏骤停原因

◆ 1. 心脏疾病

孕妇可能患有心脏病，如心肌梗死、心脏瓣膜病等，引起心脏功能异常，最终导致心搏骤停。

◆ 2. 妊娠相关并发症

孕妇在怀孕期间可能面临一些特殊的妊娠相关并发症，如子痫前期（妊娠高血压综合征）、羊水栓塞等，这些情况也可能导致心搏骤停。

◆ 3. 过量出血

孕妇如果出血过多，导致心脏无法维持正常的血液循环，也会引发心搏骤停。

◆ 4. 呼吸道阻塞

孕妇如果遇到窒息、呼吸道阻塞等情况，可能导致身体缺氧，从而引起心搏骤停。

（二）孕妇心搏骤停处理

孕妇心搏骤停的处理是一项十分紧急且复杂的任务，需要具备高度专业的急救技能和知识。在处理孕妇心搏骤停时，需要特别注意对母婴的保护，尤其在后期妊娠阶段，避免对孕妇腹部施加过多压力。救护员在处理过程中应积极寻求专业医疗救援，并在急救人员到达之前尽力提供简单的救援措施，如实施心肺复苏等。专业医疗救援人员将根据具体情况采取进一步的救治措施，以实现最佳的抢救效果，并尽量避免对母婴造成不利影响。

（三）妊娠期胸外按压

对于妊娠期患者的胸外按压，与普通成年人发生心搏骤停后的处理基本相同。目前主张在进行胸外按压时不对孕产妇进行倾斜处理，而是持续手动让子宫侧移。

对于临盆的心搏骤停孕妇，考虑到即刻剖宫产的必要性，建议两个人就地实施心肺复苏。

（1）让孕妇患者取仰卧位，人为让子宫左移（MLUD）。

（2）移除胎儿监护。

（3）建立膈肌以上的静脉通路。

（4）按压部位为胸骨中下部，与其他非妊娠患者同样的位置。

（5）用力按压深度至少为 5 厘米。

（6）快速按压（每分钟 100~120 次），并使胸廓完全回弹。

（7）尽量避免胸外按压过程的中断，如必须中断，中断时间应控制在 10 秒钟之内。

（8）每 2 分钟轮换一次按压员，如按压员感觉疲劳可提前轮换。

（9）二氧化碳波形图定量分析呼气末二氧化碳至少达到 10 mmHg，最好到 20 mmHg 及以上，如果偏低或下降，则重新评估心肺复苏的质量。

二、儿童心搏骤停

（一）儿童心搏骤停原因

我们可将儿童分为出生 28 天内的新生儿、0～3 岁的婴幼儿、4～8 岁的儿童、8 岁以上的儿童。

◆ 1. 婴幼儿心搏骤停原因

婴幼儿心搏骤停包括但不限于以下几个主要因素。

（1）呼吸道阻塞。婴幼儿的呼吸道较窄，容易发生阻塞，如窒息或误吸异物等，导致缺氧，最终引起心搏骤停。

（2）呼吸系统感染。婴幼儿较易患呼吸系统感染，如肺炎，导致呼吸困难，可能引发心搏骤停。

（3）心脏结构异常。婴幼儿可能出生时存在心脏结构异常，如先天性心脏病，这些异常可能导致其心脏功能受损，进而引发心搏骤停。

（4）心律异常。婴幼儿心脏电生理系统不稳定，可能导致心律异常，如室颤、室速等，进而导致心搏骤停。

（5）感染或中毒。严重的感染或中毒状态可能导致婴幼儿心功能衰竭，从而引发心搏骤停。

在处理婴幼儿心搏骤停时，需要特别留意婴幼儿特有的生理特点，对其生命进行保护。婴幼儿心搏骤停的成功抢救需要快速、果断的处理，并依靠多学科专业团队的合作。因此，普及急救知识对于家长、教育工作者和医护人员来说都至关重要，可以提高人们发现和应对婴幼儿急危重症的能力，保障婴幼儿的生命安全。

◆ 2. 较大儿童心搏骤停原因

较大儿童心搏骤停原因较多。其中，院外心搏骤停的主要原因为外伤、溺水、中毒等意外伤害，并且院外心搏骤停的复苏效果差、存活率低，故对于儿童心搏骤停，预防比治疗更重要。

（二）现场儿童心肺复苏操作流程

现场儿童心肺复苏操作流程如下。

（1）确认环境安全，做好自我防护。

（2）判断意识及反应。

（3）检查呼吸。

（4）呼救并取得 AED。

（5）开放气道。

（6）人工呼吸。

（7）胸外按压。

（8）循环做胸外按压和人工呼吸。

（9）尽快电除颤。

（三）婴幼儿心肺复苏操作注意事项

婴幼儿的生理特点与大龄儿童略有不同，在实施心肺复苏时要注意有所区别。

在判断意识及反应时，可以用手拍打其足底或足跟。胸外按压时，救护员用一只手的两根手指（如使用中指和无名指、中指和食指）按压婴幼儿胸部正中、两乳头连线下方水平（胸骨下半部），确保按压深度至少为胸廓前后径的 1/3（约 4 厘米）。对于婴幼儿，应首选使用手动除颤器而不是 AED 进行除颤，其次优先使用儿童电极片，或者使用 AED 的儿童模式，如果都没有，再使用成人 AED。

第七节　自动体外除颤器的使用

一、电击除颤的意义

电击除颤是使一定强度的电流瞬间通过心脏，以终止所有不规则、不协调的心肌电活动，然后心脏自律性最高的起搏点窦房结重新主导心脏节律，使心脏电流自我正常化。对于可复律的致命性心律失常伤病员，越早除颤预后越好。除颤的成功率会随着时间的延迟而下降，有研究表明，每延迟 1 分钟，除颤成功率就会下降 7%～10%。

二、自动体外除颤器概述

（一）自动体外除颤器的工作原理

自动体外除颤器（AED）是一种用于心搏骤停伤病员的紧急救援设备。AED 只适用于无反应、无呼吸和无循环体征的心室颤动或无脉性室速伤病员。它是一种便携式电除颤器，通过对伤病员施行电击，在极短的时间内放出大量电流，这些电流经过伤病员心脏，恢复其正常的心律，以维持血液循环。

（二）自动体外除颤器的特点和作用

AED 的主要特点和作用包括以下几点。

◆ 1. 自动分析心律

AED 能够自动分析伤病员的心律，通过连接电极贴片或将手柄式电极放置在伤病员胸部，它能够监测伤病员的心电图，判断是否需要进行电击。

◆ 2. 自动发出电击指令

如果 AED 检测到伤病员的心律为可电击的室颤或室速，它会自动发出电击指令。电击的目的是重置心脏的电活动，使其恢复正常律动。

◆ 3. 指导心肺复苏

AED 通常还配有语音指导功能，它会向救护员提供急救指导，包括心肺复苏的步骤和频率，帮助救护员更好地对伤病员实施心肺复苏。

◆ 4. 安全可靠

AED 操作简便，即使是没有专业医护经验的人员也可以使用。它会自动监测伤病员的心律和电击时机，确保在合适的时刻进行电除颤，避免对伤病员造成过度电击。

◆ 5. 提高心搏骤停抢救成功率

AED 的及时应用能够在心搏骤停发生的早期阶段提供电除颤，极大地增加了抢救成功的机会，提高伤病员的生存率和生活质量。

早期电除颤是生存链各环节中提高伤病员生存率的有效手段，对提高院前心搏骤停者的生存率发挥关键作用。在人口稠密的社区和人员流动量大的场所装备自动体外除颤器，并培训现场急救人员使用，对于挽救心搏骤停者生命意义重大。

（三）自动体外除颤器的注意事项

由于 AED 使用简单且操作自动化，越来越多的公共场所和机构都配备了 AED，以提供及时有效的心搏骤停急救服务。然而，尽管 AED 可以提供有效的急救服务，但它并不能代替专业医护人员的综合抢救措施。在使用 AED 时，仍然需要及时呼叫急救中心并采取心肺复苏等其他救助措施，以最大限度地挽救生命。

（四）自动体外除颤器的发展

1947 年，贝克（Beck）医生在心脏手术中首次应用交流电直接刺激一例心脏外科手术患者心脏，成功消除了室颤。

1956 年，佐尔（Zoll）第一次成功应用交流电对心搏骤停者进行体外经胸电除颤。

1961 年，埃德马克（Edmark）和劳恩（Lown）等人研究发现直流电除颤较交流电除颤更有效，对患者的损伤更小，且使用直流电容器可以使用充电电池，使除颤仪更加小巧、便携。同年，劳恩等人发明了 R 波触发的同步电除颤技术。

1979 年，科学家研制出 AED 并将其成功应用于临床。

1980 年，第一台自动体内除颤器植入人体，它可以准确分析患者的心脏节律，提供安全有效的治疗。

目前，人们最广泛使用的 AED 为半自动（自动充电、手动放电）或者全自动（自动充电、自动放电）除颤设备，已由单向波能量除颤发展到低能量双向波除颤，除颤电流已经相当稳定。

（五）自动体外除颤器应用场所

在配置 AED 时需要考虑人口密度、人口流量、分布距离等影响因素，一般以第一目击者能够在 3～5 分钟获取 AED 并赶到伤病员身边为原则。在人员密集的场所，需要实现直线距离 100 米范围内配置 1 台 AED。现在，我国越来越多的公共场所放置了 AED。这些公共场所包括机场、地铁、商场、公园、酒店、会展中心、运动场、医院、学校、景区、居民小区等。AED 通常装在一个箱子里挂在墙上，或者放在地面醒目的位置。

放置 AED 的箱子标有"AED"以及心形放电图标。如果当地配备了 AED，第一目击者或许可以通过手机社交软件（如微信）的城市服务、某些电子地图、当地城市 120 的宣传平台找到距离最近的 AED。

如果第一目击者不清楚当地或者附近是否有 AED，可以咨询旁观者、现场工作人员、当地急救中心、红十字会或者其他应急管理部门。

三、AED 的操作步骤

虽然不同品牌的 AED 可能有些许差异，但一般来说，AED 的使用流程相对简单，并附有说明书。在使用 AED 时，通常需要按照以下步骤进行操作。

（1）打开 AED 电源开关，按照语音提示操作。

（2）贴电极片（见图 2-18）。按照电极片上的图示，将电极片紧贴于伤病员裸露的胸部。电极片是否安放到位直接关系到除颤的效果，因此要尤其慎重。心尖部电极片应安放在伤病员左腋前线之后第五肋间处，另一电极片放置在其胸骨右缘、锁骨之下。

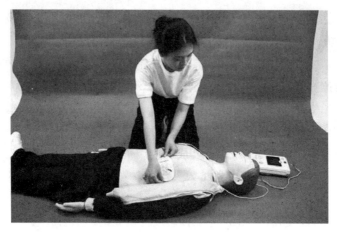

图 2-18　贴电极片

儿童尤其是婴幼儿使用 AED 时应选择具有特殊电极片的 AED。按照电极片上的图示，将电极片紧贴于其裸露的胸部：一片电极片贴在其胸部右上方，另一电极片贴在其左乳头外侧；或者将两片电极片分别贴在其胸前正中及背后左肩胛处。

（3）AED 分析心律（见图 2-19）。救护员语言示意周围人不要接触伤病员，等待 AED 分析心律，以确定是否需要电击除颤。

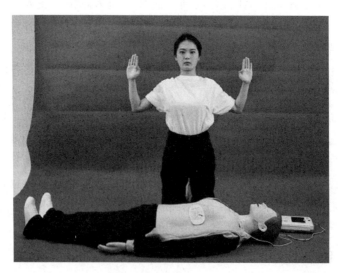

图 2-19　AED 分析心律

（4）如果 AED 提示需要电击，则准备除颤（见图 2-20）。救护员得到除颤指示后，等待 AED 充电，确保所有人员不接触伤病员，然后按下"电击"按钮除颤。

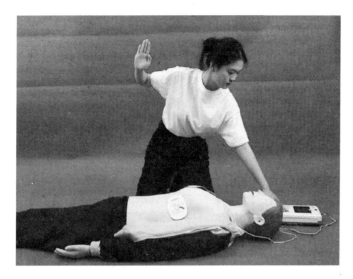

图 2-20　准备除颤

（5）除颤后立即实施胸外按压和人工呼吸。除颤之后立即按照 30∶2 的比例实施胸外按压和人工呼吸，2 分钟（约 5 组）后，AED 再次自动分析心律。救护员可以遵循 AED 的语音提示操作，直到伤病员恢复心搏和自主呼吸，或专业急救人员到达现场。

（6）如果 AED 提示不需要电除颤，则继续实施心肺复苏。

需要注意的是，最好由受过相关培训的人员使用 AED 进行除颤。AED 的正确使用可以大大提高心搏骤停者的生存率，并最大限度地减少潜在的风险。如果第一目击者未接受过相关培训，在紧急情况下尽早呼叫专业医护人员。

四、AED 使用流程

当心肺复苏和 AED 发生冲突时，我们应该如何操作？

首先，确认环境安全，做好自我防护；通过观察患者意识，观察其呼吸的方式，判断患者是否出现心搏骤停。患者若无呼吸、无反应，立即呼救求援，就近取 AED，尽快以 30∶2 的比例实施心肺复苏。当 AED 到达时，贴好电极片，等待 AED 分析心律。若 AED 提示需要电击除颤，则立即进行电击除颤，完成后继续实施 2 分钟心肺复苏，直至 AED 提示需要分析心律，持续进行，直到专业救护人员到达或者患者自主恢复心跳和呼吸；若 AED 提示不需要电击除颤，则继续实施心肺复苏，直至 AED 提示需要分析心律，或专业救护人员到达或者患者自主恢复心跳和呼吸。

AED 使用流程如图 2-21 所示。

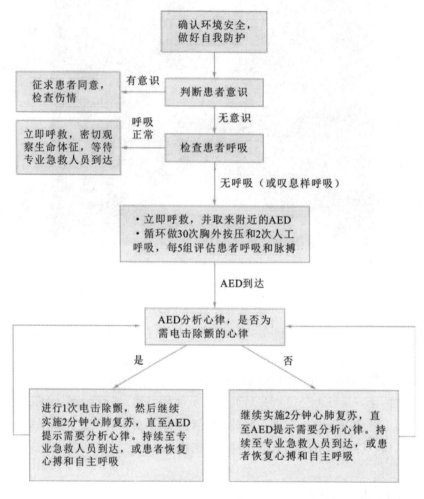

图 2-21　AED 使用流程

五、特殊情况下的应对

贴放电极片前，救护员需要迅速检查伤病员及其周围的环境，确定是否存在特殊情况。

（一）胸毛过多

如果伤病员胸毛过多，会导致电极片与皮肤之间贴合不紧密，此时 AED 无法分析伤病员心律。救护员可以使用 AED 包装中的剃刀，剃掉电极片贴放部位的胸毛，或者在有两副电极片时，先使用其中一副电极片清除胸毛，再使用另外一副电极片除颤。

（二）胸部表面有水

如果伤病员胸部表面有较多水（如淹溺及大量出汗），要快速擦干水分后再贴放电极片。

（三）躺在水中

水是良好的导电体，因此不能在水中使用 AED。如果伤病员躺在水中，要先将其抬出，并擦干其胸部，再使用 AED。

（四）带有植入式除颤设备（或起搏器）

如果救护员可以看到伤病员植入的除颤设备（或起搏器）或了解到伤病员带有植入除颤设备（或起搏器），要避免将 AED 电极片直接贴在该设备上，调整电极片贴放的位置，然后按照正常操作步骤使用 AED。

（五）有药物贴片

如果伤病员在贴放电极片的部位有药物贴片，不能直接将电极片贴在药物贴片上，应当撕掉药物贴片后，再贴放电极片。

（六）处在金属表面

在使用 AED 前，要将伤病员从金属等导电物体的表面移开。

（七）有首饰和穿刺饰品

在使用 AED 之前，不需要摘取伤病员的首饰或身体穿刺饰品，但要避免将电极片直接贴在金属饰品或穿刺饰品上。

六、自动体外除颤器的维护

为了保证 AED 正常工作，必须定期对 AED 进行维护，包括更换电池、更换电极片及其他消耗品等。具体操作应当按照 AED 产品说明书或其他相关规定进行处理。定期检查 AED 可以确保 AED 处于良好的工作状态，在需要时随时可用。要确保 AED 电池安装正确且在有效期内，确保电极片储备充足、存放在密封包装中，并在有效期内。

＞ 拓展阅读

AED 挽救生命

2023 年 4 月 28 日下午 2 时左右，华北理工大学的操场上，学生们正在进行体能测试。一名学生突然倒地，周围的同学发觉异样立刻通知校医，并立即为倒地学生进行心肺复苏。随后，校医携带急救包以及 2 个月前刚采购的 AED 赶到学生身边。

一次除颤后，学生的心率恢复了正常，随后的两次分析，AED 都给出了不需要除颤的结论。在等待救护车到来时，学生恢复了意识。在 14：29 救护车到来后，校医关闭了 AED。

华北理工大学校医和学生合力挽救学生生命，展现了学校急救知识科普到位、培训到位，体现了相关工作人员的职业精神和技能水平。我们通过急救报告可以看到 AED 的操作在整个急救过程中只用了 1 分钟不到的时间，可见校医对 AED 的使用非常熟练。只有与时间赛跑，我们才能够挽救生命，而挽救一个学生的性命就是挽救一个家庭。

（来源：山东消防训保支队，2023 年 7 月 14 日）

第八节　实施心肺复苏后的处理

在实施心肺复苏进行急救后，救护员可以根据伤病员的状况和反应，确认是否需要采取进一步的医疗处理措施。此阶段的处理旨在评估伤病员的状况，对其提供适当的支持和监测，记录相关信息，并为专业医疗救援和伤病员的后续康复做好准备。这时候救护员可以做的有以下几点。

（1）继续监测。持续观察伤病员的生命体征，包括呼吸频率、心跳情况、血压等，确保伤病员的状况稳定，避免再次出现心搏骤停或呼吸停止。

（2）提供心理支持。为伤病员或家属提供心理支持和安慰，减轻紧急情况给他们带来的心理冲击。心肺复苏是一项紧急且事关生死的急救措施，心理支持对于伤病员及其家属的心理健康至关重要。

（3）整理相关信息。救护员要及时记录急救过程中的相关信息，包括伤病员之前的状况、急救措施和用药等，为后续医疗工作提供参考。准确的信息记录有助于医务人员更好地了解伤病员的状况，并为进一步的治疗提供指导。

（4）安排转运和医院接收。救护员可以根据伤病员的状况，决定是否需要将伤病员转运到医院接受进一步治疗。转运过程中需要确保伤病员情况稳定，并为接收医院的医护人员提供必要的信息。

一、心肺复苏后的监护和观察

心肺复苏后的监护和观察的目的是确保伤病员的病情稳定和康复，最大限度地减少心肺复苏后的并发症。及时的监测和观察有助于提高伤病员的生存率和康复率。

（一）院外监护和观察

根据美国心脏协会（American Heart Association）的急救指南，心肺复苏后的具体监护和观察操作包括以下几个方面。

（1）生命体征监测。持续监测伤病员的生命体征，包括心率、呼吸频率、血压、体温和血氧饱和度。通常使用心电图监测仪、血压计、脉搏氧饱和度仪等设备。

（2）意识状态评估。评估伤病员的意识状态和反应，尝试唤醒伤病员，观察其对声音或触碰的反应，判断伤病员是否恢复自主意识。

（3）呼吸状况观察。注意观察伤病员的呼吸是否稳定和自主，检查其呼吸频率、深度和呼吸模式，尤其留意是否有异常呼吸（如快速浅表呼吸、吸气困难等）。

（4）循环状态监测。持续观察伤病员的心率和血压，注意是否有心律不齐、血压波动等情况，确保心脏功能的恢复和稳定。

（二）院内监护和观察

如果伤病员是在医院内，可根据不同情况，参考使用以下几种方式。

（1）心电图监测。持续进行心电图监测，观察心律是否稳定，是否有心电图异常。心电图可以提供心脏电活动的详细信息，有助于发现潜在的心脏问题。

（2）静脉通路建立。确保伤病员有可靠的静脉通路，以便在需要时进行药物治疗。

（3）神经系统观察。检查伤病员的神经系统功能，包括瞳孔大小和反应、肢体运动和感觉等，观察伤病员是否有脑损伤或神经功能异常。

（4）泌尿系统观察。观察尿量和尿色，检查泌尿系统是否正常运作，排除可能的泌尿系统并发症。

（5）导管和伤口观察。如果在急救过程中进行了胸外按压或插管等操作，需要检查伤口和导管的情况，确保没有出血或感染等问题。

（6）心肺复苏后遗症观察。心肺复苏可能对伤病员产生一定的负面影响，需要关注其是否有心肌损伤、神经功能损害或其他后遗症。

（7）记录观察结果。将所有观察结果准确记录下来，包括生命体征、心电图、用药等信息，方便后续医疗工作参考。

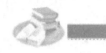

二、心肺复苏后的并发症

心肺复苏是一项在紧急情况下采取的措施，虽然它可以拯救伤病员的生命，但在实施心肺复苏后，伤病员也可能出现一些并发症。这些并发症可能是急救过程本身引起的，也可能是心搏骤停的诱因或心肺复苏后的生理反应所诱发的。

以下是心肺复苏后伤病员可能出现的一些并发症。

（1）脑缺氧。心搏骤停和复苏过程可能会导致大脑缺氧，尤其是在复苏前和复苏过程中，如果缺氧时间较长，可能会造成脑损伤或神经功能障碍。

（2）心肌损伤。进行胸外按压和电除颤等复苏措施可能导致心肌损伤，尤其是在长时间进行胸外按压或使用高能电击时。

（3）胸部损伤。胸外按压可能导致胸骨或肋骨骨折，特别是在复苏过程中施力过猛或伤病员有骨质疏松的情况下。

（4）肺部并发症。复苏过程中可能出现误吸，导致吸入胃内容物，引起肺炎或其他呼吸道感染。

（5）心律失常。复苏后可能发生心律失常，包括心房颤动、心室颤动等。

（6）低血压或休克。由于心搏骤停和复苏过程中心脏供血不足，复苏后，伤病员可能会出现低血压或休克。

（7）多器官功能障碍。长时间的心搏骤停和复苏过程可能引起多器官功能障碍，尤其是在心肺复苏无效的情况下。

（8）形成血栓。心搏骤停和复苏过程中，血液循环不畅，可能形成血栓，增加心脏事件的风险。

（9）气道压力过高。急救中进行人工呼吸时，过度通气或通气流量过快可能导致胃扩张，尤其是儿童更易发生胃扩张。因此救护员在人工呼吸时尽量避免快速呼吸、缩短吸气时间或用力通气。

（10）再次心搏骤停。在一些情况下，伤病员可能出现复苏后的再次心搏骤停。

以上并发症不是每个伤病员都会出现，而且严重程度和发生率会受到伤病员病情、复苏过程的效果以及急救人员的技术水平等因素的影响。

尽管可能会出现一些并发症，但心肺复苏仍然是拯救伤病员生命的重要急救措施，及时的复苏可以显著提高伤病员的生存率和康复率。

因此，在进行心肺复苏后，如条件允许，要及时观察伤病员的状况，并采取必要的措施预防或处理可能出现的并发症。

实施心肺复苏抢救反被索赔，法院判决很提气！

【基本案情】

2017年9月7日晚8时左右，齐某某因感觉头晕到孙某某经营的药店买药。齐某某服下硝酸甘油药片后出现心搏骤停现象，孙某某即实施心肺复苏进行抢救。

齐某某恢复意识后，由120救护车送往康平县人民医院住院治疗，被诊断为双侧多发肋骨骨折、右肺挫伤、低钾血症，共计住院18天。

齐某某提起本案诉讼，诉求孙某某赔偿医疗费、护理费、交通费、住院伙食补助费9000余元。

【裁判结果】

辽宁省康平县人民法院认为，孙某某系自愿实施紧急救助行为，虽然救助过程中导致齐某某身体损害，但没有证据证明齐某某心搏骤停与服用的硝酸甘油药物有关。且孙某某具有医学从业资质，给老人实施心肺复苏造成肋骨骨折及肺挫伤无法完全避免，其救助行为没有过错，不违反诊疗规范，故孙某某作为救助人对齐某某的损害不承担民事责任。

【典型意义】

善意施助、救死扶伤，是中华民族的传统美德。然而，近年来，因助人为乐而惹上官司、为救济他人而招致自身受损等情况并不罕见，"扶不扶""救不救"成为社会热议的话题。

我国《民法典》第184条规定，因自愿实施紧急救助行为造成受助人损害的，救助人不承担民事责任。本案判决符合立法本意及价值观导向，为救助人保驾护航，让人们无须因顾虑承担责任而放弃救助，倡导社会公众互帮互助，调动社会力量，在危急关头第一时间开展救助，为挽救人民生命安全争取时间，使"救不救"的问题不再是拷问人心的艰难抉择。

（来源：《光明日报》2023年8月3日）

第九节　病毒感染流行期的心肺复苏

部分伤病员疑似有病毒感染症，也就是由病毒引起的传染性疾病。病毒是一种微生物，它们不能独立生存，需要寄生在宿主细胞内进行复制。当病毒感染人类或其他生物时，就可能引起各种不同的疾病，从轻微的感冒到严重的呼吸系统感染、消化系统感染、神经系统感染甚至导致死亡。

例如《新型冠状病毒感染诊疗方案（试行第十版）》指出，"经呼吸道飞沫和密切接触传播是主要的传播途径。在相对封闭的环境中经气溶胶传播。接触被病毒污染的物品后也可造成感染"。因此心肺复苏很容易造成医务人员的感染。

即使只进行胸外按压，心肺复苏也有可能产生气溶胶，因此救护员在病毒感染流行的情况下，对心搏骤停者进行急救时要格外注意做好自身防护工作。

在这种情况下，对于成人心搏骤停者，不进行人工呼吸，实施胸外按压和 AED，并用布、毛巾、口罩等覆盖伤病员的嘴角。

参与心肺复苏的团队成员在实施抢救前必须严格按照规定做好个人防护，严格采取空气隔离措施，佩戴医用防护口罩并进行密闭性能检测，佩戴护目镜和/或面罩，穿着一体化的防护服，戴手套。

一、心肺复苏的流程

（一）观察环境

救护员要快速观察周围环境，判断是否存在潜在危险，并采取相应的自身和伤病员安全保护与防护措施。

（二）判断意识

救护员一边拍伤病员肩膀，一边大声问话，注意脸不要和伤病员的脸过于靠近。

如果伤病员没有睁开眼睛，没有回答或者做出有目的的动作，就判断为"没有反应"。这时候救护员需要马上拨打急救电话，或让周围人帮忙拨打急救电话求助。

（三）判断呼吸

救护员坐在伤病员的旁边，在 10 秒内观察其胸部和腹部是否有上下起伏运动。观察时注意不要和伤病员的脸太靠近。

（四）防止感染

为了防止气溶胶的飞散，在开始胸外按压之前，如果有手帕、毛巾、口罩、衣服之类的覆盖物，用其将伤病员的鼻子和嘴巴盖上。

（五）胸外按压

胸外按压的操作同本章第四节成人心肺复苏流程。

（六）不进行人工呼吸

不同于之前介绍的循环做胸外按压和人工呼吸，在病毒感染流行期下，不进行人工呼吸，只持续进行胸外按压，直至伤病员情况好转或专业救护人员抵达。

（七）使用 AED

AED 的具体使用参考本章第七节 AED 的操作步骤。

二、注意事项

在有病毒感染流行的情况下对伤病员进行心肺复苏，需要特别注意个人防护和感染控制措施，急救人员在实施心肺复苏前必须佩（穿）戴合适的个人防护装备。

将怀疑为或确诊为病毒感染症的伤病员放在单间或隔离区，并保持室内通风良好，以减少传播风险。

在急救场景中，要快速判断伤病员是否可能患有病毒感染症，特别关注其是否有发热、咳嗽、呼吸困难等症状，以及是否有接触疑似或确诊病毒感染病例。在实施心肺复苏时，控制参与急救的人员数量，以降低感染风险。

尽量避免面对面交流，减少探查口腔等操作，使用防护性屏障（如塑料薄膜等），以减少飞沫传播的风险。

在完成心肺复苏后，应妥善处理伤病员产生的感染性废物，避免传播感染。

总之，在病毒感染流行的情况下，救护人员需要采取严格的个人防护和感染控制措施，在维护急救人员和其他伤病员健康安全的前提下，尽早实施心肺复苏，提高伤病员的生存率。

练习题

1. 什么是心肺复苏？
2. 简要描述心肺复苏生存链的环节。
3. 心肺复苏的流程是什么？
4. 简要描述 AED 的工作原理及使用步骤。
5. 简要说明心肺复苏之后伤病员可能出现的并发症。

第二章
练习题答案

气道异物梗阻的现场急救

1. 掌握气道异物梗阻的基本概念、气道异物梗阻院前急救的基本流程，以及海姆立克急救法的具体操作。

2. 熟悉气道异物梗阻发生的原因，以及院前救护的注意事项。

3. 了解气道异物梗阻应急救护的特点，以及应急救护的常见误区。

情境导入

27 岁的小张在大口吃面时突发癫痫，食物梗阻气道被紧急送入医院。急诊科、重症医学科（ICU）等科室医护人员立即赶到。他们发现小张意识不清、口唇发紫、双眼上翻，同时伴有手脚抽搐等症状，血氧饱和度只剩 50% 左右，濒临死亡。

"立即准备气管插管！" ICU 主任指挥急救人员就地开展急救。

医生用喉镜把小张的舌根拨开，发现咽喉附近有大块类似面食的食物团块。急救人员在喉镜下清理气道周围的食物残渣并进行紧急气管插管术。在操作过程中，容易引起气管痉挛，且患者的主气道已完全堵塞，4～5 分钟的缺氧可能让小张有生命危险。这就要求手术医生从下气管镜到取出异物，时间必须控制在 3 分钟之内。取出异物的一瞬间，小张的窒息情况得以缓解。

在我国，因突发伤病意外死亡的案例中，很多是由于没有得到及时有效的现场急救处理。因此，普及院前急救知识和技术，是一项全民性的工作和任务，可以极大地降低突发疾病或遭遇意外事故时伤病员的死亡率和伤残率，提高其存活率和康复率。院前急救也称院外急救，是应急医疗服务体系（EMSS）的重要组成部分。它是指经过专门训练的人员，在急救现场和途中对各种有生命危险的急、危重症伤病员进行的医疗救护，包括现场救护、转运和途中救护。院前急救有广义和狭义之分，主要区别在于是否有公众参与。院前急救主要包括以下四层含义：一是伤病员情况紧急，必须立即进行抢救；二是伤病员处于院外，急救时间是在进入医院以前；三是院前急救是伤病员进入医院之前的初期救治，以抢救生命为主，并不是救治的全过程；四是经抢救的伤病员须及时、安全地运送到就近的医院进行延续系统救治。院前急救不仅仅是卫生服务行业的窗口，它的完善、改进与健全水平，更是衡量一个城市乃至一个国家的社会安全保障体系、应急救援反应能力和急救医学水平的重要标准。

第一节　气道异物梗阻概述

急救医疗模式的发展，使院前急救地点从医院走向家庭、社区或其他院外公共场所，使伤病员能在发生危险的第一时间得到及时的救治。院前急救虽然短暂、应急，但及时有效的现场救护及安全转运可以为伤病员赢得宝贵的抢救时间，为院内的进一步救治打下良好基础。因此，健全的院前急救系统是确保伤病员在最短时间内得到有效救治的前提，是提高抢救成功率、降低病死率或伤残率的有效保证。

当然，院前急救的成功率不仅取决于院前医疗救护水平，还与公众的自我保护意识、自救与互救能力密切相关。为了提高全民急救意识，需要在全社会中大力推广普及急救知识和技术，使公民增强自我保护意识，掌握自救及互救基本技能，在突发意外事故时能够运用医学常识采取紧急而正确的急救措施。

一、气道异物梗阻的概念

气道异物梗阻（foreign body airway obstruction，FBAO）是指异物不慎被吸入喉、气管、支气管所产生的一系列呼吸道症状，多发生于小儿和老年人。病情严重程度取决于异物的性质和气道阻塞的程度，严重者可造成窒息甚至死亡。因发病突然、病情危急，现场抢救以徒手抢救法为主。抢救的时间、方法正确，是挽救患者生命的关键。

二、病因

对于任何突然出现呼吸骤停的患者都应首先考虑是否为气道异物梗阻。气道异物梗阻的主要原因有以下三点。

（一）各种原因造成的误吸

误吸是气道异物梗阻最主要的原因。误吸主要包括以下几种情况：儿童含物玩耍或进食时运动、受惊、欢笑或哭闹；幼儿磨牙未萌出，咀嚼功能不完善，喉保护功能尚未健全；患有哮喘、肺炎等呼吸道疾病的小儿进食时因咳喘紧接反射性深吸气；老年人咽反射迟钝；成人通常在进食时发生，尤其是在吃肉类食物时。

（二）医源性异物

这种包括进行口腔、咽喉部手术时，脱落的牙齿、切落的组织、折断的医疗器械、鼻腔异物后滑等。

（三）其他

除了上述两种情况，全麻或昏迷患者吞咽功能不全、咳嗽反射减弱，异物由气管切开患者的气管套管处落入等也是气道异物梗阻的原因。

三、临床表现

吸入不同种类的异物可出现不同的症状，其中，金属异物对局部刺激较小，若不发生阻塞，可存留于支气管中数月且无明显症状；植物性异物（如花生米、豆类）对黏膜刺激较大，患者常出现高热、咳嗽、咳脓痰等急性支气管炎症状。

气道异物梗阻最常见的临床表现是急性吸气性呼吸困难、咳嗽和喉喘鸣。

（一）吸入期

异物刚吸入时，患者突然出现剧烈咳嗽、憋气等症状，如异物较大或卡在声门可直接引起窒息。

（二）阻塞期

当异物进入支气管后，患者的表现以咳嗽为主，并可出现喉喘鸣。

（三）炎症期

当异物引发阻塞性肺炎时，患者可出现发热、白细胞计数增高等感染表现，听诊可闻及一侧呼吸音降低甚至消失，胸部 X 线片可现一侧肺不张或阻塞性肺气肿。

第二节　气道异物梗阻的现场急救流程

一、判断

救护员可通过患者的表情、面色、咳嗽、呼吸音、胸部呼吸运动和全身反应等表现进行判断。

◆ **1. 部分气道阻塞表现**

（1）痛苦表情。患者常常用手呈"V"形抓捏自己的领部、喉部，出现窒息的痛苦表情（见图 3-1）。

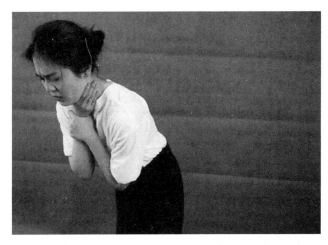

图 3-1　部分气道阻塞表现

（2）尚有较好的通气时，患者多有剧烈的咳嗽，有典型的喘鸣声；阻塞严重致气体交换不足时，患者表现为呼吸困难、明显气急、咳嗽无力，或有鸡鸣、犬吠样的喘鸣声。

（3）口唇和面色可能发绀或苍白。

◆ **2. 完全气道阻塞表现**

（1）突然不能说话和咳嗽，有挣扎的呼吸动作，但无呼吸声音。
（2）面色立即出现苍白、灰白和发绀等。
（3）神志很快丧失，出现昏迷，随即出现心搏骤停。

二、救护措施

快速判断病情后，立即实施急救，目的是迅速清除患者呼吸道异物，恢复呼吸道通畅。

海姆立克急救法（Heimlich maneuver）是一种用于窒息紧急情况下的急救方法，其主要原理是通过向患者胸部和腹部之间的上腹部区域施加压力，迫使气道内的异物从呼吸道中弹出，从而恢复患者呼吸。它由美国医生亨利·海姆立克（Henry Heimlich）在 1974 年首次提出，并因此得名。

（一）操作步骤

◆ 1. 自救法

自救法适用于意识尚清醒的成人。气道异物梗阻自救有以下几种方法。

（1）咳嗽法。患者尽力呼吸和自行低头咳嗽，做促进异物排出的任何动作，重复进行，直至异物排出。这种方法适用于异物仅造成患者部分呼吸道阻塞，气体交换尚充足，患者尚能发声、说话、有呼吸和咳嗽时。

（2）腹部手举冲击法。患者找准自己肚脐以上两指的位置，右手握空心拳，另一手紧握该拳，弯腰低头，用力向内、向上做4～6次快速连续冲击，重复进行，直至异物排出（见图3-2和图3-3）。

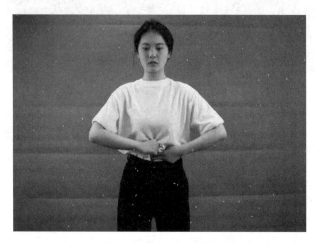

图 3-2　选择冲击部位

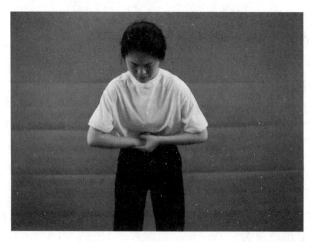

图 3-3　腹部手举冲击法

（3）上腹部倾压椅背法。患者将上腹部迅速倾压于椅背、桌子边缘、扶手栏杆，弯腰低头，快速向前冲击，重复进行，直至异物排出（见图3-4）。

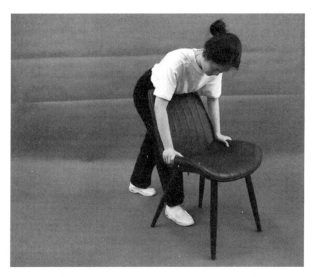

图3-4　上腹部倾压椅背法

◆ **2. 他人急救**

（1）腹部冲击法（即海姆立克急救法）。

① 患者意识清醒。患者呈站位或坐位，救护员站于其身后，两条手臂环绕患者腰部，一手握拳将拇指侧放在患者剑突下和脐上的腹部，另一手握住拳头，快速向内向上冲击患者的腹部6～8次，重复进行，直至异物排出（见图3-5）。

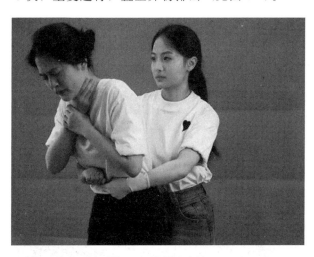

图3-5　腹部冲击法

② 患者昏迷。患者取平卧位，头后仰，开放气道。救护员面对患者，骑跨在患者的髋部，双膝跪地，上身前倾，将一只手的掌根放在患者剑突下和脐上的腹部，将另

一只手放在此手背上，快速向上向内冲击患者的腹部 6～8 次，重复进行，直至异物排出。

使用腹部冲击法时需要注意以下几点：一是用力的方向和位置要准确，否则有可能造成患者肝脾损伤和剑突骨折；二是饱食后的患者可能出现胃内容物反流，应及时清除，保持口腔清洁；三是冲击时要突然用力，这样才有效；四是如果患者意识丧失，应立即开始心肺复苏。

（2）胸部冲击法。

① 患者意识清醒。使患者呈站位或坐位，救护员站在其身后，双臂经患者腋下环抱其胸部，一手握拳，拇指侧顶住患者胸骨中下 1/3 处，另一手握住拳头，快速向下冲击 6～8 次，重复进行，直至异物排出（见图 3-6）。

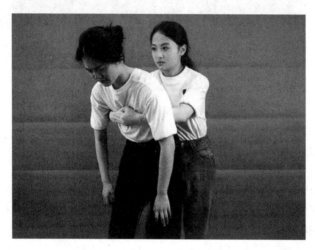

图 3-6　胸部冲击法（患者清醒）

② 患者昏迷。患者平卧位，头后仰，开放气道。救护员跪于患者一侧，大致与患者的肩胛水平，将一只手的掌根置于患者胸骨中下 1/3 处，另一手放在此手背上，快速向下冲击 6～8 次，重复进行，直至异物排出（见图 3-7）。

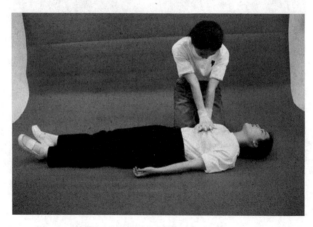

图 3-7　胸部冲击法（患者昏迷）

胸部冲击法适用于腹围过大、肥胖和妊娠后期的患者，救助者无法环抱患者腰部。在操作时要注意避开剑突和肋骨下缘。

（3）手指清除法。

手指清除法适用于异物在咽部以上的昏迷患者。患者侧卧位或平卧，头偏向一侧，救护员用手握住患者的下颌和舌，使患者开口并上提下颌，另一手沿患者口角插入，用钩取动作抠出异物。操作时需要注意以下几点：一是清除时宜小心，以免异物落进气管或更深部位；二是必要时与海姆立克急救法配合；三是救护员应尽可能做好职业防护措施，如戴手套等。

（二）婴儿气道异物梗阻的急救措施

当患者是婴儿时，首先使用5次背部拍击法，再使用5次胸部叩击法。如此循环，直至异物排出。

◆ 1. 背部拍击法

救护员让婴儿脸朝下趴在自己前臂上，并使其头部稍低于胸部，用手撑住婴儿的头部和下颌，用另一只手的掌根用力在婴儿肩胛骨中间的部位连续进行5次拍击，如图3-8所示。

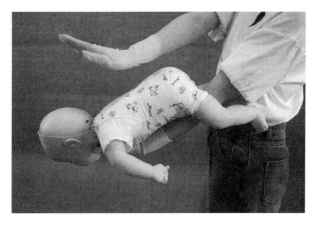

图3-8　背部拍击法

◆ 2. 胸部叩击法

如背部拍击法没有将异物排出，救护员可以顺势用一只手护住患儿的头颈部，将婴儿小心翻正托在前臂上，另一只手用食指和拇指找到婴儿两侧乳头连线的中点，进行快速的5次叩击，如图3-9所示。

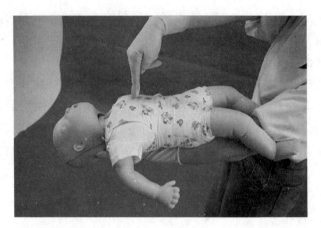

图 3-9　胸部叩击法

（三）注意事项

（1）呼吸道异物梗阻发生突然、病情危急、复杂，在紧急情况下，可灵活应用各种方法和程序。以上方法清除异物无效且呼吸困难严重者，应立即行环甲膜穿刺或气管切开术。

（2）在抢救过程中，要密切观察患者的意识、面色、瞳孔等变化。如患者的意识由清醒转为昏迷、面色发绀进行性加重、颈动脉搏动消失、呼吸停止，应立即停止排除异物，迅速实施心肺复苏。

（3）及时寻求他人帮助，共同配合抢救，并酌情启动应急医疗服务体系。

练习题

患者，女，15 岁，进食时突然用手呈"V"形抓捏自己的颈部，出现窒息的痛苦表情，伴有剧烈、有力的咳嗽，有明显的呼吸困难，气急、有鸡鸣样喘鸣声，口唇和面色发绀，患者意识尚清楚。

问题：

1. 患者发生了什么情况？

2. 应立即采取何种抢救措施？

第三章
练习题答案

学习目标

1. 掌握现场创伤救护的具体措施及保健知识；
2. 熟悉现场创伤救护的临床表现和可能的并发症。
3. 了解现场创伤救护包括的内容。

急救医学（emergency medicine）是一门研究、关注需要立即接受医学救治的、初发的急症和损伤患者的临床医学专业，其内容包括现场人员及急救医师对于患者及时进行心肺复苏、稳定病情、明确诊断及启动急性期治疗，同时判断患者的病情严重程度，以决定患者接下来需要住院、观察还是出院等。现场创伤急救医学是急救医学专业的一个重要组成部分，主要研究由各种意外事故或暴力造成的创伤或损伤，并以外科手术等方式进行治疗与修复，其涵盖各种自然灾害及人为灾难的紧急应对、现场处置、伤患转运、后续治疗、心理干预等系列过程。

随着现代医学的不断发展，医学界对于现场创伤急救医学的认识也在不断加深，同时，由于突发事件较多，公众对于现场创伤急救医疗服务的要求也在不断提升，因此，人们对于现场创伤急救医学的要求也在不断提高。如何在面临创伤和突发疾病时尽早采取快速而有效的救治措施，在黄金时间内尽最大努力挽救生命、控制病情、挽救器官功能，从而获得更为良好的临床预后，是现场创伤急救医学需要解决的问题。

现场创伤急救医学实际上是由创伤医学与急救医学两门学科专业叠加起来的医学理论，其具体实践部分有一定程度的交叉和重叠，同时又有自身独特的学科特点和侧重点。随着研究和探索的深入，它们会进一步融合在一起。

现场创伤救护是现场创伤急救医学的重要内容，具体包括急救意识培养、急救技能培训、急救知识普及、伤病员定位、搬运伤员、伤口止血、骨折固定、烧伤处理、毒气泄漏应对、心肺复苏实施和常用药物使用等方面，是抢救患者生命的首要措施之一，是广大医务人员必须熟练掌握的急救技术，也是普及全民急救知识、提高公众自救和互救能力的必修技能。

在现场创伤救护中，正确的急救知识和技能对于挽救患者的生命，减轻患者伤痛和促进患者恢复至关重要。以下是在现场创伤急救中需要关注的知识目标。

（一）急救意识培养

培养急救意识是实施有效急救的第一步。应了解急救的重要性和紧迫性，时刻保持冷静、警觉，并能够迅速做出正确的判断和行动。在日常生活中，可以通过参加培训课程、阅读相关书籍、观看教育视频等多种途径来培养急救意识。

（二）急救技能培训

掌握相关的急救技能是实施有效急救的关键。应针对心肺复苏、异物哽喉、烧伤处理等常见场景进行培训。通过学习和实践，掌握正确的操作步骤、注意事项和技巧，确保在紧急情况下能够迅速采取正确的行动。

（三）急救知识普及

普及急救知识是提高社会应急能力的重要措施。通过媒体、宣传海报、社区活动等多种渠道，向公众传授急救知识，提高人们的应急意识和能力。此外，还可以组织公益讲座、培训课程和演练活动，让更多的人了解和掌握急救知识。

（四）伤病员定位

在紧急情况下，迅速定位伤病员并加以标识是非常重要的。应根据伤病员的体貌特征、衣物颜色等明显标志进行定位，避免漏诊和误诊。同时，应关注伤病员的受伤部位和其他状况，为后续的救治提供参考。

（五）搬运伤员

正确的搬运方法可以避免二次伤害的发生。应根据伤病员的状况和受伤部位选择合适的搬运方法，如平卧、坐立等。在搬运过程中，要注意保持伤病员的平稳和舒适，避免震动和挤压。同时，应避免采取过于粗暴或危险的动作，以免加重伤情。

（六）伤口止血

及时止血可以防止伤病员失血过多。应根据伤口的类型和出血量采取不同的止血方法，如压迫止血、包扎止血等。在止血过程中，要注意保持伤口的清洁和干燥，避免感染。同时，应遵循正确的止血步骤，避免操作不当导致伤情加重。

（七）骨折固定

对于骨折的伤病员，及时固定可以减轻疼痛并防止二次伤害。应根据骨折的部位和状况选择合适的固定方法，如木板固定、石膏固定等。在固定过程中，要注意固定位置的正确性和稳定性，确保伤病员的安全。同时，应遵循正确的固定步骤，避免操作不当导致伤情加重。

（八）烧伤处理

烧伤处理的及时性和正确性对于伤病员的恢复至关重要。应立即将伤病员脱离热源，并采取适当的冷疗措施以减轻疼痛和肿胀。在此基础上，应根据烧伤的部位和程度采取合适的处理方法，如涂抹药膏、包扎等。在烧伤处理过程中，要注意保持伤口的清洁和干燥，避免感染。

（九）毒气泄漏应对

在毒气泄漏事件中，及时采取正确的应对措施可以保护现场人员的生命安全。应迅速撤离毒气泄漏区域，并佩戴防毒面具以免吸入有毒气体。在此基础上，根据毒气的性质和泄漏状况采取适当的处理方法，如关闭阀门、切断气源等。在处理过程中，要注意保持现场的通风和照明，确保救援工作顺利进行。

（十）心肺复苏实施

心肺复苏是挽救心搏骤停伤病员生命的重要措施。在实施心肺复苏前，应首先判断伤病员的意识和呼吸状况，确保其生命体征稳定。在此基础上，根据心肺复苏的规范步骤进行操作，包括胸外按压、人工呼吸等。在心肺复苏过程中，要注意保持伤病员的保暖和舒适，并遵循正确的操作步骤和技巧，以提高心肺复苏的成功率。

（十一）常用药物使用

在现场急救中，正确使用药物可以缓解伤病员的痛苦并促进恢复。应根据伤病员的状况和需要使用相应的药物，如止痛药、抗过敏药等。在使用药物时，应注意药物的用量和使用方法，避免不当使用导致不良反应或其他并发症的发生。同时，应遵循医生的建议和处方使用药物，确保伤病员的安全和健康。

对于急、危重症及创伤事件等突发状况，现场创伤救护必须从现场开始，并且尽快实施，现场的救治越早、后送越快，对提高伤病员的救治成功率、降低伤病员的伤残率就越有利。

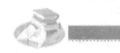

第一节　止　血

各种原因造成的创伤可引起不同程度的出血。一般情况下，一个成年人失血量在500毫升以内时，没有明显的症状；当失血量在800毫升以上时，会出现面色、口唇苍白，皮肤出冷汗，手脚冰冷、无力，呼吸急促，脉搏快而微弱等症状；当出血量在1500毫升以上时，会引起大脑供血不足，出现视物模糊、口渴、头晕、神志不清或焦躁不安，甚至昏迷等症状。如果不能及时补充血容量，患者的组织器官就会受到不可逆转的损害，进而导致死亡。因此，对创伤进行急救时，及时而有效地控制出血，是抢救成功的重要前提之一。

现场创伤救护如遇到出血状况，首先要考虑为创伤患者止血。首先要对伤病患者出血部位进行判断，进而针对不同部位的出血做出有效止血方式的选择。

一、出血部位的判断

各种创伤一般都会出血，出血可分为内出血和外出血。内出血时血液流向体腔或组织间隙，外出血时血液自创面流出。现场急救止血主要适用于外出血，是对周围血管损伤出血的紧急止血。对于创伤患者，除了判断有无出血外，还要判断是什么部位、什么血管出血，以便采取正确有效的止血方法。

（一）动脉出血

动脉出血一般血色鲜红，血液随着心脏的收缩大量涌出，呈喷射状，出血速度快、出血量大。

（二）静脉出血

静脉出血一般血色暗红，血液缓缓流出，出血速度较缓慢，出血量逐渐增多。

（三）毛细血管出血

毛细血管出血血色鲜红，呈渗出性，可自行凝固止血。

若伴有较大的伤口或创面，但未进行及时处理，也可引起失血性休克。如果是在夜间抢救，不易辨别出血的性质，应从创伤患者脉搏的强弱或快慢、呼吸是否浅而快、意识是否清醒、皮肤温度及衣服被血液浸湿的情况来判断其出血的程度，并迅速止血。

二、常见的止血方法

出血部位不同、出血性质不同，危险性不同，止血方法也有所区别。原则上应根据出血部位及现场的具体条件选择最佳方法，使用急救包、消毒敷料、绷带等止血。在紧急情况下，现场任何清洁而合适的物品都可临时借用作为止血材料，如手帕、毛巾、布条、三角巾等（见图4-1），禁止用电线、铁丝、绳子等替代止血带。如果是小伤口出血，用清水或生理盐水冲洗干净伤口，盖上消毒纱布、棉垫，再用绷带加压缠绕即可。如果是静脉出血，除上述包扎止血方法外，还需要压迫伤口止血。用手或其他物体在包扎伤口上方的敷料上施以压力，使血流变慢、血凝块易于形成。这种压力持续5～15分钟才奏效。较深的部位如腋下、大腿根部可用纱布堵塞伤口再加压包扎。此外，将受伤部位抬高也有利于静脉出血的止血。动脉出血宜首先采用直接按压止血法止血，如果直接按压止血法无法有效止血，那么应该根据情况尽快改用其他方法进行止血，如加压包扎止血法、堵塞止血法或止血带法止血等。

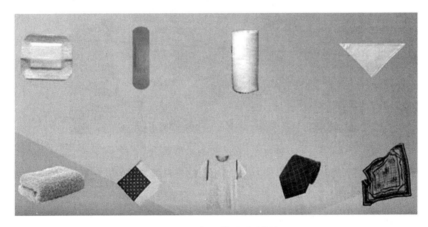

图 4-1　常用的止血材料

（一）直接按压止血法

直接按压止血法是最直接、最常用，也是最简单的方法。若是四肢出血，则应抬高患肢。

◆ 1. 出血点直接压迫止血法

出血点直接压迫止血法又叫指压止血法，是指紧急状况下可先在出血的大血管处或稍近端用手指加压止血，然后再更换其他方法。

◆ 2. 动脉行径按压止血法

动脉行径按压止血法是指用手指、手掌或拳头压迫伤口近心端的动脉，将动脉压向深部的骨骼，阻断血液流通，以达到止血的目的。动脉行径按压止血法适用于头、面、颈部和四肢的外出血。需要说明的是，此法仅能减少出血量，不太可能完全止血，而且救护人员必须熟悉身体各部位血管的解剖位置和出血的压迫点，故用这种方法只能在短时间内控制大出血，如现场出血过多应尽快改用其他止血方法。动脉行径按压止血法按照患者的出血部位可分为以下几种。

（1）头顶、额部和颞部出血。用拇指或食指在伤侧耳前对着下颌关节，用力压迫颞浅动脉并将明显搏动的动脉压向颞骨（见图 4-2）。

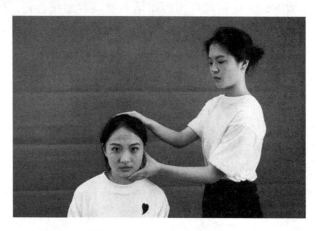

图 4-2　压迫颞浅动脉示意

（2）面部出血。用拇指、食指或中指压迫双侧下颌角前约 3 厘米的凹陷处，在此处压迫明显搏动的面动脉即可止血。由于面动脉在面部有很多小分支相互吻合，即使只有一侧面部出血也要压迫双侧面动脉，将搏动动脉压向下颌骨（见图 4-3）。

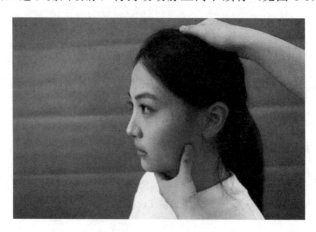

图 4-3　压迫双侧面动脉

（3）一侧耳后出血。用拇指压迫同侧耳后动脉（见图4-4）。

（4）头后部出血。用两只手的拇指压迫耳后与枕骨粗隆之间的枕动脉搏动处，将动脉压向乳突（见图4-5）。

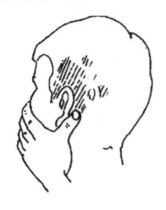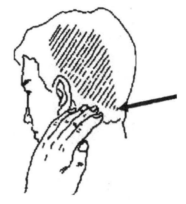

图4-4　压迫耳后动脉　　　　　　　　　　图4-5　压迫枕动脉

（5）颈部出血。用大拇指压迫同侧气管外侧与胸锁乳突肌前缘中点强烈搏动的颈总动脉，向后、向内第5颈椎横突处压下。此法仅用于非常紧急情况，压迫时间不宜过长，更不能同时压迫两侧颈动脉，否则有可能引起脉搏减慢、血压下降，造成脑缺氧，甚至心搏骤停（见图4-6）。

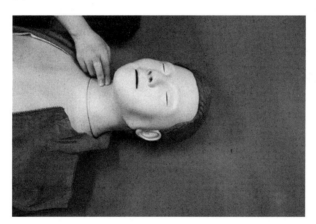

图4-6　压迫颈动脉

（6）腋窝和肩部出血。用拇指压迫同侧锁骨上窝中部的锁骨下动脉搏动点，用力方向为向下、向后，将动脉压向第一肋骨（见图4-7）。

（7）上肢出血。用四指压迫腋窝部搏动强烈的腋动脉，将它压向肱骨以止血（见图4-8）。

（8）前臂出血。用手指压迫上臂肱二头肌内侧的肱动脉，用四指指腹将动脉压向肱骨干（见图4-9）。

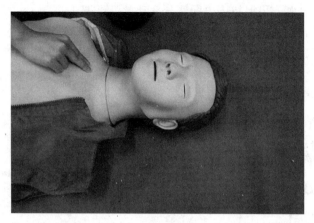

图 4-7　压迫锁骨下动脉

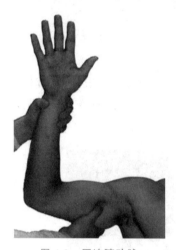

图 4-8　压迫腋动脉

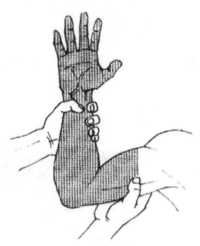

图 4-9　压迫肱动脉

（9）手掌、手背出血。用两手拇指分别压迫手腕的尺动脉和桡动脉搏动处止血，将动脉分别压向尺骨和桡骨（见图 4-10）。

（10）手指或脚趾出血。用拇指、食指分别压迫手指或脚趾两侧的动脉（见图 4-11）。手指出血也可以紧握拳头止血。

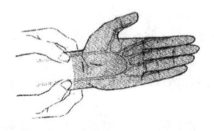

图 4-10　压迫尺、桡动脉

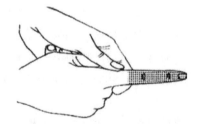

图 4-11　压迫手指两侧动脉

（11）下肢出血。用拇指、单或双手掌根向后、向下压迫跳动的股动脉将其压向耻骨上支（见图 4-12）。

（12）小腿出血。一手固定膝关节正面，另一手拇指摸到腘窝处跳动的腘动脉，用力向前压迫即可止血。

（13）足部出血。用拇指或手掌压迫位于足背中部近脚腕处胫后动脉、足背动脉（或胫前动脉）进行止血（见图 4-13）。

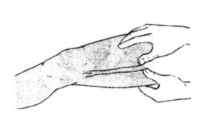

图 4-12　压迫股动脉

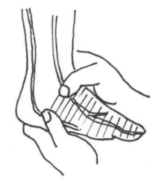

图 4-13　压迫胫后动脉、足背动脉（或胫前动脉）

（二）其他止血法

◆ 1. 加压包扎止血法

加压包扎止血法是最常用的止血方法之一，适用于毛细血管出血、静脉出血及前臂和足部动、静脉出血。以上部位出血均可用绷带纱布加压包扎止血。

（1）用干净、已消毒、较厚的纱布，覆盖在伤口表面。若无纱布，可用干净的毛巾、手帕代替。

（2）在纱布上方用绷带、三角巾以适当压力缠住，一般 20 分钟即可达到止血目的。

◆ 2. 堵塞止血法

堵塞止血法是控制出血的传统且常用的方法。早在 1908 年，英国医生普林格尔（Pringle）就通过家兔实验，发明了通过手指压迫肝十二指肠韧带上的入肝血流，使肝外伤处的出血停止的止血方法。第二次世界大战中，纱布堵塞创口止血得到了广泛的战场应用，之后纱布堵塞逐渐为各种止血敷料堵塞所取代。随着创伤院前急救系统的完善、创伤复苏技术的提高，以及外科手术技术的发展，创伤堵塞在平时被逐渐弃用。但严重创伤出现一系列之前很少见到的严重的病理生理紊乱，部分严重创伤患者难以承受广泛的切除重建手术，即使勉强手术，术后并发症发生率、死亡率也很高。这促使人们改变传统的早期行确定性手术的观念，采用一些临时性措施尽快结束手术，结果发现患者死亡率明显降低。在此基础上，1983 年，斯通（Stone）等人提出了"损伤控制外科"的理念。其中，初次简化手术中，堵塞技术的使用成为严重创伤患者止血的主要方法之一。

堵塞止血法适用于深部伤口出血，如肌肉、骨端等，具体操作时一定要用大块纱布条、绷带等敷料填充其中，外面再加压包扎，以防止血液沿组织间隙渗漏。注意不要将伤裂的皮肤组织、脏物一起塞进去，所用的堵塞物一定要尽量无菌或干净，并且应使用大块的敷料，以便既能保障止血效果，又能避免在之后的进一步处理时将堵塞物遗漏在伤口内。

堵塞止血法的缺点是止血不甚彻底且会增加感染风险。此种方法一般是在指压止血法或加压包扎止血法难以止血时使用，且在清创取出堵塞物时有再次大出血的可能，因此应用此法止血后应尽快进行手术，彻底止血。

◆ 3. 加垫屈肢止血法

加垫屈肢止血法适用于单纯加压包扎止血无效和无骨折的四肢出血。比如：前臂出血时，在肘窝部加垫、屈肘；上臂出血时，在腋窝内加垫，上臂紧靠胸壁；小腿出血时，在腘窝加垫、屈膝；膝或大腿出血时，在大腿根部加垫、屈髋，然后用三角巾或绷带固定。

需要注意的是，加垫屈肢止血法对创伤患者来说痛苦较大，有可能压迫到神经、血管，且不便于转运搬动，不宜作为首选。对疑似骨折或有关节损伤的创伤患者严禁使用。

◆ 4. 钳夹止血法

钳夹止血法是用止血钳直接钳夹出血点。这种方法最有效、最彻底，损伤也最小，建议采用。但使用此法需要一定的器械与技术。同时，盲目钳夹有可能损伤并行的血管、神经或其他重要组织，而且转运搬动时，止血钳有可能松脱或撕裂大血管。因此，此法必须在专业人员的指导下准确施行，同时做好固定工作。

◆ 5. 止血带止血法

止血带能有效地控制四肢出血。此法适用于四肢大动脉出血或加压包扎出血法不能有效控制的大出血。专用的制式止血带有橡皮止血带、卡式止血带、充气止血带等，其中充气止血带的效果较好。在紧急情况下，也可用绷带、三角巾、布条等代替止血带。使用时，要先在止血带下放好衬垫物。具体操作如图 4-14 至图 4-16 所示。

需要注意的是，止血带止血法对人体损伤最大，可引发肢体坏死、急性肾功能不全等严重并发症，故应尽量少用。止血带止血法主要用于暂不能用其他方法控制的四肢大血管损伤性出血。

1）几种常用的止血带止血法

（1）勒紧止血法。先在伤口上部用绷带或带状布料或三角巾折叠成带状，勒紧伤肢并扎两道，第一道作为衬垫，第二道压在第一道上适当勒紧止血。

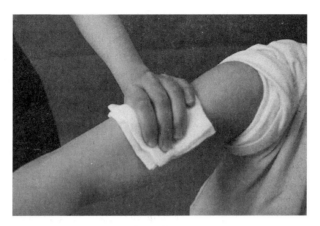

图 4-14　止血带止血法（1）

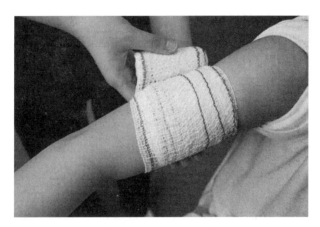

图 4-15　止血带止血法（2）

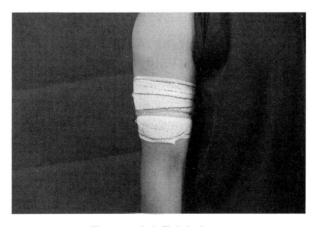

图 4-16　止血带止血法（3）

（2）绞紧止血法。将叠成带状的三角巾，平整地绕伤肢一圈，两端向前拉紧打活结，并在一头留出一小套，以小木棒、笔杆、筷子等做绞棒，插在带圈内，提起绞棒绞紧，再将木棒一头插入活结小套内，并拉紧小套固定。

（3）橡皮止血带止血法。在肢体伤口的近心端，用棉垫、纱布或衣服、毛巾等物作为衬垫，之后再用止血带。以左手的拇指、食指、中指持止血带的头端，将长的尾端绕肢体一圈后压住头端，再绕肢体一圈，然后用左手的食指、中指夹住尾端后将尾端从止血带下拉过，由另一边牵出，使之成为一个活结。如需放松止血带，将尾端拉出即可。

（4）卡式止血带止血法。将涤纶松紧带绕肢体一圈，然后把插入式自动锁卡插进活动锁紧开关内，一只手按住活动锁紧开关，另一只手紧拉涤纶松紧带，直到不出血为止。放松时用手向后扳放松板，解开时按压开关即可。

（5）充气止血带止血法。充气止血带是根据血压计原理设计，有压力表显示压力的大小，压力均匀，效果较好。使用时，将袖带绑在伤口的近心端，充气后起到止血的作用。

2）止血带止血法的注意事项

需要特别注意的是，使用止血带是止血的应急措施，但也是危险的措施。止血带过紧会压迫损害神经或软组织，过松则起不到止血作用，反而会增加出血量；过久（超过5小时）容易引起肌肉坏死、厌氧菌感染，甚至危及生命。只有在必要时，如对加压包扎止血法不能控制的大、中动脉伤出血，才可暂时使用止血带。使用止血带时应注意以下几点。

（1）部位要准确。止血带应扎在伤口近心端，尽量靠近伤口。前臂和小腿一般不适用止血带，因为长骨会使血流阻断不全。因此，应用止血带的部位原则上是大腿（股骨干）和上臂（肱骨）中上 1/3 处，要尽量靠近伤口以减少缺血范围，但上臂止血带不能缚在中下 1/3 处，而应在中上 1/3 处，以免损伤桡神经。

（2）压力要适当。止血带的标准压力，上肢为 33.3～40.0 kPa（250～300 mmHg），下肢为 40.0～66.7 kPa（300～500 mmHg），无压力表时以刚好使远端动脉搏动消失为度。缚扎止血带松紧度要适宜，以出血停止、远端摸不到动脉搏动为准。过松达不到止血目的，且会增加出血量；过紧则易造成肢体肿胀和坏死。

（3）衬垫要垫平。止血带不能直接扎在皮肤上，应先用棉垫、三角巾、毛巾或衣服等平整地垫好，避免止血带勒伤皮肤。忌用绳索或铁丝直接扎在皮肤上。

（4）时间要缩短。使用止血带的时间不能超过5小时（冬天时间可适当延长），因止血带远端组织缺血、缺氧，产生大量组胺类毒素，突然松解止血带时，毒素吸收，可发生"止血带休克"或急性肾功能衰竭。若使用止血带已超过5小时，而肢体确有挽救希望，应先行深筋膜切开术引流，观察肌肉血液循环。时间过长且远端肢体已有坏死征象的，应立即行截肢术。

（5）标记要明显。必须做出显著标志，注明和计算时间、使用止血带的原因等。使用止血带的伤员要在手腕或胸前衣服上做明显标记，注明开始使用止血带的时间，以便后续救护人员处理。

（6）定时放松。扎止血带时间越短越好，一般不超过1小时。每隔1小时放松一次，放松时可用手压迫出血点上部血管临时止血，每次松开2～3分钟。再在稍高的平面扎上止血带，不可在同一平面反复缚扎止血带。

（7）需要施行断肢（指）再植者不应使用止血带，如有动脉硬化症、糖尿病、慢性肾病等，其伤肢也须慎用止血带。

（8）在松开止血带时，应缓慢松开，并观察是否还有出血，切忌突然完全松开。

三、止血注意事项

（1）要准确判断出血部位及出血量，决定采用哪种止血方法。

（2）指压止血法只适用于急救，压迫时间不宜过长；颈总动脉分出的颈内动脉为脑的重要供血动脉，所以对颈总动脉的压迫止血应特别注意，切勿同时压迫双侧颈总动脉。

（3）加压包扎时抬高患肢，防止静脉回流受阻而加重出血。

案例讨论

在日常生活和临床实践中，止血是一项非常重要的急救技能。正确识别出血类型、选择合适的止血方法、正确使用止血器材、评估止血效果、判定止血效果以及处理并发症等环节都直接关系到止血的效果和患者的安全。下面我们将通过具体案例讨论这些方面的情况。

1. 出血类型识别案例

一位工人工作时，不慎将手臂划伤，伤口大量出血。

根据出血部位和出血情况判断，该伤口为动脉出血。动脉出血通常呈喷射状，颜色鲜红，出血速度快。

2. 止血方法选择

针对上述案例，由于动脉出血速度快且量大，需要迅速采取止血措施。可采用以下两种方法。一是物理方法，使用止血带。在伤口的近心端使用止血带，以阻止动脉血流。注意止血带不要扎得过紧或过松，以免影响血液循环或导致二次伤害。二是药物应用，使用血管收缩药物，如肾上腺素等，可促使血管收缩，降低出血量。但需要注意药物用量和使用时机。

3. 止血器材应用

对于上述案例，可使用绷带、纱布等器材进行止血。首先将伤口进行加压包扎，然后使用绷带缠绕，以固定纱布和防止血液渗透。注意保持适当的压力，以达到有效的止血效果。

4. 止血效果评估

需要对止血效果进行评估，观察伤口是否仍有出血、患者生命体征是否稳定等。如出现异常出血或生命体征不稳定，须及时调整止血方法，并寻求专业医疗人员的帮助。

5. 止血效果判定

经过止血器材应用和止血效果评估，案例中的出血已经得到有效控制。我们可以判定止血效果良好。但在实际应用中，应注意观察患者生命体征的变化以及伤口愈合情况，以综合评估止血效果。同时，也要注意不同止血方法的优缺点。例如，物理方法简单易行，但可能影响血液循环；药物应用可以迅速收缩血管，但可能具有一定的副作用；手术方法更为可靠，但需要专业技能和设备支持等。应针对不同的出血类型和情况，选择最合适的止血方法。

6. 并发症处理

在止血过程中可能出现一些并发症，如组织损伤、感染等。对于这些并发症，需要采取相应的处理措施。例如，对组织损伤可以进行清创和修复；对感染可以使用抗生素，等等。同时，在整个止血过程中，应保持患者生命体征的稳定，避免其因失血过多而休克等。

第二节 包　扎

包扎是现场创伤救护的重要环节，我们要通过包扎的方式对伤口进行临时性保护或固定。常见的包扎方法有绷带包扎法和三角巾包扎法，还有几种特殊伤的包扎方法。原则上，包扎要覆盖创面，松紧要适度，使肢体处于功能位，打结时注意避开伤口。常用的包扎材料有绷带、三角巾、四头带及其他临时替代用品（如干净的手帕、毛巾、衣物、腰带、领带等）（见图4-17）。绷带包扎一般用于支持受伤的肢体和关节，固定敷料或夹板和加压止血等。三角巾包扎主要用于包扎、悬吊受伤肢体，固定敷料，固定骨折等。

无论采用何种包扎法，均要实现包好后固定不移动和松紧适度，并尽量无菌操作。

一、　包扎的目的

包扎的主要目的是保护伤口免受污染，固定敷料、药品和骨折位置，压迫止血及减轻疼痛。

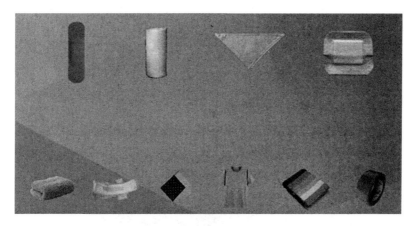

图 4-17　常用的包扎材料

二、 常见的包扎方法

（一）绷带包扎法

常见的绷带包扎法有环形包扎法、螺旋形包扎法、螺旋反折包扎法、头顶双绷带包扎法和"8"字形包扎法等。包扎时要掌握好"三点一行走"，即绷带的起点、止血点、着力点（多在伤处）和行走方向的顺序，以达到包扎得既牢固又不太紧的目的。包扎时先在创口覆盖无菌纱布，然后从伤口低处向上，左右缠绕。包扎伤臂或伤腿时，要设法暴露手指尖或脚趾尖，以便观察血液循环。由于绷带用于胸、腹、臀、会阴等部位效果不好，容易滑脱，所以绷带包扎一般用于四肢和头部伤。

◆ 1. 环形包扎法

此法是绷带包扎法中最基本的方法，多用于手腕、肢体、胸、腹等部位的包扎。具体操作方法为：绷带卷放在需要包扎的位置稍上方，第一圈稍斜缠绕，第二、三圈环行缠绕，并将第一圈斜出的绷带角压于环行圈内（见图 4-18），然后重复缠绕，最后在绷带尾端撕开打结固定或用别针、胶布将尾部固定。

◆ 2. 螺旋形包扎法

先环行包扎数圈，然后将绷带渐渐地斜旋上升缠绕，每圈盖过前圈 1/3～2/3，呈螺旋状。

◆ 3. 螺旋反折包扎法

先做两圈环行包扎固定，再做螺旋形包扎，待到渐粗处，一只手的拇指按住绷带上面，另一只手将绷带自此点反折向下，此时绷带上缘变成下缘，后圈覆盖前圈 1/3～2/3。此法主要用于粗细不等的四肢如前臂、小腿或大腿等。

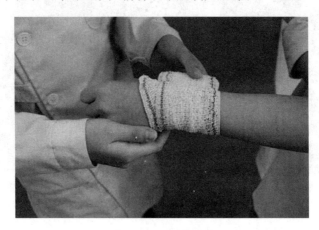

图 4-18　环形包扎法

◆ 4. 头顶双绷带包扎法

将两条绷带连在一起，打结处包在头后部，分别经耳上向前于额部中央交叉。然后，第一条绷带经头顶到枕部，第二条绷带反折绕回枕部，并压住第一条绷带。第一条绷带再从枕部经头顶到额部，第二条则从枕部绕到额部，又将第一条压住。如此来回缠绕，形成帽状。

◆ 5. "8"字形包扎法

这种方法适用于四肢各关节处的包扎。具体操作方法为：于关节上下将绷带一圈向上、一圈向下做"8"字形来回缠绕，例如锁骨骨折的包扎。目前，已经有专门的锁骨固定带，可直接使用。

（二）三角巾包扎法

三角巾制作简单、方便，可分为普通三角巾和带状、燕尾式三角巾。三角巾包扎法操作简便，且几乎能适应全身各个部位。目前军用的急救包体积非常小（仅一块普通肥皂大小），能防水，其内包括一块无菌普通三角巾和加厚的无菌敷料，使用方便，建议推广配用。

◆ 1. 三角巾的头面部包扎法

这种方法适用于包扎头顶部和两侧面、枕部的外伤。先将消毒纱布覆盖在伤口上，将三角巾顶角打结放在伤员前额正中，在底边的中点打结放在枕部，然后两手拉住两底角将下颌包住并交叉，再绕到颈后的枕部打结，如图 4-19 所示。

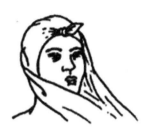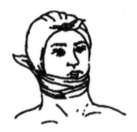

图 4-19　三角巾的头面部包扎法

◆ **2. 三角巾帽式包扎法**

先用无菌纱布覆盖伤口，然后把三角巾底边的正中点放在眉间上部，顶角经头顶拉到脑后枕部，再将两底角在枕部交叉（见图 4-20），返回到额部中央打结，最后拉紧顶角并反折塞在枕部交叉处。

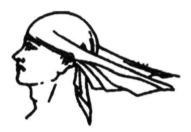

图 4-20　三角巾帽式包扎法

◆ **3. 三角巾面具式包扎法**

这种方法适用于颜面部较大范围的伤口，如面部烧伤或较广泛的软组织伤。具体操作方法为：把三角巾一折为二，顶角打结放在头顶正中，两手拉住底角罩住面部，然后两底角拉向枕部交叉，最后在前额部打结，在眼、鼻和口处提起三角巾剪出小孔，如图 4-21所示。

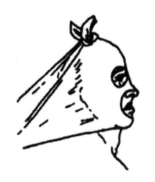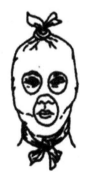

图 4-21　三角巾面具式包扎法

◆ 4. 单眼三角巾包扎法

将三角巾折成带状，其上 1/3 处盖住伤眼，其下 2/3 从耳下端绕经枕部向健侧耳上额部并压上上端带巾，再绕经伤侧耳上、枕部至健侧耳上与带巾另一端在健耳上打结固定。

◆ 5. 双眼三角巾包扎法

将无菌纱布覆盖在伤眼上，用带状三角巾从头后部拉向前从眼部交叉，再绕向枕下部打结固定。

◆ 6. 下颌、耳部、前额或颞部小范围伤口三角巾包扎法

先将无菌纱布覆盖在伤部，然后将带状三角巾放在下颌处，两手持带状三角巾两底角经双耳分别向上提，长的一端绕头顶与短的一端在颞部交叉，然后将短端经枕部、对侧耳上至颞侧与长端打结固定。

◆ 7. 胸背部三角巾包扎法

三角巾底边在下，绕过胸部以后在背后打结，其顶角放在伤侧肩上，穿过三角巾底边并打结固定（见图 4-22）。如为背部受伤，包扎方向相同，在前后面交换位置即可。若为锁骨骨折，则用两条带状三角巾分别包绕两个肩关节，在后背打结固定，再将三角巾的底角向背后拉紧，在两肩过度后张的情况下，在背部打结，如图 4-23 所示。

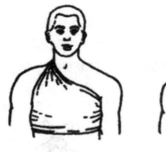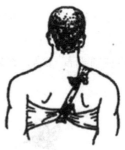

图 4-22　胸背部三角巾包扎法

◆ 8. 上肢三角巾包扎法

先将三角巾平铺于胸前，顶角对着肘关节稍外侧，与肘部平行，屈曲伤肢，并压住三角巾，然后将三角巾下端提起，两端绕到颈后打结，顶角反折用别针扣住，如图 4-24 所示。

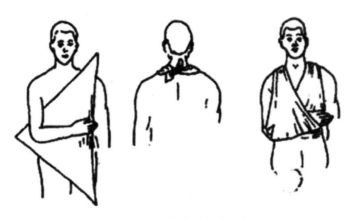

图 4-23 锁骨骨折三角巾包扎法

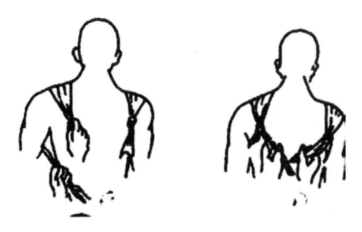

图 4-24 上肢三角巾包扎法

◆ 9. 肩部三角巾包扎法

先将三角巾放在伤侧肩上，顶角朝下，两底角拉至对侧腋下打结，然后一手持三角巾底边中点，另一手持顶角，将三角巾提起拉紧，再将三角巾底边中点由前向下，向肩后包绕，最后顶角与三角巾底边中点于腋窝处打结固定。

◆ 10. 腋窝三角巾包扎法

先在伤侧腋窝下垫上消毒纱布，然后用带状三角巾压住敷料，并将带状三角巾两端向上提，于肩部交叉，并经胸背部斜向对侧腋下打结。

◆ 11. 下腹及会阴部三角巾包扎法

将三角巾底边包绕腰部打结，顶角兜住会阴部，在臀部打结固定。或将两条三角巾顶角打结，连接结放在腰部正中，上面两端围腰打结，下面两端分别缠绕两大腿根部并与相对底边打结。

◆ 12. 残肢三角巾包扎法

先用无菌纱布包裹残肢，再将三角巾铺平，残肢放在三角巾上，使其对着顶角，并将顶角反折覆盖残肢，再将三角巾底角交叉，绕肢打结。

（三）几种特殊伤的包扎法

◆ 1. 开放性颅脑伤

颅脑伤有脑组织膨出时，不要随意还纳，应以等渗盐水浸湿的大块无菌敷料覆盖后，再扣以无菌换药碗，以阻止脑组织进一步脱出，然后进行包扎固定。同时让伤病员取侧卧位，并清除其口腔内的分泌物、黏液或血块，保持其呼吸道通畅。

◆ 2. 开放性气胸

在胸部有贯通伤或产生开放性气胸时，应立即以大块无菌敷料堵塞封闭伤口，这样不仅可以帮助止血，更重要的是可将开放性气胸变为闭合性气胸，防止纵隔扑动和血流动力学的严重改变而危及生命。在转送医院的途中，伤病员最好取半卧位。

◆ 3. 腹部内脏脱出

腹部外伤造成内脏脱出时，不要还纳，应以等渗盐水浸湿的大块无菌敷料覆盖后，再扣以无菌换药碗或无菌的盛物盆等，以阻止肠管等内脏的进一步脱出，然后进行包扎固定。如果脱出的肠管已破裂，则直接用肠钳将穿孔破裂处钳夹后一起包裹在敷料内。注意，一定要将直接覆盖在内脏上的敷料以等渗盐水浸透，以免粘连，造成肠浆膜或其他内脏损伤，发生肠梗阻或其他远期并发症。

◆ 4. 异物插入眼球

严禁将异物从眼球拔出，最好用一只纸杯先固定异物，然后将无菌的敷料卷围住，再用绷带包扎。

◆ 5. 异物插入体内的包扎

刺入体内的刀或其他异物，不能立即拔除，以免引起大出血。应以大块敷料支撑异物，然后用绷带固定敷料以控制出血。在转运途中须小心保护，避免移动。

三、 包扎的注意事项

（1）先清洁伤口，覆盖消毒纱布，再包扎。避免直接触及伤口。严禁用手和脏物触摸伤口，严禁用水冲洗伤口（化学伤除外），严禁轻易取出伤口内异物，严禁把脱出体腔的内脏送回。操作时须小心谨慎，以免加重疼痛感或导致伤口出血及污染。

（2）根据部位，选择适宜的绷带或三角巾。包扎要松紧适宜，过紧会影响局部血液循环，过松容易使敷料脱落或移动。

（3）包扎时让伤者处于舒适位置，四肢处于功能位。包扎原则为从下向上，由左向右，从远心端向近心端，以利于静脉血液回流，同时指端尽量外露，以便观察血液循环情况。

（4）打结应避开伤口，在肢体外侧面打结，切忌在伤口处、骨隆突处打结。

（5）皮肤皱褶处、骨隆突处应使用棉垫或纱布保护，防止局部皮肤受压，产生压疮。

（6）解除绷带时，先解开固定结或取下胶布，然后两手相互传递松解。紧急时或绷带已被伤口分泌物浸透干涸时，可用剪刀剪开。

📖 案例讨论

一、案例场景

小李在家中不慎割伤了手指，出血不止。

二、急救措施详细描述

在这个案例中，小李不慎割伤了自己的手指，导致出血不止。在这种情况下，包扎是非常必要的，以避免进一步的出血和感染。

首先，小李需要用流动的清水清洗伤口，并用干净的布将伤口周围的血液擦拭干净。这是为了减少感染的风险，同时有助于医生在处理伤口时更清楚地了解伤口的情况。

其次，小李需要使用无菌纱布将伤口覆盖住，并使用医用胶带固定。这是为了保护伤口，避免进一步感染，并减少血液流失。同时，在包扎时要注意保持纱布的干燥和清洁，避免感染。

最后，小李需要前往医院接受进一步的治疗和检查。这是为了确保伤口得到正确的处理和必要的抗生素治疗，以免感染和并发症。

在这个案例中，正确的包扎是非常重要的，可以有效地减少出血，降低感染的风险，并有助于医生更好地处理伤口。同时，在包扎过程中也需要注意纱布的清洁和干燥，以及固定时的松紧程度，以避免不必要的压迫和损伤。

总之，正确的包扎方法和技巧是日常生活中非常有用的急救技能之一，可以帮助我们在遇到意外伤害时更好地保护自己和他人的健康。

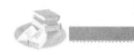

第三节 固　定

　　固定是现场创伤救护的重要一环，骨关节损伤时均须固定制动，目的是减轻疼痛、避免骨折片损伤血管和神经等，同时可以预防休克。较重的软组织损伤也宜将局部固定。固定前应尽可能牵引伤肢和矫正畸形，然后将伤肢放在适当位置，固定于夹板或其他支架上。固定时不应过分强调姿势和功能位置，以使伤员担抬和坐车均较方便为宜，此种固定称为输送固定或后送固定（进一步处理后的固定则要求尽量满足肢体功能和治疗的长期需要，因而被称为治疗固定）。固定的夹板或支架要便于透视、摄片和观察伤部。固定范围一般应超过骨折处远近两个关节，所有关节、骨隆突部位均要以棉垫隔离保护，既要牢固不移动，又不可过紧，肢端（趾或指）要露出，以便观察血液循环情况。

一、骨折

◆ 1. 骨折的种类

（1）闭合性骨折，即骨折处皮肤完整，骨折断端与外界不相通。
（2）开放性骨折，即外伤伤口深及骨折处或骨折断端刺破皮肤露出体表。
（3）复合性骨折，即骨折断端损伤血管、神经或其他脏器，或伴有关节脱节等。
（4）不完全性骨折，即骨的完整性和连续性未完全中断。
（5）完全性骨折，即骨的完整性和连续性完全中断。

◆ 2. 骨折的症状

骨折的症状一般有疼痛、肿胀、畸形、骨擦音、功能障碍、大出血等。

二、固定的目的和材料

　　固定的目的是减少伤部活动，减轻疼痛，防止再损伤，便于伤员搬运。所有四肢骨折均应进行固定，脊柱损伤、骨盆骨折及四肢广泛软组织创伤在急救中也应相对固定。固定器材最理想的是夹板，类型有木质、金属、充气性塑料夹板或树脂做的可塑性夹板。但在紧急时应注意因地制宜，就地取材，可用竹板、树枝、木棒、镐把等代替，也可以直接用伤员的健侧肢体或躯干进行临时固定。固定还需另备纱布、绷带、三角巾或毛巾、衣服等。常用的固定材料如图 4-25 所示。

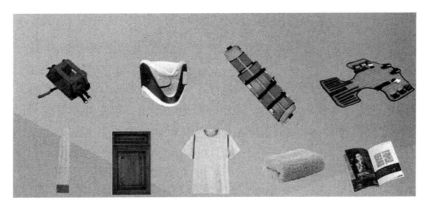

图 4-25　常用的固定材料

三、常用的固定器械

目前已经有针对各部位骨折的固定器械，这些固定器械使用方便、快捷，患者感觉也更舒适，各级医疗救护机构可以酌情选择配备。以下是近些年临床上常用的几种固定器械。

（一）头部固定器

头部固定器整体部件包括基板和两条可反复使用的头部固定带。在头部两侧有合理的耳洞用来观察患者出血情况或进行引流。整体材料无金属设计，患者无须脱掉头部固定器即可进行 X 线透视、CT 扫描、磁共振成像检查。头部固定器可与任何木制、铝制及塑料的固定板和勺状担架配合使用，还可配合多种颈托使用。

（二）颈椎固定器

颈椎固定器以透气孔环绕颈托，可以减少热气及湿气影响，双片设计能够增加患者的舒适度，与肩部和下颌骨的结合稳定舒适，颈椎托可以保持患者颈椎稳定。

（三）脊椎固定板

脊柱固定板板面坚固，可帮助固定患者。脊椎固定板头部的杯状结构可与患者的头部保持一致。

（四）束带式脊椎固定板

束带式脊椎固定板使用快捷简便，同时适用于狂躁精神病患者。皮带式的束缚使患者可以紧贴脊柱板，极大地减少运输途中的意外。还有一种四色编码束带，呈吊带式肩带形式，配金属卡式弹性牵引钩，皮带扣可以调节长度，也可以在医务人员监督下配合使用靠背板。

（五）颈托

颈托为院前急救的必备器材。在下列情况下，应对患者进行颈托固定和腰椎的保护，然后在头或腰的两侧各垫枕头或沙袋，并用绷带适当固定，以免晃动移位。① 伤情一时不明者；② 多发性损伤者；③ 有意识但不能述说和定位者；④ 明确诉说有颈部和腰部的疼痛、活动受限者；⑤ 四肢、躯干未见明显外伤但有感觉和活动障碍者；⑥ 在锁骨上有钝器者；⑦ 其他怀疑有脊椎损伤者。

四、常见的骨折临时固定方法

（一）面部骨折固定

面部骨折应立即清理呼吸道，保持气道通畅，侧卧（未受伤一侧向下）。用无菌棉垫覆盖伤员的伤口，吸出口鼻流出的血或唾液，防止堵塞，避免逆行感染。检查头及颈部，配合医师处理伤口。

（二）下颚的骨折及脱位固定

让伤员坐起，头向下垂，切勿固定下颚，用一块软垫承托下颚，切勿将脱位的下颚复位，要由专科医师行复位术。

（三）锁骨骨折固定

锁骨骨折固定用敷料或毛巾垫于两腋前上方，将三角巾叠成带状，两端分别绕两肩成"8"字形，拉紧三角巾的两头在背后打结，并尽量使两肩后张。也可先在后背放"T"字形夹板，然后在两肩及腰部各用绷带包扎固定。如果只有一侧锁骨骨折，可用三角巾把患侧手臂悬兜在胸前，限制上肢活动即可。

（四）上臂骨折固定

上臂骨折固定使用长、短两块夹板，长夹板置于上臂的后外侧，短夹板置于上臂的前内侧，然后用绷带或带状物在骨折部位上、下两端固定，再将肘关节屈曲 $90°$，使前臂成中立位，用三角巾将上肢悬吊固定于胸前。若无夹板，可用两块三角巾，用其中一块将上臂成 90°悬吊于胸前，于颈后打结，另一块叠成带状，环绕伤肢上臂包扎固定于胸侧（用绷带根据同样原则包扎，也可取得相同效果）。

（五）肋骨骨折固定

让伤员取半坐卧位，侧向受伤一方，将软垫置于伤处与手臂之间，用三角巾固定手臂或用肋骨带固定。

（六）胸部塌陷伤固定

让伤员取半坐卧位，侧向受伤一方，用肩悬带固定伤侧手臂，再加横阔带以制止胸壁的不正常活动。

（七）脊柱骨折固定

使伤员俯卧于硬板，不可移动，必要时可用绷带固定伤员，胸部与腹部须垫上软枕，以减轻局部组织受压程度。

（八）骨盆骨折固定

让伤员取仰卧位，双腿伸直，将软垫置于双腿间，用横阔带固定双膝，用窄带固定双足。

（九）大腿骨折固定

把长夹板或其他代用品（长度等于腋下到足跟）放在伤肢外侧，另用一短夹板（长度自足跟到大腿根部），关节与空隙部位加棉垫，用绷带、带状三角巾或腰带等分段固定。足部用"8"字形绷带固定，使脚与小腿成直角。

（十）膝部骨折及脱位固定

让伤员躺下，在伤膝下置软垫作支持，膝关节的屈曲应以伤员感到舒适为准，用软垫包裹膝部，再用绷带卷包扎。之后注意检查伤员足部感觉、脚趾活动能力及血液循环情况。

（十一）小腿及足踝骨折固定

让伤员躺下，请旁人协助稳定伤肢，如有必要，可割开裤管露出伤口，双腿中间加软垫，以绷带固定伤肢。之后注意检查伤员足部感觉、脚趾活动能力及血液循环情况。

（十二）足部骨折固定

首先抬高伤肢，局部冷敷，然后由专业医生进行固定处理。

五、固定的注意事项

（1）开放性骨折要先止血，包扎好伤口，再固定。

（2）使用夹板固定时，夹板的长短、宽窄要适度，其长度必须超过骨折肢体的上、下两个关节，放在受伤部位下方或两侧，固定在受伤部位的上、下两个关节上。

（3）夹板不可与皮肤直接接触，应加上衬垫，尤其是在骨隆突部位和悬空部位应加厚棉垫，防止受压或固定不牢。

（4）处理开放性骨折时，严禁将外露的骨折断端送回伤口内，防止造成严重感染。

（5）固定松紧要适度，太松会固定不牢，太紧会影响局部血液运行。肢体骨折固定时，尽量使指（趾）端外露，便于随时观察末梢血液运行情况，一般以能摸到远端动脉搏动为宜。如固定后发现指（趾）苍白、发冷、麻木、疼痛、肿胀、甲床青紫，说明固定、捆绑过紧，血液循环不畅，应立即松开，重新固定。

（6）对四肢骨折进行固定时，应先捆绑骨折断处的上端，后捆绑骨折端处的下端。如捆绑次序颠倒，可能会导致再度错位。上肢固定时，肢体要屈着绑（屈肘状）；下肢固定时，肢体要伸直绑。

（7）固定后挂上标记。

（8）固定后应避免不必要的搬动，不可强制伤员进行各种活动。

📝 案例讨论

一、案例场景

本次急救固定案例发生在一场户外攀岩事故中。当事人是一名年轻男子，因攀岩时发生意外，从高处坠落，导致右腿骨折。现场情况较为紧急，需要迅速采取急救措施。

二、急救措施详细描述

1. 伤情评估

根据现场情况，对该伤员进行简单的伤情评估。意识方面，伤员神志清醒，可以沟通；呼吸方面，伤员呼吸平稳，无呼吸困难；出血方面，伤员右腿骨折处有少量出血，但无明显大出血。

2. 固定器材准备

在进行急救固定前，需要准备以下器材。

（1）夹板，用于固定骨折部位，防止位移。根据伤员情况，选用泡沫夹板或充气夹板。

（2）绷带，用于包扎固定夹板，以及固定骨折部位周围的肌肉和韧带。根据伤员情况，选用医用绷带或弹性绷带。

（3）固定支具，用于支撑和保护骨折部位，防止移动。根据伤员情况，选用医用固定支具或自制简易支具。

3．伤口保护

在固定前，需要对伤口进行简单的保护。首先使用干净的纱布或布料对伤口进行止血；然后使用清洁的绷带进行包扎，以减少出血和防止感染；最后使用护具将右腿固定在合适的位置。

4．固定技术实施

根据伤员情况，采用以下步骤进行固定。

（1）调整夹板。将夹板放置在骨折部位周围，确保其与肢体形状相符，避免对伤口和周围组织造成压迫。

（2）包扎固定。使用绷带将夹板紧紧地包裹在肢体周围，确保其固定牢靠。同时，保证血液循环畅通，避免包扎过紧导致血液循环障碍。

（3）支具支撑。在夹板固定完毕后，选用合适的固定支具将右腿支撑起来，以减轻疼痛和防止二次伤害。

5．注意事项

在实施急救固定的过程中，需要注意以下事项。

（1）保护固定部位。固定时要确保夹板、绷带等器材不会对伤口和周围组织造成二次伤害。

（2）防止二次伤害。在转运或进行其他操作时，要避免对骨折部位造成二次伤害。

（3）及时就医。完成急救固定后，应及时将伤员送往医院接受进一步检查和治疗。

6．临床优化建议

根据此次急救固定案例的经验，提出以下临床优化建议。

（1）加强现场急救知识普及。通过宣传教育等形式，提高公众对急救知识的掌握程度，以便在意外发生时能够迅速采取正确的急救措施。

（2）配备专业的急救器材。在进行户外活动时，建议携带专业的急救器材，如夹板、绷带、固定支具等，以便在发生意外时能够及时进行急救。

（3）建立急救联动机制。加强医疗、消防、公安等相关部门的沟通与协作，建立急救联动机制，提高急救效率和成功率。

（4）加强后续治疗和康复指导。对于骨折等严重伤害，除了及时急救外，还需重视后续治疗和康复指导。建议在伤员康复期间提供专业的医疗和康复指导服务，促进伤员尽快康复。

总之，急救固定是处理骨折等严重伤害的重要措施之一。在实际操作中，应根据具体情况灵活运用急救知识和技能，确保伤员得到及时、有效的救治。同时，应重视伤员的后续治疗和康复，提供全面的医疗和康复支持，帮助伤员尽快恢复健康。

<hr/>

第四节　搬　　运

<hr/>

搬运是指用人工或简单的工具使伤病员迅速脱离危险环境，防止其受到二次伤害，或将经过现场救治的伤病员转移到运输工具上或相关治疗场所。

一、　搬运伤病员的基本原则

搬运伤病员的基本原则是及时、安全、迅速地将伤病员搬至安全地带。火线或现场搬运多为徒手搬运，也可用专门的搬运工具或临时制作的简单搬运工具，但不要因为寻找搬运工具而贻误搬运时机。

对于现场救治的伤病员，必须尽快搬运。单个伤病员的处置较为简单，由于救援人力、物力均比较充分，在现场处置完毕后尽快搬运即可。而对于批量伤病员，则必须在现场对伤病员进行初次评估及快速分类、分检，以将治疗力量合理组织分配，使有限的资源得到充分有效的利用，并使尽可能多的伤病员得到及时、恰当、有效的救治。

对于情况紧急的伤病员，必须在原地经过检伤、包扎止血、固定等救治之后再搬运。

（一）现场评估、检伤和分类原则

（1）心跳、呼吸停止或即将停止者，暂不后送。现场即刻实施心肺复苏等基础生命支持，待其心跳呼吸恢复、静脉通道建立后由专人护送。一时未能使心跳、呼吸恢复者，应在有平卧条件的救护车上，一边不间断地进行基础生命支持，一边后送，并事先与后方医院联系。

（2）已死亡或判断为无救治希望者，可在其身体显著位置上标以黑牌（以5厘米×3厘米的不干胶制成），暂不予处置和后送。

（3）循环呼吸不稳定、随时有生命危险者，包括心肺复苏成功或正在实施心肺复苏者，严重颅脑和胸腹外伤等须立即进行紧急抢救性手术和改善通气者，标以红牌，意指需要"紧急后送"的危重伤病员。由医护人员专人护送，即刻转运至最近的有救治条件的救护机构紧急救治。

（4）生命体征平稳但有较重伤势，如不伴大出血和循环呼吸衰竭的胸腹贯穿伤、轻中度烧伤、一般性骨折、严重软组织挤压、切割伤等，标以黄牌，表明是需要"优先后送"的重伤者。在有充裕运输工具时，将他们分送至多家医院，避免过多伤病员集中于一家医疗机构，加重医疗负担。

（5）一般的轻伤，标以绿牌，指可以"暂缓后送"的轻伤患者。待事件平静后组织分送，或由伤病员互相协助，自行乘普通交通工具分散就医。

（二）搬运伤病员的基本原则

（1）最好首先使用装备较齐全的救护车运送伤病员，以提高转运的效率，提高救治成功率。

（2）在救护车不能迅速到达的边远地区，应选择能使伤病员平卧的车辆转运伤病员，条件允许时，最好采用航空救护。

（3）转运时，伤病员的颈部要固定，当心轴线转动，骨关节、脊椎要避免弯曲和扭转，以免加重损伤。

（4）要有专业医务人员在转运过程中严密观察伤病员生命体征变化，保持其呼吸道通畅，防止窒息。寒冷季节应注意保暖，但意识不清或感觉障碍者忌用热水袋，以免烫伤（一般的温热水袋长时间接触不动亦可将皮肤严重烫伤），高温季节注意防暑降温。

（5）尽量减少严重创伤患者的不必要搬动，防止对其造成二次伤害。

（6）创伤患者若无明显禁忌证，可以使用适量镇痛药镇痛，以减轻其转运途中的疼痛，防止创伤性休克。

（三）搬运伤病员的方法

在紧急情况下，正确地搬运伤员对于其救治和康复非常重要。常用的搬运有徒手搬运法和担架搬运法两种。可根据伤病员的伤势轻重和运送的距离远近选择合适的搬运方法。徒手搬运法适用于伤势较轻且运送距离较近的伤病员，担架搬运法适用于伤势较重，不宜徒手搬运，且转运距离较远的伤病员。

◆ 1. 徒手搬运法

徒手搬运有扶持法、背负法、抱持法、两人拉车法、双人抬轿法、三人同侧法等。

（1）扶持法（见图4-26），适用于清醒无骨折、伤势不重、能自行行走的伤病员。

（2）背负法。救护员背向伤病员，让伤病员伏在背上，双手绕颈交叉下垂；救护员用两手自伤病员大腿下抱住伤病员的大腿。在不能够站立的低巷道或在因伤病员昏迷不能站立的情况下，救护员可躺于伤病员的一侧，一手进握伤病员的肩部，另一手抱其腿部后用力翻身，使伤病员伏在背上，而后慢慢爬行或慢慢起身。

（3）抱持法（见图4-27）。救护员一手扶伤病员的脊背，一手放在其大腿后面，将其抱起来行走。

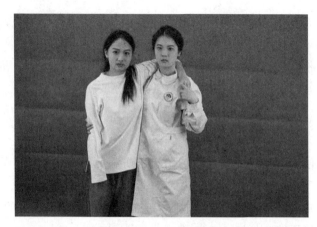

图 4-26　扶持法

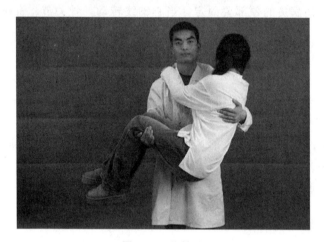

图 4-27　抱持法

（4）两人拉车法（见图 4-28）。一个救护员抱住伤病员的腿部，另一人双臂伸到伤病员的腋下，抱住其肩部、腰部，托住其上半身。此法适用于搬运意识不清的伤病员。

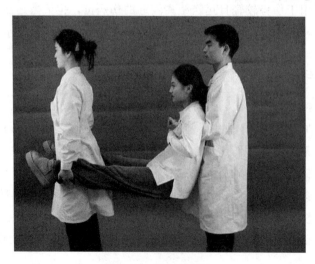

图 4-28　两人拉车法

（5）双人抬轿法（见图 4-29）。两个救护员将双手互相交叉成"井"字握紧，使伤病员坐在上面，伤病员双手扶住救护员的肩部。此法适用于搬运意识清醒的伤病员。

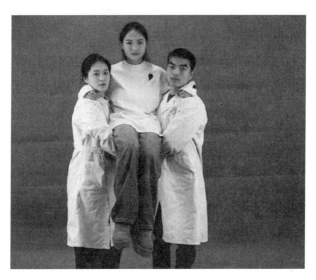

图 4-29　双人抬轿法

（6）三人同侧法（见图 4-30）。三人同时站在伤病员身体的同一侧，一人用双手抬起伤病员的肩背部，另一人用双手托起伤病员臀部，最后一人用双手托起伤病员小腿，三人共同将伤病员水平托起，将其放到需要放置的地方。此法适用于搬运脊柱损伤的伤病员。

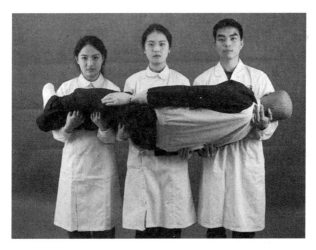

图 4-30　三人同侧法

◆ **2. 担架搬运法**

担架搬运法是一种较为专业的方法，可以有效地支撑伤病员的体重，保护其免受二次伤害。

（1）制作简易担架。可以使用木板、床单、绳索等材料制作简易的担架。需要注意的是，担架应该具有一定的支撑力，确保伤病员能够平稳地躺在上面。

（2）注意伤病员姿势。在搬运伤病员时，应该保持其身体姿势自然、舒适，避免造成二次伤害。同时，需要固定好伤病员的头部、四肢等部位，避免搬运过程中的晃动。

（3）合理分配人员。最好由4～6名人员共同搬运伤病员，确保担架的稳定性和平衡性。可以根据实际情况进行调整，确保搬运过程的安全性。

（4）使用担架的注意事项有以下几点：① 不要移动伤病员的身体，以免加重伤害；② 将伤病员轻轻地放在担架上，确保其舒适性；③ 在搬运过程中，保持担架稳定，避免倾斜或摇晃；④ 由两人以上协同搬运，确保担架平衡稳定。

◆ 3. 椅式搬运法

除了较为常用的徒手搬运法和担架搬运法，使用椅子或休闲车等交通工具搬运伤病员也是一种可行的方法，但需要注意以下几点。

（1）选择稳定性好的椅子或休闲车，确保承重能力和平衡性。如果用椅子，最好选择高背椅或轮椅，这样可以更好地支撑伤病员的头部和四肢。同时，需要根据伤病员的实际情况，选择合适的椅子型号。

（2）注意伤病员姿势。在搬运伤病员时，应该保持其身体姿势自然、舒适，避免造成二次伤害。可以将伤病员放在椅子上，然后使用固定带等工具将其固定好。

（3）合理分配人员。最好由2～4名人员共同搬运伤病员，确保椅子的稳定性和平衡性。可以根据实际情况进行调整，确保搬运过程的安全性。

（4）在搬运过程中，保持椅子或休闲车等交通工具的平稳，避免摇晃或倾斜。

（5）由两人以上协同搬运，确保椅子的平衡和稳定。

◆ 4. 背负搬运法

背负搬运是一种较为常见的方法，但在背负搬运时需要注意以下几点。

（1）选择合适的背负工具。常用的背负工具包括帆布袋、绳索、背包等。根据伤病员的实际情况以及现场环境，选择合适的背负工具。

（2）注意伤病员姿势。在搬运伤病员时，应该保持其身体姿势自然、舒适，避免造成二次伤害。将伤病员放在背负工具上，然后固定好其头部和四肢等部位。

◆ 5. 爬行搬运法

在无法使用担架、椅子等工具的情况下，如果伤病员处于狭小空间，且无明显脊柱区疼痛、骨折等表现，救护员可用爬行搬运法将伤病员转移至安全地带。先让伤病员仰卧，再将其双手固定在一起，救护员侧卧在伤病员身体一侧，一腿屈曲、一腿伸直，将伤病员臀部放在屈曲的腿上，将伤病员已固定好的双手套在救护员颈部，救护员匍匐支撑地面爬行。使用爬行搬运法时需要注意以下几点。

（1）注意前进方式。在爬行搬运时，应该采用正确的爬行姿势，以确保前进的平稳性和安全性。同时，需要保持伤病员的身体姿势自然、舒适，避免造成二次伤害。

（2）如果有爬行工具，可以将伤病员放在爬行工具上，然后固定好其头部和四肢等部位。

二、常用的搬运工具

在搬运和转送途中，注意避免伤病员肢体的扭曲、坠落等，以免加重伤情，造成医源性损伤。合适的搬运工具可以减少对伤病员的震动和摇晃，有利于避免二次伤害的产生。

（一）帆布担架

帆布担架是最为简单和广泛应用的担架（见图 4-31）。现代的聚乙烯、尼龙材料的管型构造的担架可承受 150 千克的体重。伤病员躺在帆布担架上会感觉比较舒适，特别是头部负伤的伤病员。它质量轻、抓得牢、易清洗。在缺少空间放救护车担架床或担架不够用的情况下，帆布担架很有价值。其缺点是不可直接放置有脊柱损伤的伤病员。

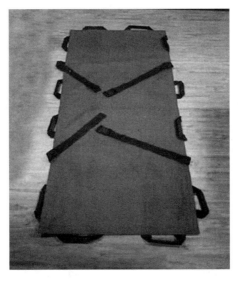

图 4-31　帆布担架

（二）铲式担架

铲式担架是一种特殊的搬运设备（见图 4-32），它带有铲式叶子，可于伤病员身下滑动。这种担架分成纵长的两块相等的叶子，以便在伤病员位置不变动的情况下抬起。它的热质材料也不会让伤病员感到太热或太冷，表面易清洗，可防止液体渗入，其配置的安全锁易锁易开，头端的凹槽适合保持伤病员的脊椎伸直位，并且它还可让 X 射线穿透，避免了 X 线检查时的多次搬动。铲式担架的优点是可以在短距离垂直运送伤病员，缺点是由于它全部为金属制成，易受环境等因素影响。铲式担架是按人体骨盆和胸部的形状设计的，因此它可以用来固定这些部位，并能根据伤病员的身材进行调节。为稳定伤病员胸部，可用 25～30 厘米长的布条紧紧围住其胸部和铲式担架，将两端打结于不受影响的部位。为稳固伤病员骨盆，可用毯子固定，用布条扎紧。

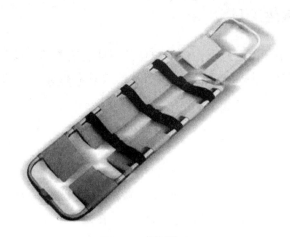

图 4-32　铲式担架

（三）篮式担架

篮式担架外形像一个篮子（见图 4-33），它有两种基本形式：一种为金属框架细金属网，包括几个分离的腿；另一种为铝合金管铆聚乙烯壳，没有腿。材质具有防火、耐磨损和防侵蚀的性能。篮式担架适用于各种急救环境，在特殊的环境下可以更加灵活稳定地使用。篮式担架的悬钩能与飞机上的挂钩连接，实现野外救援。篮式担架还配有可调节的脚部安全机械装置，安全系数高。篮式担架的优点是可以在任何部位完全固定伤病员。质量轻的聚乙烯担架非常容易滑动，因此可拖动伤病员经过不平整的地面。注意在使用篮式担架时要铺上垫子，以保证伤病员的舒适度。

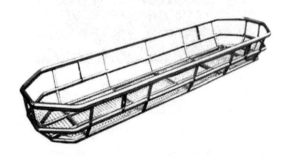

图 4-33　篮式担架

（四）折叠式担架

折叠式担架（见图 4-34）材质为高强度的铝合金和聚氯乙烯（PVC），可在狭窄处实施救援，它配备的两个车轮可以在地面拖动，便于转运。

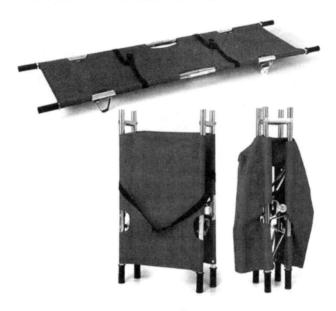

图 4-34　折叠式担架

（五）婴儿担架

婴儿担架是专供婴幼儿使用的担架，与帆布担架相似，但设计不同，它四周有护架，便于使用、易于收藏。婴儿担架有普通的、带轮子的、可脱卸式的等多种样式可供选择。

（六）铝合金救护车担架

铝合金救护车担架是在救护车上使用最广泛的搬动设备（见图 4-35）。这种担架质量为 30～35 千克，可承重 180 多千克。铝合金救护车担架采用高质铝合金，结构轻巧灵活，配有海绵软垫，使伤病员躺卧舒适；两端设有伸缩把手，便于抬起担架；采用低车架结构，既可着地移动，又可抬起行走。目前有两种救护车担架，一种是提放担架，需要两人抓住两边将担架从救护车上拿下或放上；另一种为滚动担架，利用担架头端的特殊放置轮放置或拿下担架。这种担架减少了提放和转弯时所需的救护人员人数。

（七）铝合金楼梯担架

铝合金楼梯担架（见图 4-36）采用铝合金材料，结构轻巧灵活，可折叠式结构便于携带，用于救护骨折伤员上下楼道。

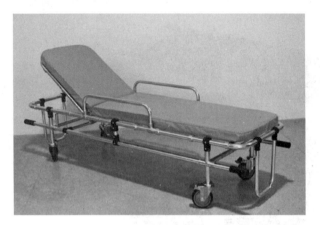

图 4-35　铝合金救护车担架

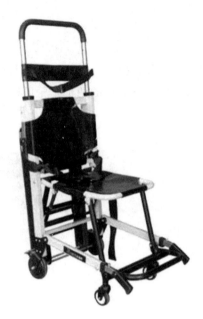

图 4-36　铝合金楼梯担架

（八）轻型担架

　　轻型担架主要由管型铝合金外框、套在铝合金圆管两侧的尼龙帆布和一根长约 180 厘米的硬质韧性带形高分子硬塑或尼龙组成。担架长约 210 厘米，宽约 55 厘米，质量仅为 4 千克，最大荷重 160 千克，可拆卸。将硬塑或尼龙带交叉串在两块尼龙帆布中间即可搬运伤病员。将伤病员搬至病床上时，只要抽去中间硬塑或尼龙带即可在不移动伤病员的情况下撤去担架，可避免伤病员在搬动时的震动。该担架优点是质量轻，可在同一水平面移动伤病员，同时实现在担架上将伤病员扣好保险带后，向任何方位搬动都不使其翻落。

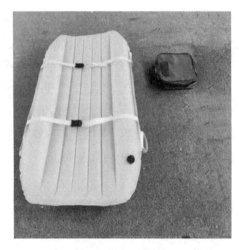

图 4-37　充气担架

（九）充气担架

　　充气担架（见图 4-37）与帆布担架相似，救护员将固定在担架上的充气气囊充气后结合捆绑带，可以捆绑伤病员，同时起到止血、固定躯体及四肢和防止坠落的作用，特别适合野外、战场和有大批伤病员的情况下应用。

（十）负压式担架

　　负压式担架躯体固定气囊外层配有专用的抽气筒。它具有体积小、质量轻、携带方便、保护性强、坚固耐用等特点。在对人体需要固定的部位裹上躯体/肢体固定气囊后，利用专用抽气筒抽去躯体/肢体固定气囊内的空气，使得躯体/肢体固定气囊与人体形状相符并紧贴在一起，对受伤部位起保护作用，避免二次伤害。负压式担架支持伤病员直接在担架上进行 X 线检查或磁共振检查。

（十一）真空担架

真空担架采用轻质保暖 PVC 绝缘材料，根据患者的身体轮廓塑造成形，能够有效减少伤病员负重及热量散失，具有快速、方便、舒适、有效等特点。真空担架可在 −40℃～80℃ 的环境中使用，同时不影响 X 线与磁共振检查。它适用于躯干性骨损伤，可以有效防止抢救搬运过程中对伤病员造成二次伤害。真空担架的气垫充气后还可用作水上救生器材。

（十二）浮力担架

浮力担架是一种特殊的担架，因放在水中有强大的浮力，可以托起一个人而不下沉，故常用于抢救溺水者。

（十三）长板担架

长板担架（见图 4-38）由木质或高分子材料制成，全长约 185 厘米、宽约 45 厘米、厚 2 厘米。板上有多个对称的长约 10 厘米、宽约 2 厘米的长方形孔，可供搬运者手握和穿越、扣扎保险带之用。长板担架适用于因地震、火灾等造成房屋倒塌、通道阻塞后，伤病员由高空吊下的搬运。该担架能浮于水，救护员可使用此担架将伤病员从水上搬运至岸上。长板担架质地坚固，适合长距离拖拉运送伤病员，尤其适合脊柱受损伤病员的搬运。

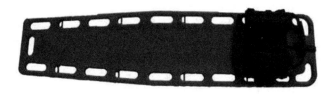

图 4-38　长板担架

（十四）短背挡板

短背挡板为梯形，有不同的规格，长度从头至腰下部，挡板上有 10 个长方形孔。这种短背挡板是一个很好的脊柱固定装置，用带子稳固地将伤病员扎牢后是一种极好的提携工具。比如，驾驶员因车祸受伤，并怀疑其颈、胸、腰椎损伤时，可将该板插入伤员背后，并加颈托固定后将其拔出。短背挡板可避免因搬动不当造成损伤加重。

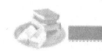

（十五）创伤担架床

创伤担架床提供了安全稳定的底座，便于转运伤病员，并附设 X 线机以及片匣架，便于摄片、第一时间了解伤员伤情，其水压式设计还可控制担架床的高低，应用起来非常便捷。

三、搬运注意事项

（1）要对伤病员进行检查和评估，检查伤病员的头、颈、胸、腹和四肢是否有损伤，如果有损伤，应先进行急救处理，评估其伤势、体重、路程、体力等，根据不同的情况选择不同的搬运方式。

（2）切勿假设伤病员能坐起或站立，如没把握，不要轻易尝试。

（3）搬运颈椎骨折的伤病员除了身体固定外，还要有专人牵引固定其头部，避免移动。对于有脊椎脊髓损伤的伤病员，要避其身体弯曲或扭转，搬运时平抬平放，并将其固定在担架床上，以免因道路颠簸或急刹车坠床而加重损伤。

（4）搬运过程中，要时刻注意伤病员情况的变化，如发现伤病员出现面色苍白、头昏、眼花、低血压、脉搏减弱、恶心、呕吐、烦躁不安等症状，应暂停搬运，就地抢救。

（5）抬担架行进时，让伤病员的头部在后、脚在前，这样后面的担架员可随时观察其情况变化，发现异常变化时能及时妥善处理。

（6）行走时，尽可能使担架平稳，防止颠簸；用汽车、大车运送时，床位要固定好，防止起动、刹车时的晃动使伤病员再度受伤。

（7）寒冷季节要注意伤病员的保暖工作，防止伤病员受凉或冻伤。

（8）上坡时，让伤病员头部朝前，下坡时则相反。

案例讨论

一、案例信息

男性，45 岁，体重 80 千克，身高 175 厘米，工人，工作时不慎从高处坠落，导致腰部及下肢受伤。

二、急救措施详细描述

1. 初步评估

在事故现场，救护员首先对伤员进行了初步评估，观察到伤员腰部流血，疼痛难忍，下肢活动受限，意识清醒，无其他明显外伤。

2. 急救处理

在确认伤员生命体征稳定后，救护员立即进行伤口处理。用干净的纱布对伤口进行包扎止血，并对伤口周围的皮肤进行消毒。同时给予伤员适当的止痛药物以缓解疼痛。

3. 固定与搬运

为了避免伤员受到二次伤害，救护员使用夹板对其腰部及下肢进行固定。随后，将其平稳地搬运至担架，并转运至附近的医院。

三、搬运方法及过程

1. 确定搬运方法

根据伤员的情况及现场环境，救护员选择了徒手搬运与担架搬运相结合的方法。

2. 搬运过程

首先，救护员将伤员的腰部及下肢固定在担架上，确保其稳定、不会移动。然后，救护员将担架抬起，稳步向救护车方向移动。在搬运过程中，救护员特别注意保持伤员的头、颈、躯干和下肢成一条直线，避免对其造成二次伤害。

四、治疗结果与并发症

经过医院的检查，该伤员被诊断为腰椎骨折和下肢骨折，经过一段时间的康复治疗和精心护理，顺利出院，且未出现任何并发症。此次急救措施和搬运方法的有效性得到了验证。

五、影响与启示

本次急救搬运的成功案例给我们提供了以下启示。

1. 正确的初步评估和伤情判断至关重要

在事故现场，首先要了解伤员的整体情况，特别是对于可能存在脊椎和其他内部损伤的伤员，要注意避免搬运过程中的二次伤害。

2. 正确的固定和搬运方法可以有效地保护伤员

在搬运过程中要确保伤员的头、颈、躯干和下肢成一条直线，避免对伤员造成二次伤害，同时要遵循正确的搬运步骤和技巧，确保安全有效地进行搬运。

3. 与医院的紧密合作可以提高治疗效果

在事故现场与医院的沟通和协调，可以帮助医护人员提前做好治疗准备，缩短治疗时间，提高治疗效果。

4. 重视后续治疗和康复指导

对于骨折等严重伤害，除了及时急救外，还需重视后续治疗和康复指导，以有效促进伤员的康复，提高治疗效果。

知识拓展1

现场创伤急救中的药物使用

在现场创伤急救中，正确的药物使用对于挽救患者生命和减轻痛苦具有重要意义。下面简单介绍几种现场创伤急救中常用的药物，包括止血药、包扎固定用药物、镇痛药、抗感染药、抗休克药、血管舒缩药、抗心律失常药、呼吸兴奋剂和电解质平衡药。

一、止血药

现场创伤急救中的止血药包括以下几类。

1. 降低毛细血管通透性的药物

这类药物可以降低毛细血管的通透性，促进受损毛细血管端回缩而止血，同时增强血小板的聚集性和黏附性，促使血小板释放凝血活性物质，缩短凝血时间。例如，酚磺乙胺（止血敏）和卡络磺钠。

2. 影响血液中凝血酶的止血药物

这类药物可以加速凝血过程，促进血液凝固。例如，维生素 K（临床常用的是维生素 K1）、凝血酶原复合物、纤维蛋白原、凝血酶冻干粉等。其中，维生素 K 缺乏可引起凝血因子合成障碍或异常，临床可见出血倾向和凝血酶原时间延长。

3. 其他止血药物

还有一些其他止血药，如云南白药、止血敏、宫血宁、生长抑素等。这些药物对于特殊的出血情况止血效果较好。如果伤口大而且一直流血，可以用手指按压止血，使用局部止血剂，如云南白药；如果是消化道出血，如胃出血，可以让患者禁食，然后让其服用一些特殊的生长抑素来抑制胃肠道出血；对于子宫出血，可以使用宫血宁，以更快地止血。

使用止血药时应注意以下几点。首先，应迅速判断出血部位和原因，采取正确的止血方法；其次，外用药使用前应清洁伤口，内服药使用时应遵医嘱；最后，若患者失血过多，应立即采取输血等急救措施。

二、包扎固定用药物

包扎伤口时通常需要使用以下几类药物。

1. 消炎类药物

如阿莫西林、头孢呋辛钠、罗红霉素等，用于预防感染。

2. 止痛类药物

如布洛芬、对乙酰氨基酚等，用于缓解疼痛。

3. 止血类药物

如维生素 K1、氨甲苯酸等，用于控制出血。

4. 消毒制剂

如碘伏、酒精等，用于消毒和清洁伤口。

对于骨折、关节伤、肢体挤压伤等需要固定的伤口，一般要进行紧急处理和包扎，但通常不需要使用药物。如果需要使用药物，一般会使用一些消炎、止痛、止血、消毒类的药物。

在固定伤口时，需要注意以下几点：第一，注意保持伤肢的固定，避免移位和扭曲，以减少疼痛和出血；第二，固定材料应该选择干净、透气、易消毒的，如无菌纱布绷带、木板；第三，固定时应该注意松紧适度，避免影响血液循环、造成组织损伤；第四，对于出血的伤口，应先进行止血处理，再进行固定。

总之，固定伤口是处理创伤的重要措施之一，要根据伤口的情况选择合适的固定方法和药物，避免感染，同时促进伤口愈合。如有疑虑或伤口情况严重，需要及时就医，寻求专业帮助和治疗。

三、镇痛药

现场创伤急救中常用的镇痛药包括外用药和内服药。常见的外用药有止痛膏、止痛喷雾等，内服药有布洛芬、曲马朵等。使用镇痛药时应注意以下几点：第一，谨遵医嘱，不要随意加大剂量；第二，对于疼痛剧烈的患者，及时寻求专业治疗；第三，注意观察患者有无药物过敏反应。

四、抗感染药

现场创伤急救中常用的抗感染药包括外用药和内服药。常见的外用药有抗生素软膏、消毒液等，内服药有抗生素等。使用抗感染药时应注意以下几点：第一，遵医嘱使用，不要随意加大剂量；第二，对于严重感染的患者，及时寻求专业治疗；第三，注意观察患者有无药物过敏反应。

五、抗休克药

现场创伤急救中常用的抗休克药包括糖皮质激素类药物、血管活性药物、肾上腺素药物等。糖皮质激素类药物中比较常见的有地塞米松片、醋酸泼尼松片等，都具有一定的抗炎、抗休克的效果；血管活性药物包括阿司匹林肠溶片、阿托伐他汀钙片等药物，在一定程度上可以帮助治疗慢性心力衰竭引起的休克症状。肾上腺素药物中比较常见的有盐酸多巴胺注射液、盐酸肾上腺素注射液等，在一定程度上可以帮助缓解过敏性休克。

使用抗休克药时应注意以下几点：第一，迅速判断患者是否出现休克症状，如血压下降、心率加快等；第二，使用抗休克药物时应遵医嘱，不要随意加大剂量；第三，对于严重休克的患者，及时寻求专业治疗。

六、血管收缩药

现场创伤急救中常用的血管收缩药包括垂体后叶素、肾上腺素、去甲肾上腺素、血管升压素等。垂体后叶素是一种缩血管作用较强的止血药，静点可以起到治疗肺血管破裂所致的咳血，以及门静脉高压引起的消化道出血等，局部使用可以达到止血的目的；肾上腺素是临床上最常使用的血管活性药物，是 α 受体和 β 受体激动剂，临床最常用于复苏以及急救药物；去甲肾上腺素是 α 受体激动剂，临床上常用于各种休克治疗以及消化道急性出血的患者；血管升压素常用于治疗手术中低血压、血管扩张性休克和门静脉高压。使用血管收缩药时应注意以下几点：第一，遵医嘱使用，不要随意加大剂量；第二，当患者出现严重心血管疾病时，及时寻求专业治疗；第三，注意观察患者用药后的反应。

七、抗心律失常药

现场创伤急救中常用的抗心律失常药物有盐酸胺碘酮片、酒石酸美托洛尔缓释片、盐酸普罗帕酮片等。盐酸胺碘酮片是一种钾离子通道阻滞剂，通过增强心脏收缩能力，改善心律失常。酒石酸美托洛尔缓释片属于一种 β 受体阻滞剂，主要通过降低心率和心输出量，使心率恢复正常。盐酸普罗帕酮片通过抑制钠离子内流，治疗阵发性室性心动过速、心房颤动以及期前收缩等病症，从而达到抗心律失常的目的。

使用抗心律失常药时应注意以下几点：第一，遵医嘱使用，不要随意加大剂量；第二，当患者出现严重心律失常时，及时寻求专业治疗；第三，注意观察患者用药后的反应。

八、呼吸兴奋剂

现场创伤急救中常用的呼吸兴奋剂包括尼可刹米注射液（也叫可拉明）、盐酸洛贝林注射液、盐酸纳洛酮注射液等。尼可刹米注射液主要作用于中枢化学感受器。盐酸洛贝林注射液主要是通过刺激颈动脉体和主动脉体的胆碱受体，反射性地引起兴奋性的呼吸作用。盐酸纳洛酮注射液主要是起促进中枢性呼吸兴奋的作用。使用呼吸兴奋剂时应注意以下几点：第一，遵医嘱使用，不要随意加大剂量；第二，当患者出现严重的呼吸困难时，及时寻求专业治疗；第三，注意观察患者用药后的反应。

九、电解质平衡药

现场创伤急救中常用的电解质平衡药包括口服补液盐、电解质饮料、氯化钠、氯化钾等。使用电解质平衡药时应注意以下几点：第一，遵医嘱使用，不要随意加大剂量；第二，当患者出现严重电解质失衡时，及时寻求专业治疗；第三，注意观察患者用药后的反应。

总之，在现场创伤急救中，正确的药物使用对于挽救伤员生命和减轻伤员痛苦具有重要意义。急救人员和患者都应了解和掌握常见药物的正确使用方法和注意事项，以在互救或自救时能够做出正确的判断和处理。同时，对于情况严重的患者，应及时拨打120急救电话寻求专业医疗救援，以免出现更加严重的后果。

知识拓展2

创伤急救

一、创伤急救原则

1. 基本原则

(1) 要有整体观念，不仅对创伤部位进行仔细检查，还要对全身进行检查，避免遗漏。

(2) 先救命后包扎。对创伤患者要先检查其生命体征，对呼吸、心跳停止的患者应及时采取心肺复苏，先挽救患者生命，后对伤口进行处理。

(3) 包扎伤口遵从合适的顺序。一般先包扎头部，再包扎胸部、腹部，最后包扎四肢。

2. 生命支持治疗

(1) 呼吸道管理。急救时应迅速排除堵塞气道的各种因素，保持气道通畅。

(2) 心肺复苏。多发伤患者如伴有胸骨骨折、多发肋骨骨折、血气胸、心脏压塞、心肌破裂，可行开胸心脏按压。

(3) 抗休克治疗。多发伤患者大多伴有低血容量性休克（宜取中凹体位，头、躯干抬高 20°～30°，下肢抬高 15°～20°）。

3. 急救措施

严重创伤治疗与诊断同时进行，其中，威胁患者生命最主要的因素是失血和颅脑损伤。

(1) 对于以颅脑损伤为主的患者，应首先输入甘露醇溶液降低颅压，然后完成各项检查。

(2) 对于以失血为主的患者，如实质性脏器破裂、血管损伤、骨盆或长骨骨折等，应立即补液。

(3) 将各部位的创伤视为一个整体，根据伤情的需要从整体的视角制定抢救措施、手术顺序及器官功能的监测与支持，切不可将各部位的损伤孤立看待。

二、创伤后死亡的三个高峰期

1. 第一高峰：伤后数分钟内
死亡原因一般为脑干损伤、高位颈髓的严重损伤、心脏和大血管的损伤。

2. 第二高峰：伤后 6～8 小时
死亡原因一般为颅内血肿、血气胸、肝脾破裂、骨盆及四肢骨折所致的大出血。

3. 第三高峰：伤后数天到数周
死亡原因一般为严重创伤引发的重症感染和器官功能衰竭。

据此，创伤救护的基本任务之一就是早期正确地止血、包扎、固定、搬运，避免出现第二、第三个死亡高峰。

三、创伤急救检伤顺序

（1）简要询问病史，了解伤情。

（2）监测生命体征，判断有无致命伤。

（3）按照"CRASHPLAN"的顺序检查，以免漏诊。各字母含义为：C—心脏（cardiac），R—呼吸（respiration），A—腹部（abdomen），S—脊柱（spine），H—头部（head），P—骨盆（pelvis），L—四肢（limb），A—动脉（arteries），N—神经（nerves）。

（4）创伤初级评估，一般遵循"ABCDE"的顺序。A即气道（airway），判断气道是否通畅，呼吸道是否梗阻；B即呼吸（breathing），判断呼吸是否正常，有无张力性气胸或者开放性气胸、连枷胸；C即循环（circulation），判断有无体表或者肢体的活动性大出血，估计血压；D即神经系统障碍情况（disability），观察瞳孔大小、对光反射、肢体有无瘫痪，尤其注意有无高位截瘫；E即充分暴露（exposure），充分暴露伤员的各部位，以免遗漏危及生命的重要损伤。

练习题

1. 如果一个人因意外事故导致大量出血，以下哪种方法可以最快地止血？（　　）

A. 用止血带紧紧绑住出血部位

B. 用手指捏住出血部位附近的血管

C. 用干净的布料压迫出血部位

D. 以上方法都可以

2. 在进行止血操作之前，应该先注意什么？（　　）

A. 清洁伤口

B. 用冰块敷在出血部位

C. 抬高受伤肢体

D. 以上都不是

3. 如果使用了止血带，以下哪种情况可能导致更严重的伤害？（　　）

A. 止血带没有绑紧

B. 止血带绑得太紧

C. 止血带绑得太松

D. 以上都不是

4. 如果一个人因受伤而失去意识，以下哪种情况应该立即进行急救止血？（　　）

A. 头部受伤

B. 胸部受伤

C. 四肢受伤

D. 腹部受伤

5. 在进行急救止血时，应该注意什么？（　　　）

A. 不要往伤口上涂抹任何药物

B. 可以往伤口上涂抹任何药物

C. 可以往伤口上涂抹抗生素药膏

D. 以上都不是

6. 当头部受伤时，应该选择哪种包扎方法？（　　　）

A. 环形包扎法

B. 螺旋形包扎法

C. "8" 字形包扎法

D. 绷带卷轴法

7. 需要对出血部位进行加压止血时，应该使用哪种包扎方法？（　　　）

A. 环形包扎法

B. 螺旋形包扎法

C. "8" 字形包扎法

D. 绷带卷轴法

8. 对于手足等部位的关节处，应该如何进行包扎？（　　　）

A. 采用螺旋形包扎法

B. 采用 "8" 字形包扎法

C. 在关节处打结固定

D. 采用环形包扎法

9. 当身体不同部位需要固定时，应该使用哪种包扎材料？（　　　）

A. 三角巾

B. 绷带

C. 夹板

D. 石膏

10. 当身体受到大面积创伤时，应该如何进行包扎？（　　　）

A. 采用绷带卷轴法进行大面积固定

B. 采用 "8" 字形包扎法进行大面积固定

C. 采用环形包扎法进行大面积固定

D. 采用三角巾进行大面积固定

11. 当遇到骨折者时，应该如何进行固定？（　　　）

A. 不需要固定

B. 使用冰块固定

C. 使用硬纸板或木棍固定

D. 使用绷带和夹板固定

12. 当遇到关节扭伤者时，应该如何处理？（　　）

A. 不需要固定

B. 马上使用凉热毛巾交替敷

C. 马上使用热水袋热敷

D. 使用弹力绷带进行固定

13. 当遇到头部受伤者时，应该如何进行固定？（　　）

A. 使用枕头或折叠的毛巾垫高头部

B. 使用颈托进行固定

C. 头朝下趴着进行固定

D. 头朝上仰着进行固定

14. 当遇到胸部受伤者时，应该如何进行固定？（　　）

A. 使用胸部固定板进行固定

B. 使用绷带进行环形包扎

C. 使用三角巾进行固定

D. 无须进行固定

15. 当遇到腹部受伤者时，应该如何进行固定？（　　）

A. 使用腹部固定板进行固定

B. 使用绷带进行环形包扎

C. 使用三角巾进行固定

D. 无须进行固定

16. 当遇到脊柱骨折者时，应该如何进行搬运？（　　）

A. 采取一人抱持或背负的方法

B. 采取两人前后搀扶的方法

C. 采取一人怀抱，另一人紧随其后，两人同步行动的方法

D. 采取一人牵拉头部，另一人搬抬下肢的方法

17. 当遇到颈椎损伤者时，应该采取哪种搬运法？（　　）

A. 一人搬运

B. 两人搬运

C. 三人搬运

D. 四人搬运

18. 当遇到昏迷伤病员时，应该如何进行搬运？（　　）

A. 采取平卧位的姿势进行搬运

B. 采取俯卧位的姿势进行搬运

C. 采取头低足高的姿势进行搬运

D. 采取头高足低的姿势进行搬运

19. 当遇到腹部损伤者时，应该采取哪种姿势进行搬运？（　　）

A. 平卧位

B. 仰卧位，双下肢屈曲

C. 头低足高位

D. 头高足低位

20. 当使用担架搬运时，下列哪个说法是正确的？（　　）

A. 上楼梯时，伤员头部在后

B. 上楼梯时，伤员头部在前

C. 下楼梯时，伤员头部在后

D. 下楼梯时，伤员头部在前

第四章
练习题答案

常见急症的处理

第一节 心 绞 痛

 学习目标

1. 掌握心绞痛的病因、临床表现及急救原则。
2. 熟悉心绞痛急救药物和急救步骤。
3. 了解心绞痛的分类，以及急救后的处理和康复。

一、 心绞痛概述

（一）心绞痛的定义和病因

心绞痛（angina pectoris），也称冠心病性心绞痛，是由冠状动脉供血不足，心肌急剧的暂时缺血与缺氧所引起的短暂性胸痛或不适感，如图 5-1 所示。

心绞痛的主要病因是冠状动脉狭窄或阻塞，造成心肌供血不足，一般是由动脉粥样硬化引起的冠状动脉管腔狭窄，或者其他因素导致的冠状动脉痉挛。冠状动脉缺血时，心肌的氧气和营养供应不足，从而引发胸痛症状。心绞痛的诱发因素主要有高血压、高血脂、糖尿病、吸烟、肥胖和遗传等。

（二）心绞痛的分类

根据心绞痛发作时的特点和不同的病因，可将其分为稳定型心绞痛和不稳定型心绞痛两种。

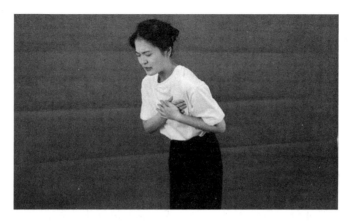

图 5-1　心绞痛

◆ 1. 稳定型心绞痛

稳定型心绞痛是心绞痛最常见的类型，一般出现在个体活动或情绪激动（如过度兴奋、愤怒、焦急等）时，通常有明确的诱发因素，例如运动、劳累、寒冷等。在休息或使用硝酸甘油等药物后，稳定型心绞痛的症状可以得到缓解。

◆ 2. 不稳定型心绞痛

不稳定型心绞痛指症状的发作频率增加、持续时间延长或发生在休息状态下。此类心绞痛可能是由冠状动脉病变、斑块不稳定或血栓形成等引起的。相较于稳定型心绞痛，不稳定型心绞痛更加危险，预示着心肌梗死的风险增加。

（三）心绞痛的临床表现

心绞痛主要表现为胸部不适感，通常位于胸骨后，可能波及心前区，并扩散到左肩、左臂内侧，甚至可能传至颈、咽喉或下颌部。这种胸部不适感通常被患者描述为压迫、紧缩、憋闷或烧灼感。

此外，心绞痛可能伴随以下一些症状。

◆ 1. 气短

患者可能感到呼吸急促，因为心脏无法为身体其他部位提供足够的氧气。

◆ 2. 出冷汗

患者可能会出冷汗，这与心血管系统的过分紧张有关。

◆ 3. 恶心和呕吐

有些患者可能会出现恶心和呕吐症状，这可能是心脏泵血不足引起的肠胃不适。

◆ 4. 焦虑

心绞痛常伴有焦虑和不安的表现，这与患者身体的疼痛和不适感有关。

◆ 5. 持续时间

心绞痛的发作通常持续数分钟至十余分钟，多数情况下不超过半小时。通常，停止之前诱发症状的活动后，症状会得到缓解。硝酸酯类药物如硝酸甘油也可以在几分钟内缓解症状。

（四）心绞痛的注意事项

若患者充分休息或舌下含服硝酸甘油后，症状仍未得到缓解，需警惕以下几种可能。

◆ 1. 心肌梗死

如果患者胸痛持续未得到缓解，即使使用硝酸甘油也不见效，这可能是心肌梗死的症状。心肌梗死是冠心病的严重并发症，需要紧急治疗。在这种情况下，每一分钟都很重要，患者应立即就医。

◆ 2. 不稳定型心绞痛恶化

如果患者心绞痛的症状逐渐恶化，包括胸痛的强度增加、持续时间延长，或者出现新的症状如剧烈的呼吸急促、极度的焦虑和晕厥，表明不稳定型心绞痛正在恶化。不稳定型心绞痛是急性心血管事件的前兆，同样需要紧急治疗。

◆ 3. 心律失常

部分患者可能会在心绞痛发作期间出现心律失常，如心跳过速或心跳不规律。这也需要医疗干预，以恢复正常的心律。

在这些情况下，应立即拨打急救电话或自行前往医院接受专业医疗救治。急救人员能够提供必要的急救措施，如氧气供应、心电监测、静脉药物治疗等，以确保患者得到及时的救治，最大限度地降低患者的心脏受损程度。患者应尽量保持相对静止的姿势，避免过度活动，以减轻心脏的负担。

二、 心绞痛急救原则

（一）早期识别与评估

对于心绞痛的急救，首要任务是早期识别和评估。以下是对心绞痛进行早期识别与评估的关键步骤。

（1）对患者进行初步评估，包括询问症状、了解触发因素，并观察患者的动作和表情。

（2）注意患者是否有胸痛或不适感，是否伴有其他症状，如气短、出冷汗、呼吸困难等。

（3）判断心绞痛发作是否稳定，留意患者心绞痛持续时间、频率和强度。

（4）注意其他危险信号，如突然昏倒、呼吸急促、皮肤苍白等。

（二）进行应急救护

在意识到患者可能正在经历心绞痛后，立刻采取相应的应急救护措施非常重要。以下是应急救护的要点。

（1）让患者保持安静，避免过度劳累或情绪激动。

（2）如果患者之前被诊断为心绞痛并有相关药物，帮助患者正确服用硝酸甘油药物（前提是确定患者没有相关禁忌证）。

（3）立即拨打急救电话或通知就近的专业医护人员。

（三）心肺复苏与除颤的准备

在某些情况下，心绞痛发作可能会导致患者心搏骤停。因此，做好心肺复苏和除颤的准备至关重要。心肺复苏与除颤的具体操作和注意事项请参考本书心肺复苏章节的相关内容。

三、 急救用品和设备

（一）血压监测设备

血压监测是心绞痛急救中的重要一环，可以提供患者血压值的准确信息。以下是常用的血压监测设备及其使用方法。

◆ 1. 水银血压计

常用的水银血压计如图 5-2 所示。

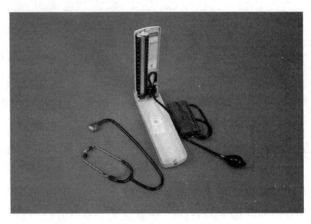

图 5-2　水银血压计

水银血压计的使用方法如下。

（1）在测血压前的 30 分钟，患者应避免吸烟、饮酒、喝咖啡或摄入刺激性食物。如果刚进行了剧烈运动，需休息 10 分钟使情绪平稳、心情放松，否则测量数值可能偏高。在心绞痛发作等紧急情况下，则无须等待，可以直接测量，但 10 分钟后需要再次测量。

（2）打开血压计后，首先检查水银柱是否显示在"0"刻度位置。如果不是，需要进行校准，否则会影响测量结果。

（3）关闭球囊开关，一手按住袖带，另一手向袖带内充气，观察水银柱是否上升，同时注意是否有水银中断现象。如果不能上升或有裂隙，说明血压计漏气或水银减少，不能再使用。

（4）在炎热天气，应将被测者袖口拉起，使其露出大半个上臂，有条件的话最好脱掉袖子。在寒冷天气，除保暖需要外，尽量减少测量手臂上的衣物，以免衣物过多导致血压值不准。

（5）测量时，被测者可采取坐位或仰卧位，上肢伸直，肘部与心脏保持同一水平，稍微向外侧伸展。

（6）挤压袖带将气体排出后，将袖带平整地缠绕在上臂，袖带下端处于被测者肘窝上方 2～3 厘米，松紧度以能插入一指为宜。

（7）测量时，听诊器的听筒应放在被测者肘窝的肱动脉处，切勿将其塞入袖带内，否则会导致测出的血压值偏高。

（8）戴好听诊器，关闭球囊开关，向袖带内充气直到肱动脉搏动音消失，再继续增加 20～30 mmHg 压力，同时双眼与水银柱保持水平，之后打开球囊开关，以每秒 4 mmHg 的速度均匀缓慢地放气。

（9）在水银柱下降期间听到清晰的第一声搏动音时所指示的刻度即为收缩压，随后会持续听到搏动音，当搏动音突然变弱或消失时所指示的刻度即为舒张压。

（10）如果测量过程中血压异常或测量者听不清楚，应先排气，使水银柱回到"0"刻度，稍做等待后进行第二次测量。

◆ 2. 电子血压计

电子血压计使用传感器和数字显示屏幕来检测和显示血压值（见图5-3），一般可自动充气和放气，使用起来更加便捷。电子血压计的使用注意事项可参考水银血压计的使用第（4）至（6）条。

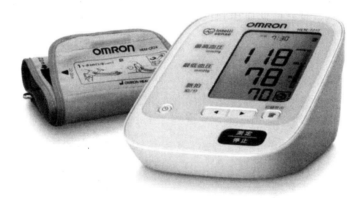

图 5-3　电子血压计

在心绞痛急救过程中，监测患者的血压变化对于评估患者的病情和指导紧急处理非常重要。合理选择和正确使用血压监测设备有助于及时获取患者的血压数据。

（二）紧急药物及其使用

心绞痛急救中，紧急药物的使用可以迅速缓解症状、扩张冠状动脉或改善心脏供血情况。以下是一些常用的紧急药物及其使用方法。

对于较重的心绞痛发作，可以使用起效较快的硝酸醋制剂。其中，舌下含服硝酸醋制剂的起效速度最快，也可以选择静脉给药。这些药物一般在心绞痛反复发作或情况严重时使用，但需要注意可能存在的耐药性。硝酸酯类药物的作用不仅包括扩张冠脉、降低阻力、增加冠脉循环的血流量，还包括通过扩张周围血管减少回流至心脏的血液量，从而降低心室容量、心腔内压、心排血量和血压，减少心脏前后负荷和心肌的氧需求，从而缓解心绞痛。

下面介绍两种最常见的心绞痛急救药物。

◆ 1. 硝酸甘油

硝酸甘油如图5-4所示。可使用0.5毫克，于舌下含化。通常含服1～2分钟开始见效，作用持续约半小时。延迟起效或完全无效可能提示该患者并非患有冠心病或患有严重的冠心病。与其他硝酸酯类药物一样，硝酸甘油的不良反应包括头痛、面色潮红、心率反射性加快和低血压等。患者初次含服硝酸甘油可能出现直立性低血压，故应避免骤然坐起或站起。

◆ 2. 硝酸异山梨酯

硝酸异山梨酯如图 5-5 所示。可使用 5～10 毫克，置于舌下含化。通常含服 2～5 分钟开始见效，作用持续 2～3 小时。硝酸异山梨酯也有制剂供喷雾吸入使用。硝酸异山梨酯的不良反应主要为用药初期可能会出现硝酸酯类药物引起的血管扩张性头痛，还可能出现面部潮红、眩晕、直立性低血压和反射性心动过速，偶见血压明显降低、心动过缓和心绞痛加重，罕见虚脱及晕厥。

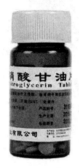
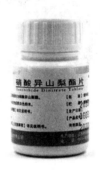

图 5-4　硝酸甘油　　　　　　　　　图 5-5　硝酸异山梨酯

四、 心绞痛急救步骤

在心绞痛急救过程中，正确的步骤和及时的干预可以挽救患者的生命。以下是心绞痛急救的常见步骤。

（一）稳定患者的情绪及体位

让患者处于舒适的体位，通常是坐直或半坐位。这有助于减轻患者的呼吸困难和胸闷感，并减少心脏负担。同时安抚患者的情绪，让患者减少情绪波动。

（二）舌下含服硝酸甘油

如果患者之前已被诊断为心绞痛并有医生开具的硝酸甘油药物，可帮助患者服用。硝酸甘油可扩张冠状动脉，降低心肌缺血情况。成人一次用 0.5～0.6 毫克（1 片），舌下含服。每 5 分钟可重复使用 1 片，直至疼痛缓解。如果 15 分钟内总量达 3 片后疼痛持续存在，应立即就医。

（三）给予阿司匹林

阿司匹林是抗血小板治疗的基础药物，只要患者没有禁忌证就可以使用，可以抑制血小板聚集，减少血栓形成。阿司匹林的最佳剂量范围为每天 75～150 毫克。不能耐受阿司匹林的患者，可改用氯吡格雷进行替代治疗。阿司匹林的主要不良反应包括胃肠道出血和药物过敏。

（四）心肺复苏和除颤准备

在某些情况下，心绞痛可能导致心搏骤停。如果患者出现心搏骤停迹象（如无意识、无脉搏、没有正常呼吸），应立即开始心肺复苏，并准备使用体外除颤器。

（五）通知急救医护人员

在采取上述急救步骤的同时，拨打当地急救电话，通知专业医护人员赶往现场。专业医护人员将为患者提供进一步的救治服务。

五、 心绞痛急救后的处理与康复

心绞痛急救后的处理和康复非常重要，可以帮助患者尽快恢复并预防复发。以下是心绞痛急救后的处理与康复的一些关键步骤。

（一）病情观察和监测

在心绞痛急救后，需要对患者的病情进行持续观察和监测，包括但不限于以下几个方面。

（1）监测心率、血压以及其他相关生命体征的变化。

（2）观察患者的症状是否有所改善。

（3）定期进行心电图（ECG）监测，了解患者心脏功能的变化。

（二）康复护理和康复训练

心绞痛急救后，患者需要接受适当的康复护理和康复训练，以促进身体恢复、提高心肺功能。康复护理和康复训练的内容一般包括以下几个方面。

（1）提供适当的休息和恢复时间，减轻患者身体负担。

（2）鼓励患者进行适度的身体活动，如散步、慢跑等，但须根据医生的指导和个体情况来确定活动强度和频率。

（3）进行康复训练，包括心肺功能锻炼、肌力锻炼、平衡训练等。可寻求专业物理治疗师或康复治疗师的指导。

（三）心脏康复指导

心脏康复指导对于心绞痛患者非常重要。以下是一些具体的心脏康复指导建议。

（1）提供饮食指导，鼓励患者养成健康的饮食习惯，减少高胆固醇、高盐和高脂肪食物的摄入。

（2）帮助患者管理危险因素，如高血压、高血脂、糖尿病等。通过药物治疗、定期监测和生活方式改变来控制这些危险因素。

（3）提供心理支持和心理健康指导，帮助患者应对心理压力和情绪问题。

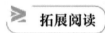

从爆炸物到急救"神器"：硝酸甘油的不寻常历程

硝酸甘油曾是爆炸物的代名词，之后却成为急救中的"神器"。我们这里通过这一不寻常的历程来深入了解这个化学物质的双重身份。

19世纪早期，硝酸甘油由爆炸物的发明者阿尔弗雷德·诺贝尔首次合成。当时，硝酸甘油主要是作为炸药，用于隧道挖掘、采矿和军事等方面。但是，这个爆炸性的物质很快引起了人们的兴趣，因为科学家逐渐了解到，硝酸甘油进入人体后，可以迅速扩张冠状动脉，增加心脏的血液供应，从而缓解心绞痛的症状。这个发现彻底改变了硝酸甘油扮演的角色，将其从爆炸物转变为急救药物。

一、硝酸甘油的保存方法

硝酸甘油在药用中是硝化甘油的稀释品，但仍然具有一定的不稳定性。为了确保其药效，需要采用适当的保存方法。硝酸甘油常被装在棕色的药瓶中，这是因为光线会影响其稳定性，而棕色的药瓶可以避免光照。此外，每次取药时都应迅速打开瓶盖，并在用后封好瓶盖。另外，硝酸甘油不应该放在贴身的内衣兜里，以免受体温影响降低药效。

二、硝酸甘油的作用原理

硝酸甘油是一种能迅速扩张血管的药物。其作用原理是通过扩张冠状动脉，增加心脏的血液供应，从而缓解心绞痛的症状。此外，硝酸甘油还能扩张外周的动脉和静脉，降低血压，减少心脏泵血的阻力和能量需求，降低心脏的耗氧量，有助于缓解心绞痛。

三、适合使用硝酸甘油的患者

硝酸甘油是治疗心绞痛的常用药物，适合以下几类患者。

（1）已经确诊为冠心病并存在心绞痛的患者。

（2）曾接受冠脉介入治疗、冠脉搭桥术或曾经发生心肌梗死的患者。

（3）具有三个以上心梗危险因素的高危患者，如肥胖、高血压、高脂血症、糖尿病、长期缺乏运动、吸烟、有心血管疾病家族史等。

然而，硝酸甘油也有一些禁忌证，患有青光眼、低血压、脑出血、颅内压升高、心率过低、心率过快、对硝酸甘油过敏，以及最近服用过西地那非（伟哥）的人，不应该服用硝酸甘油。

四、硝酸甘油的正确用法

硝酸甘油片剂应该在患者心绞痛发作时于舌下含服，而不是嚼碎或用水吞服。通常，可以立即含服 1 片，如果症状没有缓解，可以在 5 分钟后再次含服 1 片，最多连续服用 3 次。如果症状仍然没有缓解，应立即拨打急救电话，因为这可能是急性心肌梗死的前兆。

总之，虽然硝酸甘油是一种有效的心绞痛急救药物，但它并不适用于所有情况。患有冠心病或心绞痛的患者应该了解硝酸甘油的正确用法和禁忌证，以确保在需要时能够正确使用。硝酸甘油的正确使用可以挽救生命，但错误的用法也可能带来一定的危险。

第二节 糖尿病急症

学习目标

1. 掌握指尖血糖的检测方法、低血糖的紧急处理方法、高血糖的紧急处理方法。
2. 熟悉低血糖的症状及常见原因、糖尿病酮症酸中毒的症状及常见原因。
3. 了解糖尿病的临床表现。

一、糖尿病急症概述

糖尿病（diabetes mellitus，DM）是由多病因引起的以慢性高血糖为特征的代谢性疾病。糖尿病主要由胰岛素分泌和（或）利用缺陷引起。长期的碳水化合物以及脂肪、蛋白质代谢紊乱可以引起多系统损害，从而导致眼部、肾脏、神经系统、心脏和血管等组织器官的慢性进行性病变、功能减退及衰竭。在病情严重或应激情况下，也可能发生急性严重的代谢紊乱，例如糖尿病酮症酸中毒（DKA）以及高渗高血糖综合征。糖尿病典型症状如图 5-6 所示。

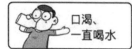   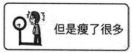

图 5-6　糖尿病典型症状

（一）糖尿病急症定义

糖尿病急症是指在糖尿病患者中，由高血糖的急剧波动引发的一系列严重的病理生理变化，严重时可能危及生命。这些急症可能出现在糖尿病患者平时未能充分控制血糖的情况下，也可能在应激状态下触发，如感染、手术等。

（二）糖尿病急症的种类与原因

糖尿病急症主要分为低血糖和高血糖两种。低血糖是指血糖水平过低，其可能导致神经系统功能异常，甚至昏迷。而高血糖则包括糖尿病酮症酸中毒等，是血糖过高引起的机体代谢紊乱，可能导致血液酸性增加，进而危及性命。

（三）及时处理糖尿病急症的必要性

及时处理糖尿病急症对患者的健康至关重要。低血糖可能导致个体神经系统功能障碍，甚至昏迷。高血糖急症如糖尿病酮症酸中毒则会引起个体代谢紊乱，威胁性命。因此，及时采取适当的急救措施可以避免糖尿病急症进一步恶化，保障患者的健康和生命安全。在处理糖尿病急症时，准确地识别症状、了解处理方法、熟悉预防措施的应用，都是至关重要的。

二、低血糖

（一）低血糖的定义与症状

低血糖是由多种病因引起的血浆葡萄糖（简称血糖）浓度过低（低于 2.8 mmol/L），临床上以交感神经兴奋和脑细胞缺糖为主要特点的综合征。常见的低血糖症状包括头晕、出汗、心悸、颤抖、恶心、焦虑、疲劳等，严重时可能出现神经系统异常，如注意力不集中、混乱、神志不清，甚至昏迷。

低血糖的特征在于血糖水平降低至足以引起相应症状和体征，随着血糖浓度的升高，相关症状和体征也会逐渐消退。低血糖患者常表现出交感神经兴奋、神经精神异常以及行为异常等症状，且在血糖浓度进一步下降时，可能出现癫痫样发作、昏迷甚至死亡。一般来说，引起低血糖症状的血糖阈值为 2.8～3.9 mmol/L。然而，对于反复发作低血糖的患者，这一阈值可能会更低。

（二）低血糖的常见原因

低血糖可以由多种因素引起，其中最常见的是糖尿病患者在注射胰岛素或口服降糖药物后未及时进食，或食物摄入不足。此外，过度运动、饮酒过量、药物相互作用等也可能导致低血糖的发生。

（三）紧急处理低血糖的方式

对于出现低血糖症状的患者，应尽快采取紧急处理措施，以迅速提升其血糖水平。若家中有血糖仪，应立即测量指尖血糖，以确定血糖水平（见图 5-7）。明确患者为低血糖后，应立即给患者提供含糖的食物或饮料，如果汁、糖块等，以迅速补充能量。隔 15 分钟后再监测一次血糖，如血糖仍然低于 3.9 mmol/L，再次进食含糖食品，并尽快就医。

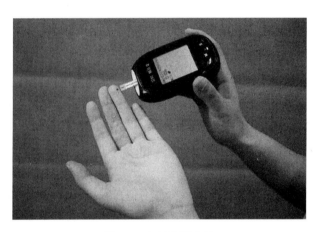

图 5-7　血糖仪测血糖

（四）低血糖的预防

为了预防低血糖的发生，糖尿病患者应该注意以下几点。

（1）规律进食，避免长时间空腹。

（2）定时监测、记录血糖。

（3）定期门诊随访，调整降糖药用量。

（4）在运动前适量进食，以维持血糖平稳。

（5）在生活中随身携带含糖食物，以备不时之需。

三、高血糖

（一）高血糖的症状与危险性

高血糖是指血糖水平升高到异常范围，并可能引发一系列严重症状。常见症状包括极度口渴、多尿、体重下降、疲乏无力、视力模糊等。高血糖的危险性在于，如果长期不加以控制会导致各种组织器官受到损害，包括眼部、肾脏、神经系统、心血管系统等。同时，高血糖的严重形式，即糖尿病酮症酸中毒是一种急性且非常危险的糖尿病并发症。

糖尿病酮症酸中毒以高血糖、酮症和酸中毒为主要表现。在早期阶段，患者血酮升高，同时尿酮排出增多。这些症状统称为酮症。在这个阶段，患者可能没有明显的症状或者只有轻微的不适感，比如疲乏、食欲减退、恶心、呕吐、多尿、口干、头痛、嗜睡等。这些症状反映了患者身体代谢紊乱的情况，如能及早察觉并采取相关措施，可以避免病情进一步恶化。

在中期阶段，随着病情的发展，患者的血酮水平继续升高，同时身体开始消耗体内的储备碱。这个阶段的特点是血液 pH 值正常，属于代偿性酮症酸中毒。在这个阶段，患者可能会出现恶心、呕吐、腹痛、呼吸深快等症状。这一阶段后期，患者可能会出现脱水症状，如尿量减少、眼眶下陷、皮肤干燥，血压下降、心率加快、四肢冰冷等。

在晚期阶段，患者病情进一步恶化，血液 pH 值下降，成为失代偿性酮症酸中毒。这时，患者可能会出现神志障碍，甚至昏迷。如果治疗不及时或处置不当，可能会导致死亡。

需要注意的是，糖尿病酮症酸中毒的症状有时可能与其他疾病相似（例如腹痛），容易误诊。另外，尽管患者可能有感染的存在，但其症状可能被糖尿病酮症酸中毒的表现掩盖。因此，在处理糖尿病急症时，特别是在患者出现上述症状时，要考虑到可能的糖尿病酮症酸中毒情况，及时采取应急救治措施。

（二）糖尿病酮症酸中毒的形成过程

糖尿病酮症酸中毒是因为体内胰岛素不足，细胞无法充分利用葡萄糖，导致身体开始分解脂肪以供能量，产生了大量的酮体。这些酮体积聚在血液中，使得血液酸性增加，从而导致酸中毒。糖尿病酮症酸中毒常见于 1 型糖尿病患者，也可能发生在 2 型糖尿病患者身上，特别是在疾病、感染或者患者未能正确控制血糖的情况下。

（三）高血糖紧急情况的应对

面对高血糖紧急情况，需要采取迅速而有效的措施。首先，监测血糖水平，准确了解患者的血糖情况。其次，让患者补充足够的水分，防止脱水加重。最后，如果患者已经有意识障碍，应立即寻求专业医疗帮助。对于仍有意识的患者，应根据医疗专业人士的建议，在合适的情况下使用胰岛素，并监测患者血糖变化情况。

（四）预防高血糖急症的措施

为了预防高血糖急症的发生，糖尿病患者需要在平时注意以下几点。

（1）积极控制血糖，定期监测血糖水平，按医疗专业人士的建议正确使用胰岛素或口服降血糖药物。

（2）合理控制饮食，避免高糖、高脂食物的大量摄入。

（3）保持适当的运动，控制体重，这有助于将血糖维持在正常范围。

（4）在生病、应激或其他特殊情况下，密切关注血糖变化，根据医生建议进行治疗方案的调整，防止高血糖急症的发生。

四、糖尿病急症救护与就医步骤

（一）首要紧急救护步骤

在处理糖尿病急症时，首要的救护步骤是确保患者的安全和病情稳定。如果患者丧失意识或呼吸困难，应立即寻求医疗专业人士帮助并实施心肺复苏。

（二）正确使用葡萄糖或注射胰岛素

对于低血糖急症，如果患者仍有意识，可以通过口服葡萄糖或含糖饮料迅速补充血糖。如果患者意识丧失或无法吞咽，医疗专业人士可以采用静脉注射葡萄糖方式进行急救。需要注意的是，应该避免过度补充葡萄糖，以免引发高血糖。

对于高血糖急症，注射胰岛素是必要的。然而，注射胰岛素需要严格遵循医疗专业人士的建议，以确保用量正确且安全。

（三）急救前后应注意的事项

在进行急救前，救护员要确保自己和患者的安全。避免将患者置于危险的环境中，以免发生意外。在急救过程中，救护员要保持冷静，按照训练和知识指导进行操作，不要惊慌失措，以免忙中出错。

急救后，救护员要继续观察患者的症状变化，记录血糖、心率、脉搏、血压等重要数据，以及患者的病情发展情况。这有助于医疗专业人士更好地评估患者病情，并根据需要调整治疗方案。

（四）寻求专业医疗帮助

在处理糖尿病急症时，如果患者症状严重，或者救护员对情况没把握，应立即寻求专业医疗帮助。以下情况必须带患者紧急就医。

（1）患者丧失意识，或出现呼吸困难、心律不齐等严重症状。

（2）高血糖或低血糖情况无法通过自我管理缓解。

（3）在实施急救措施后，患者的症状没有得到改善，或者出现了新的并发症。

总之，当救护员对糖尿病急症处理有疑问或需要指导时，应及时与医疗专业人士取得联系，以确保能够为患者提供最佳的医疗支持。正确的急救措施和及时寻求专业帮助，能够最大限度地保障糖尿病患者的健康与安全。

五、糖尿病急症的预防

（一）注重日常管理

糖尿病是一种需要持续管理的慢性疾病。日常管理的重要性不容忽视。患者应该积极参与自我管理，包括定期监测血糖水平、按时服用药物（如果需要）、控制饮食、进行适度的体育锻炼、保持健康的体重以及管理其他慢性病；通过良好的日常管理，可以减少出现糖尿病急症的风险，并提高生活质量。

（二）控制饮食

饮食在糖尿病的日常管理中起着重要的作用。患者应遵循医疗专业人士的饮食建议，控制碳水化合物的摄入，选择低糖、高纤维的食物，避免过度摄入高脂、高盐食物。通过合理的饮食控制，稳定血糖水平，预防高血糖或低血糖的发生。

（三）糖尿病急救计划的制订与实施

每位糖尿病患者都应制订个人的急救计划。这个计划应包括应对低血糖和高血糖的措施，包括补充葡萄糖、注射胰岛素等。此外，急救计划还应包括紧急联系人的信息、药物清单以及其他重要医疗信息。在急症发生时，可以让相关人士遵循急救计划，提供及时有效的救护。

（四）定期体检与进行专业咨询

定期体检是预防糖尿病急症的重要环节。患者可以通过定期监测血糖、检查肾功能、观察眼底情况等，及早发现问题并采取相应措施。此外，患者应定期与医疗专业人士进行交流，了解糖尿病管理的最新信息和方法，及时解决问题。

总之，通过采取预防措施，可以大大降低糖尿病急症的发生概率。积极参与日常管理、控制饮食、制订急救计划，以及定期体检和专业咨询，都是保障糖尿病患者健康的重要手段。通过这些努力，糖尿病患者可以提高生活质量，减少并发症的风险，并有效应对潜在的急症情况。

六、指尖血糖的测量方法

测量指尖血糖的步骤如下。

（1）准备检查仪器，确保器具齐全且功能正常。将器具托盘带至床边，再核对一次。

（2）清洁双手，对待检指尖进行酒精消毒，等待干燥。如果周围温度较低或患者手皮温度较低，可将采血手向下摆动 10 次，以促进血液循环。

（3）打开血糖仪，取出一张试纸，将采血针紧贴皮肤，从手掌根部向指尖挤出一滴血。

（4）试纸上的血液达到指定范围后，用棉签轻压采血手指，直至不再出血。

（5）完成测量后，关闭血糖仪，记录读数。

在这一过程中，需要注意以下事项。

（1）采血时应从手掌根部向指尖挤出一大滴血，切勿挤压指尖处，以免影响结果。

（2）尽量无菌技术操作。

（3）试纸应存放于试纸筒内，避免放置在阴凉潮湿的环境中。

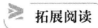 拓展阅读

糖尿病——"甜蜜的杀手"

在我们的生活中，糖是一种无处不在的美好味道。从巧克力到冰激凌，再到妈妈做的甜点，我们总是寻找机会品尝这种甜甜的风味。但是，有一群人却在与甜食"战斗"，因为它们可能成为"甜蜜的杀手"，他们就是糖尿病患者。让我们一起深入探讨这种疾病，了解它的本质和应对方式。

一、糖尿病是什么

糖尿病是一种慢性病，与身体的胰岛素有关。胰岛素是一种重要的激素，它由胰腺产生并调节血糖水平。当我们食物中的糖分进入血液时，胰岛素充当"钥匙"，帮助葡萄糖进入细胞，以供能量使用。但在糖尿病患者身上，这个过程出了问题。

糖尿病分为四型。其中，最常见的两种类型为 1 型和 2 型。1 型糖尿病通常在儿童或青少年期发病，发作高峰为 12～14 岁，这是由免疫系统攻击胰岛素生产的细胞引起的。

这意味着患者必须定期注射胰岛素以维持血糖水平。2 型糖尿病更为常见，通常在成年后发病。它一般与生活方式和遗传风险因素有关，这种患者的胰岛细胞能合成足够多的胰岛素，但细胞对其反应不佳，导致高血糖。

二、糖尿病的症状

糖尿病的常见症状包括以下几种。

（1）多尿和口渴。由于血糖水平过高，肾脏会过滤更多的尿液，导致频繁排尿，这会引起口渴。

（2）疲劳。由于细胞无法获得足够的能量，患者常感到疲劳和乏力。

（3）体重下降。尤其是 1 型糖尿病患者，体重下降可能会很明显，因为他们的身体无法利用葡萄糖作为能源。

（4）视力模糊。高血糖水平可能会影响眼睛的功能，导致视力模糊。

（5）创伤愈合困难。糖尿病会影响血液循环，因此患者创伤愈合速度可能较慢，甚至感染的风险也较大。

三、糖尿病的风险因素

虽然糖尿病的确切原因尚不清楚，但以下因素可能会增加患病风险。

（1）遗传因素。如果一个人家庭中有糖尿病患者，他患病的风险会增加。

（2）生活方式。不健康的生活方式如高糖饮食、缺乏运动，都与 2 型糖尿病有关。

（3）年龄。年龄是一个不可忽视的因素，随着个体年龄的增长，患糖尿病的风险也会增加。

（4）高血压。高血压与糖尿病之间存在一定的关联，因为高血压可能影响血糖控制。

（5）高胆固醇。高胆固醇与 2 型糖尿病有关，因为它可能导致胰岛素抵抗。

四、如何管理糖尿病

糖尿病是一种可以控制的疾病，患者采取一些重要步骤就可以控制血糖水平，并减轻症状。糖尿病的治疗可以使用以下方法，这也俗称糖尿病治疗的"五驾马车"。

（1）饮食控制。合理控制饮食是控制血糖水平的重要一环。建议糖尿病患者选择低糖、低脂、高纤维的食物，合理控制碳水化合物、蛋白质和脂肪的摄入，避免过度饮食或暴饮暴食。

（2）运动锻炼。适量的体育锻炼有助于糖尿病患者提高身体对胰岛素的敏感性，促进葡萄糖的利用和减少脂肪堆积。建议糖尿病患者每周至少进行 150 分钟的中等强度有氧运动，如快走、游泳、骑自行车等。

（3）药物治疗。对于 2 型糖尿病患者而言，单纯靠饮食和运动可能不足以控制血糖，此时可以考虑口服药物或注射胰岛素来帮助调节血糖水平。具体的药物治疗方式需要根据医生的建议和个体情况进行选择。

（4）血糖监测。定期监测血糖水平是了解疾病控制情况的重要手段。患者可以使用血糖仪进行家庭监测，并将数据记录下来，以便医生根据监测结果调整治疗方案。

（5）糖尿病教育与心理改善。糖尿病是一种长期的慢性疾病，心理状态对于患者的康复至关重要。建议患者积极面对疾病，积极与家人和朋友分享，寻求他们的支持和理解。同时，患者要学会有效地应对压力，避免情绪波动对血糖控制的不利影响。

正确驾驭"五驾马车"能使糖尿病患者血糖长期稳定，能有效预防糖尿病并发症的发生。

五、结语

尽管糖尿病看起来像是"甜蜜的杀手"，但它并不是无法应对的问题。通过合理的管理和积极的生活方式，糖尿病患者可以过上健康而充实的生活。这其中的关键在于了解疾病、积极预防和正确管理。生活中的"甜蜜"仍然存在，但它需要更多的谨慎和自律，以确保我们的身体拥有健康和活力。

第三节　支气管哮喘

 学习目标

1. 掌握支气管哮喘急性发作的识别方法、支气管哮喘急救的基本原则。
2. 熟悉支气管哮喘的病因与临床表现、支气管哮喘急救常用药物及使用方法。
3. 了解支气管哮喘的并发症及相应的处理方式。

一、支气管哮喘概述

（一）支气管哮喘的定义

支气管哮喘是一种常见的慢性呼吸系统疾病，特征为气道高敏感、气道炎症和气道阻塞。它主要表现为反复发作的呼吸困难、喘鸣、咳嗽和胸闷等症状。支气管哮喘可以由多种因素触发，包括过敏原、感染、呼吸道刺激物和体力活动等。

（二）支气管哮喘的病因和发病机制

支气管哮喘的发病机制涉及遗传、环境和免疫因素的相互作用。常见的病因包括过敏原暴露、气道感染、气候变化、空气污染等。在病理上，支气管哮喘的关键特点是气道炎症和气道高敏感，这导致气道平滑肌收缩和黏液分泌量增加，最终导致气道狭窄和阻塞。

（三）支气管哮喘的临床表现

支气管哮喘的主要症状包括呼吸困难、喘鸣、咳嗽、胸闷等。这些症状通常会伴随肺功能最大呼吸峰流速（PEF）和用力呼气一秒量（FEV1）下降。在不同的年龄段，支气管哮喘的表现可能会有所不同，例如婴儿支气管哮喘常见的症状是喘鸣和呼吸急促，而学龄期儿童则可能表现为咳嗽和运动时的呼吸困难。

需要注意的是，这里介绍的是一般情况下哮喘急性发作的表现，并不能代替医生的专业判断，最终的评估和治疗应由医疗专业人员根据具体情况进行。

二、支气管哮喘急救的基本原则

（一）紧急情况下的急救流程和步骤

（1）减少危险因素接触。部分患者明确知道自身支气管哮喘发作的变应原或其他非特异刺激因素，这种情况下，脱离并避免接触这些危险因素是防治支气管哮喘最有效的方法。

（2）呼叫急救。如患者病情严重，且变应原等因素不确定，应立即拨打紧急救护电话，并提供必要的信息。

（3）给予紧急治疗。根据患者的症状和医嘱，及时给予其相应的急救药物或辅助采取呼吸措施。

（二）随身携带药物和应急计划

（1）随身携带紧急药物。患者或其监护人应当随身携带急救药物，例如雾化器和吸入器，以备不时之需。

（2）应急联系方式。患者或其监护人应当将紧急联系人的姓名、电话号码、相关医疗机构的地址等信息备案，以便在急救情况下快速获得帮助。

（3）应急计划。制订支气管哮喘急救的应急计划，明确患者发作时的应对步骤和药物使用方法，并与家人、学校或工作场所相关人员分享，确保他人能够及时提供帮助。

（三）急救中的安全措施和注意事项

（1）保持镇静。急救人员应当保持冷静和镇定，有效地采取急救措施。

（2）观察呼吸状况。急救人员应密切观察患者的呼吸状况，如呼吸频率和深度、有无喘息等，以便评估病情变化并及时调整急救策略。

（3）避免过度用力。急救时，急救人员应避免过度用力或剧烈摇晃患者，以免加重其支气管痉挛或引发其他并发症。

（4）密切关注复苏反应。在急救过程中，急救人员应及时观察患者对急救措施的反应，如药物的吸收效果和症状的缓解程度，并以其指导后续的急救处理工作。

三、支气管哮喘急性发作的识别与评估

（一）观察患者症状和体征

◆ 1. 呼吸困难

询问患者是否感到呼吸困难或气促，观察患者的呼吸频率和深度。

◆ 2. 喘鸣声

仔细听患者的呼吸声，留意是否有喘鸣声，如果有，还要评估其强度和部位。

◆ 3. 咳嗽和胸闷

观察患者是否出现咳嗽症状，询问其是否有胸闷或不适感。

◆ 4. 发绀情况

观察患者口唇周围、指甲床等部位是否出现发绀现象。

（二）判断支气管哮喘发作的严重程度

支气管哮喘的急性发作具有不同的严重程度，病情恶化可能在数小时或数天内发生，甚至在数分钟内危及患者生命，因此对于支气管哮喘的急性发作，需要正确评估并及时治疗。根据患者的症状、体征和呼吸峰流速等信息，可以初步判断患者支气管哮喘发作的严重程度。支气管哮喘急性发作的严重程度可划分为轻度、中度、重度和危重四级。

◆ 1. 轻度

轻度患者在步行或上楼时会感到气短，可能出现焦虑情绪，呼吸频率稍微增加，肺部可闻及散在的哮鸣声，肺通气功能和血气检查结果正常。

◆ 2. 中度

中度患者稍微活动就会感到气短，说话常常中断，可能伴有焦虑情绪，呼吸频率加

快，可能出现三凹征（吸气时胸骨上窝、锁骨上窝、肋间隙同时出现明显凹陷），肺部可闻及响亮且弥漫的哮鸣声，心率加快，可能出现奇脉（指吸气时脉搏显著减弱或消失）。使用支气管舒张剂后，最大呼吸峰流速（PEF）占预计值的 $60\%\sim80\%$，动脉血氧饱和度（SaO_2）为 $91\%\sim95\%$。

◆ 3. 重度

重度患者在休息时都会感到气短，需要端坐呼吸，即患者为了减轻呼吸困难被迫采取端坐位或半卧位，一次只能说单个字，常伴有焦虑和烦躁情绪，大量出汗，呼吸频率超过每分钟 30 次，常出现三凹征，肺部可以听到响亮且弥漫的哮鸣声，心率常常超过每分 120 次，出现奇脉。使用支气管舒张剂后，PEF 占预计值小于 60% 或绝对值小于每分钟 100 升或作用时间不足 2 小时。动脉血氧分压（PaO_2）小于 60 mmHg，动脉血二氧化碳分压（$PaCO_2$）大于 45 mmHg，动脉血氧饱和度（SaO_2）低于 90%，血液 pH 值可能下降。

◆ 4. 危重

危重患者无法说话，出现嗜睡或意识模糊等症状，胸腹矛盾运动（即呼吸时胸廓和腹部的运动呈矛盾状态，既吸气时胸廓向外运动、腹壁向内塌陷），哮鸣声减弱甚至消失，脉率变慢或不规则，出现严重低氧血症和高二氧化碳血症，血液 pH 值降低。

四、支气管哮喘急性发作的急救处理

（一）支气管舒张剂的使用

◆ 1. 短效 β_2 受体激动剂

短效 β_2 受体激动剂为治疗支气管哮喘急性发作的首选药物，代表药有沙丁胺醇、特布他林等。沙丁胺醇和特布他林都是选择性激动 β_2 受体，能够松弛支气管平滑肌，迅速舒张支气管，缓解呼吸困难和喘息症状。根据临床经验来看，短效 β_2 受体激动剂能够维持 $4\sim6$ 小时，一般吸入 $5\sim15$ 分钟起效，口服 $30\sim60$ 分钟起效，是支气管哮喘急性发作的首选药物。短效 β_2 受体激动剂有吸入、口服和静脉三种制剂，首选吸入制剂。

需要注意的是，短效 β_2 受体激动剂应按需间歇使用，不宜长期、单一使用。使用短效 β_2 受体激动剂的主要不良反应有心悸、骨骼肌震颤、低钾血症等。

◆ 2. 长效 β_2 受体激动剂

在支气管哮喘急性发作得以缓解后，可以考虑使用长效 β_2 受体激动剂来维持支气管舒张，预防再次发病。长效 β_2 受体激动剂代表药有沙美特罗、福莫特罗等。根据临床经验来看，沙美特罗吸入后作用可持续 12～17.5 小时；福莫特罗吸入后作用可持续 12 小时，口服可持续 24 小时。

需要注意的是，一些长效 β_2 受体激动剂不能单独用于哮喘的治疗，需要与吸入的糖皮质激素联合使用才能产生效果。

（二）喷雾类固醇的使用

◆ 1. 短效喷雾类固醇

短效喷雾类固醇如布地奈德、倍他米松等，可直接抑制气道炎症反应，减轻肺部炎症和水肿，并缓解支气管痉挛。常与短效 β_2 受体激动剂联合使用。

◆ 2. 长效喷雾类固醇

长效喷雾类固醇适用于长期控制支气管哮喘，减少发作频率。

（三）其他药物治疗

◆ 1. 抗胆碱能药物

抗胆碱能药物包括阿托品、东莨菪碱、山莨菪碱和颠茄制剂，其中一些可以用于支气管哮喘，如异丙托溴铵，它可以通过阻断乙酰胆碱受体来减少支气管收缩。

◆ 2. 类脱敏治疗

对于过敏原引起的哮喘，可以考虑进行过敏原免疫治疗，以增强患者对过敏原的耐受性。

（四）注意事项

（1）观察患者反应。密切观察患者对急救药物的反应，如症状的缓解程度和药物的耐受性等，及时调整治疗方案。

（2）调整药物剂量和频次。根据患者的病情和个体差异，在医生的指导下调整药物的剂量和使用频次。

（3）密切监测生命体征。定期监测患者的呼吸频率、心率、血氧饱和度等生命体征，以及最大呼吸峰流速的变化情况，及时评估病情进展。

（4）支气管哮喘急性发作时的治疗目标是迅速缓解症状、恢复正常呼吸功能，并防止并发症的发生。通过合理选择药物并正确使用，可以有效地控制支气管收缩，减轻炎症反应，从而达到急救治疗的目的。

（5）及时寻求医疗专业人员的指导和帮助。在实际操作中，患者要遵循医生的建议，避免长期或频繁自行用药，以免产生严重的不良反应。

五、支气管哮喘的急救技术和方法

（一）压力定量吸入器的使用

压力定量吸入器（pMDI）是一种广泛应用于临床的吸入装置，具有便携、快速作用、维护简单等优点。然而，压力定量吸入器对使用者的吸入技术要求较高，无法提供剩余药量提示，并且其中的推进剂可能对咽喉产生刺激作用，因此不适合幼龄儿童和老年人使用。常见的临床药物包括沙丁胺醇气雾剂（"万托林"）和异丙托溴铵气雾剂（"爱全乐"）等。

压力定量吸入器使用方法如下。

（1）使用前摇匀药物。

（2）充分呼气。

（3）将喷嘴保持垂直向下，置于口内，双唇紧贴喷嘴。

（4）深而缓慢地吸气的同时，按下压力定量吸入器使药雾释放，并继续吸气。

（5）吸入后屏气 10 秒钟。

（6）休息 3 分钟后方可进行下一次吸入。

（二）紧急呼吸道管理措施

◆ 1. 物理治疗

可以采用背部拍打或震颤等物理治疗方法，帮助患者排出气道内的黏液和痰液，减轻气道阻塞。

◆ 2. 持续气道正压

对于严重哮喘发作的患者，可通过提供持续气道正压来增强气道稳定性，减轻呼吸困难，促进肺部通气。此措施须由医护人员实施。

◆ 3. 人工气道建立

在极端情况下，如果患者无法进行自主呼吸或气道阻塞严重，可能需要施行气管插管术，以确保气道通畅并提供机械通气支持。此措施须由医护人员实施。

（三）人工通气和心肺复苏技术

◆ 1. 人工通气

在紧急情况下，如果患者出现呼吸停止或严重呼吸衰竭症状，应立即进行人工通气。急救人员可以使用面罩进行人工呼吸，也可以将呼吸机的管道连接到患者的口鼻或气管插管上，确保患者获得足够的氧气和适当的通气支持。

◆ 2. 心肺复苏

如果患者出现心搏骤停或心跳停止，应立即开始心肺复苏，按照基础生命支持的准则进行胸外按压和人工呼吸，以维持患者血液循环和氧气供应，直到急救人员到达或患者情况有所好转。

六、支气管哮喘急救中的并发症与处理方式

（一）气胸、肺气肿等并发症的识别与处理

◆ 1. 识别并发症

在支气管哮喘急救过程中，患者可能出现气胸、肺气肿等并发症。这些并发症常常表现为剧烈胸痛、呼吸困难、突然加重的哮喘症状或肺部饱满感等。

◆ 2. 立即就医

一旦怀疑患者存在并发症，应立即呼叫急救中心。并发症可能需要专业医务人员进行诊断和治疗，以减轻症状，防止病情恶化。

◆ 3. 辅助呼吸

在等待专业医务人员时，可帮助患者采取舒适的呼吸姿势，让其坐起，并鼓励患者进行深而缓慢的呼吸。

（二）支气管哮喘危象的早期预警与处理

◆ 1. 早期预警信号

在支气管哮喘危象中，早期预警信号如咳嗽、胸闷、呼吸急促、夜间症状加重等，是应当引起重视的征兆。

◆ 2. 急救处理

一旦发现支气管哮喘危象的早期预警信号，应采取及时的急救措施。首先让患者挺直坐，并使用吸入器或雾化器给予其短效 β_2 受体激动剂药物来缓解支气管痉挛。如果症状没有改善，应立即呼叫急救中心。

（三）过度使用药物引起的副作用及应对措施

◆ 1. 过度用药副作用

过度使用支气管扩张剂或类固醇药物可能会引起一系列副作用，如心悸、震颤、恶心、头痛等。长期过度使用类固醇药物还可能导致激素依赖和骨质疏松等。

◆ 2. 应对措施

在紧急情况下，使用支气管扩张剂和类固醇药物是必要的，但须遵循医生的建议和剂量。如果出现明显的药物副作用，应立即停止使用并咨询医生。医生可能会调整治疗方案或提供其他适当的替代药物。

（四）总结

在支气管哮喘急救过程中，要保持冷静，密切关注患者的症状和体征，并根据实际情况及时寻求医疗帮助。同时遵循医生指导意见来处理并发症、早期预警信号和药物副作用。每个患者的情况可能不同，因此务必在医生的指导下进行相应的处理和管理。

七、支气管哮喘急救后的管理和康复建议

（一）急救后的观察和监测

◆ 1. 持续观察

在支气管哮喘急救后，需要持续观察和监测患者的症状和生理指标，以确保病情稳定和恢复。

◆ 2. 呼吸监测

通过观察患者的呼吸频率、呼吸困难程度和咳嗽情况等来判断患者的呼吸状况。

◆ 3. 肺功能测试

定期让患者进行肺功能测试，如最大呼吸峰流速或肺功能检测，以评估患者的肺功能恢复情况。

（二）支气管哮喘患者的康复训练和生活指导

◆ 1. 康复训练

支气管哮喘急救后，康复训练可以帮助患者逐渐恢复身体状况，提高肺功能和心肺耐力。康复训练包括有氧运动、呼吸训练和逐渐增加的身体活动等。

◆ 2. 生活指导

为支气管哮喘患者提供的生活指导包括避免触发哮喘的过敏原、保持良好的室内空气质量、定期接种流感疫苗等。同时，提高患者对于支气管哮喘的认知，帮助他们学会自我管理和监测病情。

（三）预防支气管哮喘急性发作的方法和措施

◆ 1. 触发因素管理

了解和避免个人的哮喘触发因素，如尘螨、花粉、宠物毛发、冷空气等。保持干净整洁的居住环境，避免吸烟或吸入二手烟等。

◆ 2. 长期控制药物

根据医生的建议，坚持使用长期控制药物，如吸入型类固醇和长效支气管扩张剂，以预防支气管哮喘急性发作。

◆ 3. 个人行动计划

与医生一起制订个人的支气管哮喘应对计划，并了解如何正确使用吸入器、急救药物和应对紧急情况。

第四节　有机磷农药中毒

 学习目标

1. 掌握有机磷农药中毒的紧急处理原则。
2. 熟悉有机磷农药中毒的临床表现、有机磷农药中毒的急救措施。
3. 了解有机磷农药中毒的后续处理与康复。

一、有机磷农药概述

（一）有机磷农药的定义

有机磷农药是一类广泛应用于农业生产的农药，其分子结构中含有磷酸酯基团。根据其化学结构和作用机制的不同，各种有机磷农药的毒性存在显著差异。有机磷农药中毒是指接触或口服有机磷杀虫药引起的，以胆碱酯酶活性下降，出现毒蕈碱样、烟碱样和中枢神经系统症状为主要表现的中毒性疾病。国内生产的有机磷农药按照半数致死量（LD50）可以分为四类，即剧毒类、高毒类、中度毒类和低毒类。常见的有机磷农药中，乐果和敌百虫属于中度毒类，敌敌畏属于高毒类。有机磷农药通常为液态，呈淡黄色或棕色，具有轻微的挥发性，带有明显的大蒜臭味。

（二）有机磷农药的中毒原因

◆ 1. 生产中毒

在农药生产过程中，在杀虫药精制、出料和包装等环节容易引起中毒。手套破损、衣服和口罩污染是主要原因之一；此外，生产设备密闭性不足导致农药泄漏、冒出、滴落或污染手部、皮肤和呼吸道也是生产中毒的原因之一。

◆ 2. 使用中毒

在使用农药的过程中，施药人员喷洒时，农药液体污染皮肤或渗透衣物，从而通过皮肤吸收或吸入空气中的农药引起中毒；此外，在配药时手部不小心接触到农药的原液也可能引发中毒。

◆ 3. 生活中毒

故意或误服、摄入农药污染的水源或食品，以及滥用农药治疗皮肤病或驱虫等也会导致中毒事件的发生。

（三）有机磷农药的毒理学特征

有机磷农药具有一定的毒性，对人体和环境有一定的危害。其毒理学特征包括以下几点。

◆ 1. 高度吸收性

有机磷农药可以通过呼吸道、皮肤和消化道被人体吸收，进入血液循环并分布到全身各个组织。

◆ 2. 神经毒性

有机磷农药主要通过抑制神经系统中的胆碱酯酶活性，干扰神经传递，导致神经毒性表现。

◆ 3. 累积效应

有机磷农药在体内可以进行代谢转化，但代谢产物的排泄速度相对较慢，容易发生累积，增加了毒性的持续时间和危害程度。

（四）有机磷农药的常见品牌和用途

有机磷农药在农业生产中有广泛的应用，下面简要列举几种常见的品牌及其主要用途。

◆ 1. 乐果

主要用于杀虫，防治多种害虫，如蚜虫、蚜蚁等。

◆ 2. 敌百虫

用于杀害多种害虫，如飞蝇、蚜虫、甲虫等。

◆ 3. 毒死蜱

常用于棉花、水稻等农作物的杀虫。

◆ 4. 敌敌畏

敌敌畏是一种广谱杀虫剂，曾广泛应用于农业、卫生和防疫领域，如防治蚊蝇、跳蚤等。

二、 有机磷农药中毒的危害与临床表现

（一）暴露途径与吸收途径

有机磷农药的暴露和吸收途径有很多，主要包括以下几种。

◆ 1. 呼吸道吸入

长时间暴露于有机磷农药的气雾、喷雾或粉尘中，有机磷农药通过呼吸道进入人体。

◆ 2. 皮肤接触

直接接触含有有机磷农药的制剂、植物或土壤等。有机磷农药可以通过皮肤吸收进入体内。

◆ 3. 食物和水源摄取

故意或误食（饮用）受有机磷农药污染的食物或水源。

（二）有机磷农药急性中毒的症状

有机磷农药急性中毒的发病时间和症状与毒物种类、剂量、侵入途径、机体状态（如空腹或进餐）等密切相关。

一般情况下，口服中毒在 10 分钟至 2 小时内发病；吸入中毒在数分钟至半小时内发病；皮肤吸收后在 2～6 小时内发病。急性中毒可能是个体、家庭成员或群体中毒。

◆ 1. 胆碱能兴奋或危象

有机磷农药中毒后一般出现胆碱能兴奋或危象，具体表现有以下几种。

（1）毒蕈碱样症状（M 样症状）。这种症状也称为副交感神经过度兴奋。平滑肌痉挛表现为瞳孔缩小、腹痛、腹泻；括约肌松弛表现为大小便失禁；腺体分泌增加表现为大汗、流泪和流涎；气道分泌物增多表现为咳嗽、气喘、呼吸困难、双肺干性或湿性啰音，严重者可能发生肺水肿。

（2）烟碱样症状（N 样症状）。在横纹肌神经肌肉接头处乙酰胆碱积聚过多，出现肌

纤维震颤、全身肌肉僵直性痉挛，也可出现肌力减退或瘫痪，呼吸肌麻痹引起呼吸衰竭或停止。交感神经节后纤维末梢释放去甲肾上腺素，表现为血压增高和心律失常。

（3）中枢神经系统症状。当血浆胆碱酯酶浓度明显降低而脑组织中胆碱酯酶活力值大于60％时，通常不出现中毒症状和体征；当脑组织中胆碱酯酶活力值小于60％时，患者出现头晕、头痛、烦躁不安、语无伦次、抽搐和昏迷等症状，有的甚至因呼吸、循环衰竭而死亡。

◆ 2. 迟发性多发性神经病

在急性有机磷农药中、重度中毒后2～4周，胆碱能症状消失，出现迟发性多发性神经病。先出现腓肠肌酸痛及压痛，数日后出现下肢无力，下肢远端最明显，逐渐影响下肢近端和上肢，多伴有肢体远端套式感觉减退。神经肌电图检查显示神经源性损害，胆碱酯酶活力可正常。

◆ 3. 中间综合征

在急性有机磷农药中毒后24～96小时，胆碱能危象基本消失且患者意识清楚，出现屈颈肌、四肢近端肌肉、第Ⅲ、Ⅶ、Ⅸ、Ⅹ对脑神经支配的肌肉和呼吸肌无力为主的临床表现。患者表现为抬头困难、肩外展及髋屈曲困难；眼外展及眼球活动受限，眼睑下垂，睁眼困难，可有复视；颜面肌或咀嚼肌无力、声音嘶哑和吞咽困难；呼吸肌麻痹则会呼吸困难、频率减慢、胸廓运动幅度逐渐变浅，进行性缺氧致意识障碍、昏迷甚至死亡。因其发生时间介于中毒急性期之后和迟发性多发性神经病之前，故称为中间综合征。胆碱酯酶活力多在30％以下。多见于含二甲氧基的化合物，如倍硫磷、乐果、氧乐果等。

（三）有机磷农药中毒的急性并发症

严重的有机磷农药中毒可能导致以下急性并发症。

◆ 1. 呼吸衰竭

由于神经系统受损，患者可能呼吸骤停或减弱。

◆ 2. 神经系统危象

严重的中毒可能引起意识障碍、癫痫发作、昏迷等。

◆ 3. 多器官功能障碍综合征

严重的中毒可引发多个器官功能异常，包括肝脏、肾脏和心脏等。

（四）有机磷农药中毒的预防和处理

若怀疑有机磷农药中毒，要立即就医，并告知医生可能的暴露途径和症状表现。有机磷农药中毒属于急性中毒，及时的医疗干预对于救治患者至关重要。同时，在处理有机磷农药或接触农作物时，务必采取必要的防护措施，如佩戴口罩、手套和防护服等。

三、 有机磷农药中毒的紧急处理原则

（一）采取预防和保护措施

在处理有机磷农药或接触农作物时，应采取以下预防和保护措施。

◆ 1. 穿戴防护服

包括长袖衣服、长裤、手套和防护鞋等，以减少皮肤与有机磷农药和喷洒了农药的农作物的接触。

◆ 2. 戴口罩和护目镜

戴口罩和护目镜可以防止吸入农药气雾、喷雾或粉尘，保护眼睛和呼吸道。

◆ 3. 保持通风良好

在室内作业时，要确保良好的通风条件，以降低室内农药浓度。

（二）对中毒患者进行初步评估

当发现患者有以下情况时，应高度警惕有机磷农药中毒：一是具有有机磷农药的暴露史；二是出现与有机磷农药相关的中毒症状和体征，尤其是出现呼出气呈大蒜气味、瞳孔缩小、多汗、肺水肿、肌肉震颤、昏迷等症状时。

发现有可能中毒的患者后，须进行初步的评估以确定处理方式。

◆ 1. 判断意识状态

了解患者是否清醒，是否有意识。

◆ 2. 观察呼吸道功能

确认患者是否有呼吸困难、喉咙痛或咳嗽等症状。

◆ 3. 检查皮肤反应

观察患者是否有皮疹、刺激或灼热感等症状。

（三）引导患者去除接触的农药源

◆ 1. 停止暴露

迅速将中毒患者移到安全区域，远离农药源。

◆ 2. 通风换气

如果是在室内发生中毒，打开窗户和门，加快室内外空气流通。

◆ 3. 清洁衣物和皮肤

将患者可能污染的衣物脱下，尽快用清水冲洗其皮肤，并使用肥皂清洁衣物。

（四）呼叫急救中心、通知医院

确定患者为有机磷农药中毒后，立即拨打急救电话，告知急救中心相关情况并请求医疗救助。在通知医院时，提供准确的信息，包括中毒物质、症状表现和可能的接触途径等。紧急处理后，患者需要立即到医院接受进一步的诊断和治疗。在处理有机磷农药中毒时，安全和及时的行动至关重要。

四、 有机磷农药中毒的急救措施

（一）呼吸道和呼吸支持

确保患者呼吸道通畅，若发现患者出现呼吸困难或喉咙水肿等情况，应立即予以呼吸支持。

（二）皮肤清洗

将可能受到有机磷农药污染的皮肤迅速用大量清水冲洗，也可以使用肥皂进行清洁，这有助于减少农药的吸收。

（三）刺激呕吐

若有机磷农药经口服入，可予以催吐处理。常用的方法是将手指插入口腔，在喉咙方向给予刺激，引起恶心和呕吐反射。如果使用工具，则应选择柔软且不会刺伤喉部的物品，如棉签等。

（四）药物解毒治疗及抗痉挛药物的应用

常用的解毒剂包括胆碱酯酶复活剂、胆碱受体阻断剂等。胆碱酯酶复活剂有氯解磷定、碘解磷定等；胆碱受体阻断剂有阿托品、山莨菪碱等。具体剂量和使用方式应谨遵医嘱。

（五）对症支持治疗

◆ 1. 维持水电解质平衡

根据患者具体情况，补液、纠正电解质紊乱等，以维持患者体内环境的平衡。

◆ 2. 控制呕吐和腹泻

可以给予相应的药物控制呕吐和腹泻症状，缓解患者不适。

◆ 3. 监测并处理心血管异常

密切监测血压、心率等指标，必要时采取相应的处理措施。

◆ 4. 在进行急救措施时，务必遵循医生的指导

有机磷农药中毒的治疗需要在医院进行，并由专业医护人员根据患者的具体情况制定详细的治疗方案。及早就医和积极治疗对于患者的康复至关重要。

五、 有机磷农药中毒的后续处理与康复

（一）医院治疗和观察

有机磷农药中毒患者需要在医院接受进一步的治疗和观察。医生会根据患者的中毒程度和症状制订相应的治疗计划，并进行密切监测，以确保患者的身体状况稳定。

（二）中毒事件的调查与报告

中毒事件发生后，有关部门应及时展开调查，确定中毒原因、暴露途径以及责任等，并进行相应的报告。这有助于了解事故的原因和情况，采取措施防止类似事件再次发生，并追究相关责任。

（三）康复护理与康复训练

对于有机磷农药中毒患者，康复护理和康复训练是非常重要的。康复护理和康复训练的内容包括以下方面。

◆ 1. 营养支持

为患者提供充足的营养，促进患者身体恢复。

◆ 2. 物理疗法

为患者提供如物理治疗、康复运动等，有助于患者恢复肌肉功能和运动能力。

◆ 3. 言语疗法

对于出现神经系统症状的患者，言语疗法可以帮助其恢复语言和沟通能力。

◆ 4. 心理支持

为患者提供心理咨询和支持，帮助患者应对可能的心理创伤和困难。

（四）有机磷农药中毒事件的防范与宣传

为了预防类似的有机磷农药中毒事件再次发生，有必要开展相关宣传和教育。

◆ 1. 宣传安全使用农药的知识

向农民和使用有机磷农药的人员普及正确使用方法和安全操作措施，以降低意外暴露和中毒风险。

◆ 2. 强化监督和管理

加强对农药生产、销售和使用环节的监管，确保农药的质量安全和合规使用。

◆ 3. 提供应急处理培训

开展有机磷农药中毒的应急处理培训，提高公众和医护人员的应对能力。

知识拓展

预防有机磷农药中毒设备清单与急救用品

（1）护目镜或防护眼镜，防止有机磷农药进入眼睛。

（2）防护服，包括长袖上衣和长裤，以减少皮肤与有机磷农药的接触。

（3）耐化学品的手套，可以避免双手直接接触有机磷农药。

（4）口罩或呼吸器，防止吸入有机磷农药气雾、喷雾或粉尘。

（5）清洁水和肥皂，用于清洗皮肤和衣物，减少有机磷农药残留。

（6）保护性鞋套，避免脚部接触有机磷农药。

（7）医用急救箱，包括常用的急救药品和设备，如绷带、止血带、解毒剂等。

第五节　癫痫发作

⚙ **学习目标**

1. 掌握癫痫发作的识别方法、癫痫发作的紧急处理措施。

2. 熟悉癫痫发作时紧急就医的注意事项、癫痫患者的环境管理。

3. 了解常用的癫痫急救药物、癫痫急救后的常规处理与康复。

一、癫痫概述

（一）癫痫的基本概念与常见症状

癫痫是一种神经系统疾病，其主要特征是大脑突发异常电活动引起的反复发作性症状。癫痫发作时，大脑神经元异常放电导致短暂的脑功能紊乱，表现为不同程度的意识丧失、肌肉抽搐、感觉异常等。

常见的癫痫症状包括以下几种。

（1）突然失去意识，呆滞或定神，无法回应外界刺激。

（2）身体部位的抽搐或震颤。

（3）呈现奇怪的感觉或情绪变化。

（4）因神经元过度放电而出现其他不正常行为，例如无意义的咀嚼、唾吐或重复言语等。

（二）癫痫的分类与发作类型

根据发作类型和症状特点，癫痫可分为多种类型，常见的包括以下几种。

◆ 1. 部分性癫痫发作

部分性癫痫发作又称局灶性癫痫发作，是指癫痫发作起源于大脑的某个特定区域，发作时症状仅限于某个身体部位或某侧肌肉。患者可能出现局部感觉异常，例如手指麻木、皮肤刺痛等或肌肉颤搐，但意识通常是清醒的；也可表现为短暂的情绪变化、视觉失真或感觉异常。

◆ 2. 全面性癫痫发作

全面性癫痫发作是指神经元异常过度放电始于双侧半球网络并迅速扩散的发作。发作时常伴有意识障碍，运动症状呈双侧性。具体包括强直-阵挛发作、强直性发作、阵挛性发作等。患者会出现意识丧失、倒地、全身肌肉强直和阵发性抽搐等症状。

（三）癫痫发作的原因和预防措施

癫痫发作的原因多种多样，包括遗传因素、大脑结构异常、脑损伤、感染、代谢异常等。然而，很多情况下，癫痫发作的具体原因是无法确定的。

预防癫痫发作和减少病情恶化的措施包括以下几点。

（1）积极治疗潜在引发癫痫发作的病因，例如控制高血压、糖尿病等基础疾病。

（2）避免或减少与癫痫发作有关的诱因，如睡眠不足、过度疲劳、酒精或药物的滥用等。

（3）定期服用医生开具的抗癫痫药物，并且按时复诊和调整药物剂量。

（4）避免因癫痫发作而引发的意外伤害，例如游泳或高空活动时须有人陪同。

二、紧急情况下的癫痫发作急救

（一）识别癫痫发作

在紧急情况下，正确识别癫痫发作对采取适当的紧急措施至关重要。具体的识别方式可以参考上文"癫痫的基本概念与常见症状"的相关内容。

（二）癫痫发作时采取的紧急措施

当遇到有患者癫痫发作时，可以采取以下紧急措施保护患者，降低伤害风险。

（1）保持冷静并保证患者安全，可以将周围的物品移开，确保患者周围没有锋利或危险的物体，防止这些物体对患者带来意外伤害。

（2）不要试图阻止患者抽搐或强行控制他们的肢体动作，这可能导致他们受伤。可以在患者身下垫放软物（如枕头）保护其头部。

（3）注意观察发作时间，了解患者癫痫发作的持续时间和发作特点，以便后期报告给医生。

（4）不要将任何物品放入患者口腔，防止引起窒息。在患者癫痫发作结束后，让患者取侧卧位，以降低窒息风险。

（5）如果患者穿的是紧身衣物，可以适当松开，以确保其呼吸顺畅。

（三）注意事项

在处理癫痫发作时，需要注意以下事项。

（1）注意观察患者癫痫发作的持续时间，如果持续时间超过 5 分钟或频繁发作，立即拨打急救电话。

（2）记录患者发作特征和发作前的症状，便于医生参考。

（3）如果发现患者出现呼吸困难或窒息症状，立即拨打急救电话，并按照急救人员的指示进行操作。

三、急救药物的应用与剂量

（一）常用的癫痫急救药物

在癫痫发作的急救过程中，常用的急救药物包括以下几种。

（1）苯妥英钠。这是一种用于控制癫痫发作的抗癫痫药物。它通过抑制神经元过度放电来减轻癫痫发作。

（2）丙戊酸钠。这是一种广谱抗癫痫药物，可用于各类癫痫发作的急救。

（3）苯巴比妥钠。这是一种具有镇静和抗癫痫作用的药物，主要用于控制全面性癫痫发作。

（4）咪达唑仑。这是一种快速起效的镇静剂，可以作为紧急情况下控制癫痫发作的选择。

需要注意的是，以上药物仅作为参考，并不代表具体治疗方案，具体的药物使用需要根据医生的建议和处方。

（二）急救药物的正确使用方法

对于紧急情况下的癫痫发作，正确使用急救药物是至关重要的。以下是一些常见的癫痫急救药物使用方法。

（1）确认患者是否适合接受急救药物，如快速起效的口服、口腔崩解片或直肠给药。

（2）根据医生或专业人员的指导，正确计算和使用药物的剂量。剂量将根据患者的年龄、体重和临床情况而变化。

（3）注意药物的给药途径和方法，根据具体情况选择合适的给药方式，并遵循医生或药品说明书的指导。

（4）需要监测患者的反应和病情，特别是对药物治疗的反应和不良反应。

（5）在使用急救药物之前，务必咨询医生或专业人士，了解药物的正确使用方法和注意事项。急救药物应该在医生的指导下合理使用。及时就医和咨询专业医生的建议非常重要，可以确保患者得到适当的医疗护理。

四、癫痫患者的环境管理

（一）安全居家环境的改善与调整

为了帮助癫痫患者减少发作风险，可以通过以下方式改善和调整居家环境。

（1）保持室内明亮、通风，避免昏暗、闷热的环境。

（2）清理居住区域，确保没有地面障碍物、绊脚的物品或杂乱的家具摆放。

（3）安装护栏或可移动栏杆，防止患者在癫痫发作时从楼梯或高处摔落。

（4）固定家具和电器，防止患者在癫痫发作时意外拉倒或碰撞。

（5）使用柔软材料或安全覆盖物覆盖家里的尖锐边缘和角落，防止患者在癫痫发作时受到伤害。

（6）安装可靠的照明系统，特别是在走廊、楼梯和卫生间等区域。

（二）防止意外伤害的其他措施

除了改善居家环境，还可以采取以下措施来避免患者在癫痫发作期间受到意外伤害。

（1）在洗澡或洗头时，最好有人陪同，以防止癫痫发作时滑倒或溺水。

（2）避免在高处或悬崖边等危险区域独自活动，确保周围有人能够提供支持和帮助。

（3）避免在火灶、炉具或其他易燃物品周围进行单独的烹饪或使用活动，以降低火灾和烧伤的风险。

（4）在户外活动时，佩戴安全头盔和其他适当的防护装备，如护膝、护肘等。

（5）避免长时间疲劳和睡眠不足，保持良好的睡眠质量和规律的作息时间。

五、紧急就医与转运

（一）癫痫发作时的紧急就医指南

当癫痫发作时，有时需要进行紧急就医。以下是癫痫发作时的紧急就医指南。

（1）如果患者之前从未被诊断为癫痫患者，或者患者出现了新的、不寻常的癫痫发作，立即拨打急救电话。

（2）如果患者之前就已经被诊断为癫痫患者，但发作持续时间超过 5 分钟、频繁发作或出现呼吸困难等紧急情况，立即拨打急救电话。

（3）在急救人员到达之前，要尽力确保患者的安全，采取前文所述的癫痫发作急救措施。

（二）安全转运癫痫患者的注意事项

转运癫痫患者时，需要注意一些事项来确保他们的安全和舒适。

（1）在转运过程中，尽可能保持患者的头部稳定，避免剧烈晃动或碰撞。

（2）如果可能，让患者采取侧卧位，防止窒息或呕吐物堵塞气道。

（3）确保患者所在的地方有足够的空气流通，避免让其处于过度拥挤或空气不流通的环境。

（4）与急救人员和医护人员保持良好的沟通，提供患者详细的病史和相关信息，以便医护人员能够提供正确的护理和治疗。

（5）在转运过程中，最好由专业医护人员进行必要的监测和处理。如果需要转运到医院或其他医疗机构，提前进行联系，寻求其建议和协助。

六、癫痫急救后的常规处理与康复

（一）医院治疗与观察

在癫痫急救后，患者通常需要在医院接受治疗和观察。以下是一些常规处理措施。

（1）将患者送往医院急诊室或癫痫专科医院进行进一步评估和治疗。

（2）医生可能会进行必要的实验室检查、头部 CT 扫描或脑电图（EEG）等来确定癫痫发作的原因和类型。

（3）如果癫痫发作持续时间较长或频繁发作，可能需要给予口服或静脉药物进行控制和稳定。

（二）康复护理与生活指导

癫痫急救后的康复护理和生活指导对于患者的长期管理和预防发作很重要。

（1）遵从医生的治疗方案和服药计划，按时服药，并定期复诊。

（2）注意个人安全，避免进行高风险活动，如独自游泳、攀岩或操作危险机械等。

（3）建立规律的生活作息模式，包括保持充足的睡眠和足够的休息时间。

（4）与医生、家人和朋友保持良好的沟通，让他们了解患者的病情和需求。

（5）寻求心理支持和咨询，处理可能的情绪困扰和心理压力。

（6）参加癫痫康复和自我管理计划，了解癫痫的知识和自我监测技巧。

（7）保持健康饮食和适度锻炼，促进整体身体健康，降低癫痫发作的风险。

知识拓展

一、癫痫急救药物备忘单

以下是一些常用的癫痫急救药物备忘单，仅供参考。请在使用前咨询医生并按照医生的指导和处方使用药物。

（1）苯妥英钠，适用于抗癫痫发作和控制持续性癫痫状态。

（2）地西泮，用于急性癫痫发作和癫痫状态的急救治疗。

（3）氯硝西泮，常用于阵发性癫痫或癫痫综合征的急性治疗。

（4）丙戊酸钠，适用于多种类型的癫痫发作和预防癫痫状态。

（5）苯巴比妥钠，常用于控制各种类型的癫痫发作。

需要注意的是，以上药物只是常见的抗癫痫药物之一，具体的药物选择和用量应根据医生的处方和每位患者的情况而定。

二、应急救治工具清单

以下是一些常见的应急救治工具清单，可以用于癫痫发作时的急救救治。

（1）床垫或垫子，用于保护患者头部和身体，降低跌倒时的伤害。

（2）枕头或抱枕，在癫痫发作时放置在患者头下，保持其头部稳定。

（3）安全护栏或栏杆，用于防止患者从床上或其他高处摔落。

（4）阻塞性物品，如硅胶口罩或醒酒香囊等，防止患者在癫痫发作时咬伤自己。

（5）柔软的器械，如柔软的手套、螺丝刀等，用于移除患者癫痫发作期间可能对其造成伤害的物品。

第六节 脑 卒 中

 学习目标

1. 掌握脑卒中的 BEFAST 检查法。
2. 熟悉脑卒中的分类和病因、脑卒中的急救原则。
3. 了解脑卒中后的护理与康复。

一、脑卒中概述

（一）脑卒中的定义

脑卒中，也称卒中或中风，是指脑血管发生突发性病变，导致脑部血液供应中断或减少，进而引起脑组织损伤的疾病。脑卒中是一种紧急情况，需要及时救治，因为脑细胞在缺氧和缺血的情况下很快会受到永久性损害。

（二）脑卒中的分类和病因

脑卒中可分为两种主要类型，即缺血性卒中和出血性卒中。

◆ 1. 缺血性脑卒中

缺血性脑卒中又称脑梗死（见图 5-8），约占所有脑卒中病例的 80%。其主要是由于血管狭窄、阻塞或血栓形成，导致大脑血流减少或中断。最常见的原因是动脉粥样硬化和血栓形成，其他原因包括心脏疾病、心房颤动、动脉炎等。

◆ 2. 出血性脑卒中

出血性脑卒中一般指脑淤血（见图 5-9），约占所有脑卒中病例的 20%。它主要是由于脑部血管破裂，引发出血，并压迫和损伤周围的脑组织。常见的原因包括高血压、动脉瘤（血管壁的异常膨胀）、脑出血等。

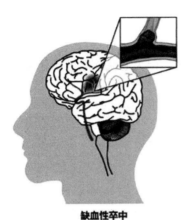

缺血性卒中

栓子性与血栓性

图 5-8　缺血性脑卒中

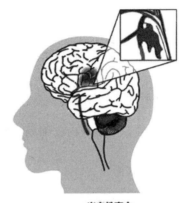

出血性卒中

蛛网膜下隙与脑内

图 5-9　出血性脑卒中

（三）脑卒中的诱发因素

脑卒中的发生和发展与多种因素密切相关（见图 5-10）。了解这些诱发因素可以帮助人们调整生活方式，积极采取措施预防脑卒中的发生。

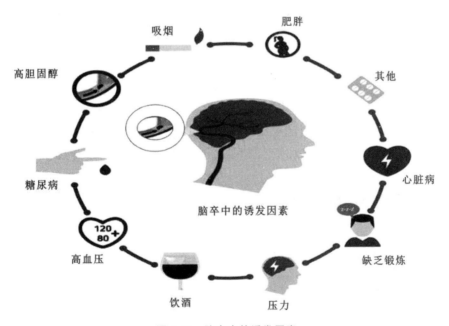

图 5-10　脑卒中的诱发因素

◆ **1. 高血压**

长期高血压会增加脑卒中的风险，因为高血压可以损伤血管壁或者让血管壁变得狭窄。

◆ 2. 心脏病

心脏病如心肌梗死、心律不齐等与脑卒中有关，因为心脏问题可能导致血栓形成。

◆ 3. 糖尿病

高血糖水平会损害血管内皮细胞，并增加血栓形成的风险。

◆ 4. 吸烟和饮酒

吸烟和过量饮酒会增加脑卒中的风险，因为它们会损害血管、升高血压。

◆ 5. 高胆固醇

高胆固醇会导致动脉粥样硬化，从而增加脑卒中的风险。

◆ 6. 压力、缺乏锻炼、肥胖

脑卒中并不是只发生在老年人身上，青年人群普遍承受着多重压力，由压力导致的应激反应会增加脑卒中的发病风险。同时，缺乏锻炼、过于肥胖等也不利于控制血压，也可增加脑卒中风险。

◆ 7. 其他

除上述因素外，脑卒中还会有一些其他诱发因素，比如：家族中有脑卒中病史的人患脑卒中的风险要高于其他人；随着年龄增加，患脑卒中的风险也会增加；服用特定的药物、接受瓣膜手术等，也会增加脑卒中风险。

二、认识脑卒中的症状

（一）脑卒中的常见症状

脑卒中的症状因其类型（缺血性脑卒中或出血性脑卒中）和受影响的脑区不同而有所不同。以下是一些脑卒中的常见症状。

（1）突然出现面部表情异常。半边面部下垂或麻木，特别是在笑或张嘴时。

（2）一侧肢体无力或麻木。一只手臂或一条腿突然没有力气，变得麻木或无法控制。

（3）语言困难。突然出现说话困难或理解他人所说的话的困难。

（4）突发性丧失平衡和协调能力，如意外摔倒、眩晕或突然出现走路不稳的情况。

（5）剧烈头痛。通常为突发性剧烈头痛，可能伴有恶心、呕吐等症状。

（6）视力问题。突然出现视力模糊、视野缺失或双眼无法对齐等症状。

（7）急速迅猛的情绪和行为变化，如突然激动、混乱、焦虑或抑郁。

需要注意的是，这些症状可能单独出现，也可能同时出现。如果患者出现这些症状中的任何一种，应该立即采取紧急措施。

（二） BEFAST 检查法

BEFAST 检查法是一种用于快速识别脑卒中症状的简单方法（见图 5-11）。下面是具体的操作步骤。

（1）B（balance），即平衡，询问患者是否感到失去平衡或观察患者是否无法保持稳定站立姿势。

（2）E（eyes），即眼睛，观察患者是否有视物模糊或双目无法对齐等问题。

（3）F（face），即面部，请患者尝试微笑并观察其是否有一侧面部表情异常，或询问患者是否感觉一侧面部无力或麻木。

（4）A（arms），即手臂，请患者尝试举起双手，并观察其是否有一只手臂没有力气或根本无法抬起。

（5）S（speech），即言语，请患者说一个简单的句子，如"今天天气很好"，观察其是否有语言困难或语句含糊不清的问题。

（6）T（time），即时间，如果患者具有上述任何一项症状，立即拨打急救电话并寻求专业医疗帮助。

通过采用 BEFAST 检查法，可以迅速初步评估患者脑卒中的可能性。需要注意的是，这个方法只是识别脑卒中症状的初步工具，确诊和治疗仍需依赖专业医生的进一步评估和诊断。

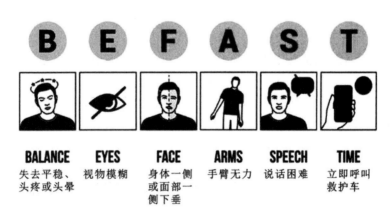

图 5-11　BEFAST 检查法

三、紧急救助准备工作

（一）建立急救预案

对于脑卒中患者来说，建立急救预案是至关重要的。以下是建立急救预案的一些建议。

◆ 1. 了解有关脑卒中的常识

学习如何快速识别脑卒中症状，了解对脑卒中患者的急救流程以及最佳的医疗机构选择等。

◆ 2. 建立紧急联系人清单

记录医院、急救电话、亲友联系方式等，并将其放置在易于找到的地方，以便紧急情况下能够迅速联系相关人员。

◆ 3. 定期进行急救培训

参加由专业机构或组织提供的急救培训课程，学习正确的急救技巧和应对策略，并持续更新相关知识。

（二）必备急救器材和药物

在对脑卒中患者进行急救时，需要一些必备的急救器材和药物。

◆ 1. 通信设备

确保手机等通信设备充好了电并随时可用，以便在必要时联系医护人员或紧急救援机构。

◆ 2. 救援包

准备一个救援包，包里装有绷带、消毒用品、胶布、剪刀、手套、口罩、急救手册等。

◆ 3. 急救药物

根据医生指导，在合适的情况下，备有急救药物，如抗凝剂、血压调控药物等。这些药物的准备和服用务必咨询医生并遵循专业建议。

四、急救措施

（一）脑卒中的现场处理要点

在对脑卒中患者进行急救时，要注意以下现场处理的要点。

（1）保持冷静。在紧急情况下保持冷静是至关重要的，急救人员要确保自己和患者的安全。

（2）将患者放在安全的位置，比如平坦的地面或床上，确保其头部保持平直。如果患者意识清醒，应该让其采取侧卧位，使用柔软的物品（如枕头或衣服）垫高其头部和肩部，以保持其呼吸道通畅。同时应解开患者可能阻碍呼吸的衣物。不要给予患者食物，并清除其口中的异物，同时注意保持其体温。

（3）对于失去意识的患者，将其置于稳定的侧卧位，并立即检查其呼吸、脉搏和清醒度。若有必要，实施心肺复苏，并拨打急救电话，请求专业医疗援助。

（4）在未明确患者是缺血性脑卒中还是出血性脑卒中时，不要滥用药物，如阿司匹林等。

（二）意识判断和安全观察

在急救脑卒中患者时，需要进行意识判断和安全观察。

（1）检查意识状态，即观察患者是否有意识丧失、昏迷或定向力减退等症状。询问患者简单的问题，如姓名、年龄等，以评估其意识水平。

（2）观察呼吸和循环状况，观察患者的呼吸是否正常，并检查其脉搏是否有规律。

（3）维持体温，保持患者身体温暖，避免其过冷或过热。

（三）呼叫急救服务并提供相关信息

在急救脑卒中患者时，呼叫急救服务是至关重要的。在通话中提供以下相关信息。

（1）患者的姓名、年龄和性别（不知道姓名的话，可以只说大致年龄和性别）。

（2）详细描述患者出现症状的时间、特点和严重程度。

（3）患者所处的具体位置，包括街道名称、门牌号码等。

（4）其他可能影响急救的关键信息，如抗凝血药物的使用情况等。

（四）管理呼吸道和保持通气

在急救脑卒中患者时，确保患者呼吸道通畅非常重要。以下是一些管理呼吸道和保持通气的措施。

（1）小心地将患者头部稍微后仰，以使其保持气道通畅。

（2）观察患者的胸部是否有正常的起伏，听其是否有正常的呼吸声音。

（3）如果患者没有呼吸或呼吸不规则，进行人工通气。

（五）提供基础生命支持

在急救脑卒中患者时，如果患者出现心跳停止等紧急情况，可能需要提供基础生命支持措施。

（1）检查循环。检查患者是否有脉搏，如果没有脉搏，立即开始心肺复苏。

（2）进行胸外按压。按照正确的胸外按压技巧进行胸外按压，维持患者的血液循环。

（3）利用自动体外除颤器。如果有自动体外除颤器，遵循使用说明进行电击除颤操作。

需要注意的是，急救措施应在专业人员的指导下进行，并根据具体情况进行适当调整。及时呼叫急救服务也是至关重要的。

五、脑卒中后的护理与康复

（一）脑卒中后的护理流程

脑卒中后的护理流程是为了帮助患者恢复机体功能并预防并发症。以下是一般的脑卒中后的护理流程。

◆ 1. 专业医疗团队评估

由医生、护士和治疗师等组成的专业医疗团队会对患者进行全面评估，包括身体功能、认知能力、语言和情绪等方面。

◆ 2. 药物治疗

根据患者的具体情况，医生可能会开具药物来管理高血压、心脏病、高血脂等风险因素，并控制并发症。

◆ 3. 物理治疗

通过物理运动和锻炼，帮助患者恢复肌力、平衡能力和日常活动能力。

◆ 4. 言语和语言治疗

针对患者可能出现的语言障碍，如失语、语言流畅性障碍等，提供训练和辅助技术。

◆ 5. 康复营养

提供营养均衡的饮食，确保患者获得足够的营养以促进身体康复。

◆ 6. 情绪支持

提供心理咨询和支持，帮助患者和家属应对情绪上的压力和困惑。

（二）家属和社区支持

脑卒中后，患者家属和社区的支持是至关重要的，可以为患者提供以下方面的支持。

◆ 1. 提供情感支持

家属可以给予患者积极的情感支持，鼓励患者恢复信心，并陪伴患者度过康复过程中的困难时期。

◆ 2. 协助康复活动

家属可以协助患者参与康复活动，如陪同进行物理治疗、言语治疗等。

◆ 3. 提供日常生活援助

家属可以协助患者完成日常生活中的一些基本活动，如洗衣、购物、煮饭等。

◆ 4. 寻求社区支持

家属可以了解当地的社区资源，寻求康复支持组织、社交活动或志愿者服务，以帮助患者融入社区。

（三）康复治疗和辅助设备

脑卒中后的康复治疗和辅助设备有助于促进患者的康复和生活质量。康复治疗和辅助设备应根据患者的具体需要和专业医疗团队的建议进行评估和选择。

◆ 1. 物理治疗设备

物理治疗设备如步态训练器、平衡板、肌肉电刺激仪等，可以帮助患者改善肌力、平衡和步态。

◆ 2. 语言康复设备

语言记忆游戏、语音识别软件等语言康复设备，可以帮助患者恢复和提高语言能力。

◆ 3. 辅助生活设备

辅助生活设备有很多，根据患者的不同情况可以进行不同的选择，如助行器、轮椅、成套洗护用具等，帮助患者完成日常生活中的各种活动。

◆ 4. 认知训练设备

智能记忆游戏、认知训练软件等认知训练设备，可以帮助患者提升注意力、记忆和思维能力。

六、常见并发症和预防措施

（一）脑卒中常见并发症

脑卒中后患者可能会出现一系列并发症。

◆ 1. 肌力和感觉障碍

脑卒中可能导致患者身体一侧的肌肉无力或麻木，影响患者的正常行走和日常活动。

◆ 2. 语言和交流障碍

脑卒中可能导致患者出现语言障碍，使患者难以表达或理解语言。

◆ 3. 吞咽困难

脑卒中可能影响患者的咀嚼和吞咽功能，增加吞咽风险，容易导致误吸。

◆ 4. 学习和记忆障碍

脑卒中可能影响患者的认知功能，包括学习、记忆和思维能力。

◆ 5. 抑郁和焦虑

脑卒中后，患者可能面临心理和情绪问题，如抑郁和焦虑。

（二）预防脑卒中的关键措施

脑卒中的预防工作至关重要，以下是一些关键的预防措施。

◆ **1. 控制高血压**

高血压是引发脑卒中的主要危险因素之一，个体可以通过定期测量血压、保持健康的饮食和生活习惯来控制血压。

◆ **2. 管理糖尿病**

高血糖可以损害血管，增加脑卒中的风险，个体可以通过定期监测血糖、遵循医生建议的治疗方案来管理糖尿病。

◆ **3. 控制血脂异常**

高胆固醇和高血脂是脑卒中的危险因素，个体可以通过均衡饮食、适量运动和必要时使用药物来控制血脂异常。

◆ **4. 戒烟限酒**

吸烟和过量饮酒会增加脑卒中的风险，戒烟和限制饮酒可以降低患病风险。

◆ **5. 健康饮食**

保持均衡饮食，减少饱和脂肪、盐和糖的摄入，增加蔬菜、水果和全谷物的摄入。

◆ **6. 积极锻炼**

每周进行至少150分钟的中等强度有氧运动，如快步走、骑自行车等。

（三）生活方式的干预和调整

除了预防措施，对生活方式的干预和调整也有助于降低脑卒中发生的风险。

◆ **1. 控制体重**

保持健康的体重范围，减少肥胖对心血管健康的影响。

◆ **2. 减少压力**

学习有效应对压力的方法，如放松技巧、心理咨询等。

◆ 3. 定期体检

定期进行健康体检，及时发现和管理潜在的心血管风险因素。

◆ 4. 合理用药

按照医生的指导，合理使用药物，如抗凝血药、降压药等。

练习题

1. 什么是心绞痛的主要病因？它与哪些危险因素相关？

2. 心绞痛有哪两种主要的分类？它们之间有何区别？

3. 心绞痛的典型症状是什么？

4. 在心绞痛急救原则中，早期识别与评估的关键步骤是什么？

5. 心绞痛急救中，如何正确使用硝酸甘油？

6. 糖尿病急症的主要特征是什么？

7. 高血糖可能引发哪些症状？

8. 低血糖症状是什么？通常由什么因素引起？

9. 糖尿病酮症酸中毒的初期症状有哪些？它是如何形成的？

10. 在处理低血糖急症时，应采取哪些紧急救援步骤？

11. 支气管哮喘的主要特征是什么？

12. 支气管哮喘的发病机制涉及哪些因素？

13. 支气管哮喘的急救处理中，短效 β_2 受体激动剂包括哪些常用药物？

14. 支气管哮喘的康复训练包括哪些内容？

15. 有机磷农药中毒的症状表现是什么？

16. 在处理有机磷农药或接触农作物时，应采取哪些预防和保护措施？

17. 有机磷农药中毒可能通过哪些暴露途径发生？

18. 在发现有可能是有机磷农药中毒的患者后，初步评估工作包括哪些方面？

19. 在紧急情况下，如何正确识别癫痫发作？

20. 当癫痫发作时，应该采取哪些紧急措施来保护患者、降低伤害风险？

21. 哪些药物常用于癫痫发作的急救治疗？

22. 在紧急情况下转运癫痫患者时，应该注意哪些事项？

23. 癫痫急救后的康复护理和生活指导包括哪些方面？

24. 脑卒中有哪两种主要类型？它们分别是什么原因引起的？

25. 脑卒中的危险因素包括哪些？

26. 请解释 BEFAST 检查法中每个字母的意义。
27. 脑卒中后的护理流程包括哪些步骤？

第五章
练习题答案

常见意外伤害的处理

第一节　淹　溺

 学习目标

1. 掌握淹溺应急救护的基本流程。
2. 熟悉淹溺的病因、淡水淹溺和海水淹溺的区别、儿童预防淹溺的注意要点。
3. 了解近乎淹溺的概念、淹没后综合征。

一、淹溺概述

淹溺又称溺水，是指人淹没于水或其他液体介质中并导致呼吸受到抑制的过程。淹溺并非某一时间点的概念，其主要含义是气道入口形成一道液-气界面，阻止淹溺者进一步呼吸，而后无论其存活或死亡都属于淹溺范畴。淹溺者被从水中救出后出现暂时性窒息，尚有大动脉搏动，经处理后至少存活 24 小时称为近乎淹溺。淹没后综合征见于 72 小时内的近乎淹溺者，是肺泡表面活性物质减少或灭活、肺泡毛细血管内膜损伤、渗漏和肺部炎症反应引起急性呼吸窘迫综合征所致。

淹溺是世界上意外死亡的常见原因之一。世界卫生组织（WHO）相关数据显示，全球每年约有 372000 人死于淹溺，这意味着全球每小时有 40 多人因淹溺而丧失生命。据不完全统计，我国每年约有 57000 人因淹溺死亡，而淹溺事故位居我国青少年意外伤害致死事件首位。

当淹溺者淹没于水中时，呼吸道可因反射性喉、气管、支气管痉挛引起通气障碍，液体充满肺泡导致缺氧窒息，不同液体进入血液循环引起机体血浆渗透压改变、电解质紊乱及组织损害，最终致溺水者心搏骤停，甚至死亡。

二、淹溺发生原因

（1）落水后由于没有游泳能力或因某种原因丧失游泳能力，比如游泳时间过长，过度换气，体内二氧化碳积蓄过多，引起呼吸性碱中毒而出现手足搐搦，严重者可出现暂时性昏迷而发生淹溺，再如患有心脑血管疾病或其他疾病者游泳时疾病发作而发生淹溺。

（2）潜水员在潜水时潜水装备发生破损，或潜水员过度疲劳，操作失误，使水灌入而造成淹溺。

（3）潜艇或其他水上运输工具遇难沉没，或陆空交通工具失事落水，乘员无法逃脱或逃至水面未能及时获救，均可发生淹溺。

三、淹溺分类

（一）按干湿分类

◆ 1. 干性淹溺

干性淹溺是指人入水后，强烈刺激（惊慌、恐惧、骤然寒冷等）引起喉头痉挛，以至呼吸道完全梗阻，造成窒息死亡。当个体出现喉头痉挛时，心脏可反射性停搏，也可因窒息、心肌缺氧而致心搏骤停。

◆ 2. 湿性淹溺

人淹没于水中，本能地引起反应性屏气，避免水进入呼吸道。由于缺氧，不能坚持屏气而被迫深呼吸，从而使大量水进入呼吸道和肺泡，阻滞气体交换，引起全身缺氧和二氧化碳潴留。呼吸道内的水迅速经肺泡进入血液循环。由于淹溺的水所含的成分不同，引起的病变也有所差异。

（二）按水质分类

◆ 1. 淡水淹溺

由于大量水分进入血液循环，血液被稀释，出现低钠、低氯、低蛋白血症及溶血。溶血使细胞内的钾大量进入血浆，引起高血钾，可能导致心室纤维性颤动，心搏骤停，造成死亡。

◆ **2. 海水淹溺**

含有高渗氯化钠的液体进入毛细血管，因渗透压的作用，血中水分大量进入肺泡腔，造成严重的肺水肿，导致心力衰竭，生命丧失。

（三）按淹溺温度分类

根据淹溺的温度，淹溺可以分为冷水淹溺和温水淹溺。其中，冷水淹溺时，人体可迅速产生反应，表现为呼吸抑制、心率减慢等。当水温低于 20℃ 时，身体的代谢需求仅为正常情况的 1/2。人体的氧耗降低后，对缺氧的耐受度就会增加。因此，相较于温水淹溺，冷水淹溺时机体存活的时间会稍微长一些，故而需要据此评估是否延长搜救时间与复苏时间。

（四）按淹溺时间分类

◆ **1. 淹溺 1～2 分钟**

容易发生一过性脑缺氧，神志尚清楚，有呛咳，呼吸频率加快，胸闷不适，四肢酸痛无力。

◆ **2. 淹溺 3～4 分钟**

神志模糊，烦躁，剧烈咳嗽，喘憋，呼吸困难，心率慢，皮肤冷、发绀。

◆ **3. 淹溺 5 分钟以上**

昏迷，口鼻有血性分泌物，皮肤发绀严重，呼吸喘憋，甚至瞳孔扩大，心搏骤停。

据统计，一般淹溺 4～6 分钟即可导致心搏骤停，淹溺 6～9 分钟死亡率达到 65%，淹溺超过 25 分钟死亡率达到 100%。对于淹溺者，若不及时施救，则淹没时间越长，溺死概率越大。

四、应急救护

（一）淹溺生存链

2014 年欧洲复苏委员会正式提出了"淹溺生存链"的概念。它包括五个关键的环节（见图 6-1）。

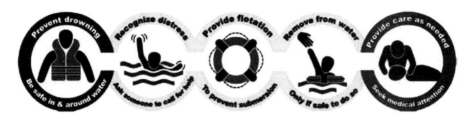

图 6-1　淹溺生存链

（1）预防溺水——确保水中或周围安全。

（2）识别险情——呼喊他人，寻求帮助。

（3）漂浮措施——避免下沉，提供支援。

（4）脱离水域——只在安全前提下进行施救。

（5）必要治疗——及时送医。

（二）水中急救

◆ 1. 自救

不会游泳者采用仰面体位、头顶向后、口鼻向上，保持冷静，切勿慌乱，设法呼吸，等待救援。

◆ 2. 互救

专业救生员在水中应从淹溺者背后接近，一只手从背后抱住淹溺者头颈部，另一只手拉住其手臂，游向岸边。救护人员需要注意从淹溺者背后施救，防止被淹溺者紧紧抱住而难以施救，甚至让自身面临危险。

（三）现场急救

◆ 1. 呼救报警

当淹溺事件发生时，第一目击者应立刻启动现场救援程序，马上呼叫，争取周围群众的援助，尽快通知附近的专业水上救生人员或消防人员，及时拨打急救电话。在拨打急救电话时应注意言简意赅，特别要讲清楚具体地点，先说区县，再说街道及门牌号码，最好约定明显城市或野外标志物等候。施救者应服从于急救中心调度人员的询问程序，如有可能，可在急救中心调度人员指导下对淹溺者进行生命体征的判断或徒手心肺复苏。还要注意不要主动挂掉急救中心的电话，同时在专业医护人员抵达前电话不被长时间占线。

◆ 2. 险情识别

确保水中及周围安全，切勿贸然下水。尤其是在江边或海边等特殊水域，不主张非专业救生员单人下水施救，也不推荐多人手拉手救援或跳水时将头扎入水中，避免造成新的淹溺事件发生。

◆ 3. 漂浮措施

可及时向淹溺者投递救生衣、气垫座、漂浮物、竹竿、绳索、布单等各种施救物，避免其下沉，等待专业救援人员抵达。

◆ 4. 脱离水面

积极采取措施，使用具备浮力救援功能的设备或船等，尽快将淹溺者移出水域。

◆ 5. 岸上施救

由于淹溺首先危及呼吸道，因此，对于淹溺者进行的早期心肺复苏步骤是"A—B—C—D"，即"开放气道—人工通气—胸外按压—早期除颤"。淹溺者从水中被救出后，马上开始心肺复苏，且在不影响实施心肺复苏的前提下，尽可能去除淹溺者湿衣服，擦干其身体，防止淹溺者体温过低。如果现场施救人员充足，尽量避免由水中施救人员对淹溺者进行心肺复苏。

（1）开放气道。如果淹溺发生地点不存在危险且适合施救，应就地进行急救。将淹溺者置于仰卧位，快速清理口鼻内的污泥、杂物或痰涕，取下假牙，使其气道通畅。

（2）判断意识。用手拍打淹溺者双肩并大声呼唤，判断其有无意识。如淹溺者有意识，可将其头侧向一边，等待救援；如淹溺者无意识，可采用抬头举颏法打开淹溺者气道，使其下颌角及耳垂连线与平卧面约呈 90°，判断其呼吸状况。

（3）检查呼吸和脉搏。用"看、听、感觉"的方法判断淹溺者有无呼吸或异常呼吸，即直接观察其胸部或上腹部有无起伏，听其口鼻有无呼吸音，用面颊感觉其有无气流的吹拂等。现场如有医务人员，同时检查淹溺者颈动脉搏动。非医务人员只需判断呼吸，检查时间限定在 5～10 秒。若淹溺者有呼吸和脉搏，意识不清醒，清除其口鼻异物，保证其呼吸通畅，密切观察其呼吸和心跳变化；若淹溺者有呼吸和脉搏，意识清醒，自主能力正常，可协助其自行采用催吐方法排出胃内水，但催吐有致误吸的风险，救护员应随时观察淹溺者；若淹溺者出现喘息、呼吸过缓或呼吸停止，即认为呼吸异常。

（4）人工呼吸。由于淹溺者的核心病理是缺氧，因此开放气道和人工呼吸要优先于胸外按压。无须控水，没有任何证据显示水会作为异物阻塞气道。若淹溺者无呼吸或仅有濒死呼吸应尽快给予 2～5 次人工通气，每次吹气 1 秒，确保能看到淹溺者胸廓有效的起伏。在人工通气时，淹溺者口鼻可涌出大量泡沫状物质，此时不要浪费时间去擦抹，应抓紧时间进行心肺复苏。

（5）胸外按压。让淹溺者仰卧于坚硬的平面，施救者位于其右侧。按压部位为胸部正中、两乳头连线水平，即胸骨下半部。按压频率为每分钟 100～120 次，按压深度为 5～6 厘米，每次按压后让胸廓完全恢复原状。

（6）早期除颤。在心肺复苏开始后尽快使用 AED。将淹溺者置于干燥地区，擦干身体，贴上 AED 电极片，按照 AED 提示进行电击。如果淹溺者在水中，使用 AED 时应将淹溺者拖离水源。但当淹溺者躺在雪上或冰上时，可以正常使用 AED。

（7）评估。心肺复苏过程中应注意观察淹溺者的面色、意识、自主呼吸等有无恢复，每做 5 个循环或 2 分钟应评估一次。若淹溺者的意识、自主呼吸已经恢复，可将其摆放为复苏体位，用干毛巾擦拭全身，注意保暖，等待医务人员到达进行下一步处置；若淹溺者意识、自主呼吸未恢复，应继续实施心肺复苏，直至医务人员到达。施救者不要轻易放弃抢救，特别是在淹溺者低体温情况下，抢救应坚持到医务人员到达现场。

五、儿童预防淹溺的措施

◆ 1. 普及儿童安全游泳知识

家长或学校应注重儿童游泳技能的培养，学校可设置游泳课程。

◆ 2. 加强安全宣传教育

通过各种方式在社区或学校进行培训，开展游泳安全教育。尤其要重视对家长和教师的有关训练，提高其监护责任意识和应急救护能力。同时要对儿童进行自救和互救措施及能力的培训。

◆ 3. 提高儿童自我保护意识

家长要教育孩子不要私自到江河、湖塘岸边、水井四周玩耍或行走，不要单独去水流湍急或水域情况不明处游泳。

◆ 4. 加强安全防护设施

对室内外危险水源采取安全隔离措施，如岸边设置护栏，水井、粪窖加盖，危险水域设置醒目标牌，游泳场所要有充足的救生设备等。

◆ 5. 儿童游泳要有组织地进行或由家长带领

儿童的游泳训练或水上娱乐活动必须有组织地进行，或由家长带领。不要让儿童擅自行动，下水前要做好充分的准备活动，在水上进行娱乐活动时要穿救生衣。

第二节 中 暑

 学习目标

1. 掌握中暑的应急处理、注意要点。
2. 熟悉中暑的定义、类型和临床表现。
3. 了解中暑的病因。

一、中暑概述

中暑是指在高温作业环境下，由热平衡和（或）水电解质代谢紊乱、有效循环血量减少引起的以体温升高和（或）中枢神经系统功能障碍和（或）心血管功能障碍等为主要表现的急性全身性疾病。

二、中暑病因

常发生中暑的作业包括以下几种：高温、强辐射作业，如冶炼、炉窑等；高温、高湿作业，如印染、缫丝、深矿井作业；夏季露天作业，如夏天的建筑、施工、农田劳动、环卫等室外作业；夏季高强度作业，如体育竞赛、军事训练等。

中暑的发生不仅受到气温影响，还与湿度、风速、劳动强度、高温环境、曝晒时间、体质强弱、营养状况、水盐供给等多种因素密切相关。其中，高温环境是个体发生中暑的根本原因。通常情况下，在高温环境下持续作业，或具备气温高（室温大于 35℃）、湿度大（大于 60%）、通风差、工作时间长、劳动强度大等条件，就容易发生中暑。严重中暑可以由于中枢神经与心血管等系统的功能损害而直接威胁生命。中暑后若得不到迅速有效的处置，可引起永久性脑损伤甚至死亡。

三、中暑的临床表现

根据临床表现的轻重，中暑可分为先兆中暑、轻症中暑和重症中暑。

（一）先兆中暑

在高温环境下工作一定时间后，个体出现头晕、头痛、乏力、口渴、多汗、心悸、注意力不集中、动作不协调等症状，体温正常或略有升高但低于 38℃，可伴有面色潮红、皮肤灼热等表现。如及时转移到阴凉通风处，补充水和盐分，短时间休息后症状即可消失。

（二）轻症中暑

轻症中暑者体温往往在 38℃ 以上，除头晕、口渴外，往往还有面色潮红、大量出汗、皮肤灼热等表现，或出现四肢湿冷、面色苍白、血压下降、脉搏增快等症状。如及时处理，往往可于数小时内恢复。

（三）重症中暑

重症中暑情况最为严重，如不及时救治，将会危及生命。这类中暑又可分为三种类型，即热痉挛、热衰竭和热射病（包括日射病）。

◆ 1. 热痉挛

在高温环境下从事体力劳动或体力活动，大量出汗后出现短暂、间歇发作的肌痉挛，伴有收缩痛，多见于四肢肌肉、咀嚼肌及腹肌，尤以腓肠肌为著，呈对称性，持续数分钟后缓解，体温一般正常。肌肉痉挛可能与体内严重的钠缺失（大量出汗和饮用低张液体）和过度通气有关。热痉挛也可为热射病的早期表现。

◆ 2. 热衰竭

常发生于老年人、儿童和慢性疾病患者。严重热应激时，如果体液和体钠丢失过多引起循环容量不足，就会导致热衰竭。热衰竭一般表现为多汗、疲乏、无力、头晕、头痛、恶心、呕吐和肌痉挛，可有明显脱水症状，心动过速，直立性低血压或晕厥。体温轻度升高，无明显中枢神经系统损伤表现。根据病情轻重不同，检查可见红细胞比容增高、高钠血症、轻度氮质血症和肝功能异常。热衰竭可以是热痉挛和热射病的中介过程，如果治疗不及时，可发展为热射病。

◆ 3. 热射病（包括日射病）

热射病是一种致命性急症，主要表现为高热（直肠温度超过40℃）和神志障碍。早期受影响的器官依次为脑、肝、肾和心脏。根据发病时患者的状态和发病机制，临床上的热射病可以分为两种类型：一种是劳力性热射病，另一种是非劳力性（或典型性）热射病。

（1）劳力性热射病。劳力性热射病主要是在高温环境下内源性产热过多，而非劳力性热射病主要是在高温环境下，体温调节功能障碍引起散热减少。劳力性热射病多在高温、湿度大和无风天气进行重体力劳动或剧烈体育运动时发生。患者在从事重体力劳动或剧烈运动数小时后发病，约50%患者大量出汗，心率可达每分钟160～180次，脉压增大，可发生横纹肌溶解、急性肾衰竭、肝衰竭、弥散性血管内凝血或多器官功能衰竭，病死率较高。

（2）非劳力性热射病。非劳力性热射病多见于高温环境下居住在拥挤和通风不良的房屋中的城市老年体衰居民。其他高危人群包括精神分裂症、帕金森病、慢性酒精中毒及偏瘫或截瘫患者，表现为皮肤干热和发红，84%～100%的病例无汗，直肠温度常在41℃以上，最高可达46.5℃。病初表现行为异常或癫痫发作，继而出现谵妄、昏迷和瞳孔对称缩小症状，严重者可出现低血压、休克、心律失常及心力衰竭、肺水肿和脑水肿。约5%的病例发生急性肾衰竭，可有轻、中度弥散性血管内凝血，常在发病后24小时左右死亡。

四、中暑的应急救护

中暑的应急救护原则为：脱离高温环境，迅速降温治疗，维持生命体征及水、电解质、酸碱平衡，防治并发症。具体要点如下。

（一）脱离高温环境

发现人员可能中暑时，应立即让其停止作业，迅速将其撤离高温环境、移至通风较好的阴凉处，解开衣扣让其静卧休息，同时让其双脚抬高，这样利于中暑者脑部血液供应，保持其呼吸通畅。

（二）解暑食药

可给予中暑者冷盐水、菊花水、淡茶水或果汁等饮品；有条件时给予人丹、十滴水、藿香正气水等解暑药。

（三）穴位刺激

可在中暑者太阳穴涂抹清凉油、风油精等，也可指压合谷、内关等常用穴位帮助中暑者保持清醒。

（四）降温处置

对于症状较重但尚无严重危险且神志清醒的中暑者，可在其头部、腋窝、腹股沟大动脉处放置冰袋降温；有条件的话，打开电扇或将中暑者置于空调房内降温（室温保持在 22℃～24℃）；或对中暑者进行温水反复擦浴、淋浴或医用酒精擦浴。当中暑者体温降至 38℃ 以下时，停止吹风、冰敷等强制性降温方法。

（五）其他紧急处置措施

对于重症中暑者，除使用以上方法外，还应视情况采用紧急处置措施。

（1）对于热痉挛者，纠正水电解质紊乱及对症治疗。

（2）对于热衰竭者，予物理降温和（或）药物降温，并注意监测体温，纠正水电解质紊乱，扩充血容量，防止休克。

（3）对于热射病者，快速降温，持续监测体温，保护重要脏器功能，给予呼吸循环支持，改善微循环，纠正凝血功能紊乱，对于出现肝肾功能衰竭、横纹肌溶解者，予以血液净化治疗。

五、预防中暑的要点

（1）天气炎热和湿度较大时，尽量避免高强度的体力劳动。如必须在高温条件下行走或锻炼，不要马上剧烈运动，应慢慢开始，逐渐增加强度，让身体慢慢适应外界的环境。当感觉心跳加快且胸闷憋气，尤其是头晕、意识模糊、虚弱时，应立即停止活动，迅速到阴凉通风处休息。

（2）合理安排作息时间，适当补充含钾、镁、钙盐的防暑降温饮料，家中常备防暑降温药品（如清凉油、风油精、人丹或藿香正气水）。需要低盐饮食者，在补充盐分之前，应当咨询医生。

（3）在闷热潮湿的环境下作业时，需要随时补充水分。闷热潮湿时，即使人体大量排汗，体内热量也难以散出，如不及时补充水分，体温会迅速上升，也会引发中暑。

（4）不要将儿童单独留在车里，即使是在还算凉爽的天气下。太阳照射时，车内温度会迅速升高，容易造成儿童中暑。

（5）穿着合适的衣服，并涂抹防晒用品。在室外，应当尽量选择轻薄、宽松及浅色的服装，并注意防晒、降温。可以佩戴宽帽檐的遮阳帽、太阳镜，并涂抹防晒系数大于等于 15 的防晒霜。

六、中暑急救的注意事项

（1）使用冰袋降温时，先用毛巾包裹冰袋，再将其置于中暑者颈部两侧、大腿根或腋下等血管丰富处，禁止将冰袋直接放置在中暑者枕后、耳郭、心前区、腹部、阴囊、足底等部位。

（2）藿香正气水或十滴水具有解暑功效，但用前须考虑患者是否耐受。比如，神志不清的患者可能不具备服药条件，儿童、孕妇则须遵医嘱，驾驶员和高空作业人员要考虑药物中的酒精成分，服用头孢类抗生素的患者不能同时服用藿香正气水。

第三节　电　击　伤

 学习目标

1. 掌握电击伤的应急处理方式及注意要点。
2. 熟悉电击伤的定义、临床表现、伤员转运过程中的注意事项。
3. 了解电击伤的分类。

一、电击伤的定义

电击伤俗称触电，是指电流或电能量（静电）通过人体引起组织不同程度的损伤或器官功能障碍。这里的电流可能由大气中的闪电引起，也可能来自人造的高、低压线。

二、电击伤的诱因

（1）安装或维修电器、电线时，未按流程操作，导致人体直接接触电源。
（2）在高压电或超高压电场中，电流或静电通过空气或其他介质击中人体。
（3）在高湿、高温和出汗的情况下，易引起电击伤。
（4）闪电击中。

（5）意外事故，如火灾、地震、暴风雨或大雪等造成电线折断，使人体意外遭受电击。

（6）使用心电监护、心脏起搏器治疗时，仪器漏电，微电流通过心脏导致电击伤。

三、电击伤的分类

电流对人体的伤害可概括为电流本身所造成的伤害（电流伤）和电能转换为热或光效应所造成的伤害（电烧伤）。

（一）电流伤

电流伤一般由触电引发。人体作为导电体，在触电时可以成为一段自然电路。电流通过一侧上肢传至另一侧上肢或下肢时，因为经过胸部，所以比电流通过一侧下肢至另一侧下肢的危险性要大；同样，电流通过躯干左侧比通过躯干右侧的危险性要大。这时，电流对人体造成损伤的类型与程度，取决于电压高低、电流强弱、直流交流、通电时间、频率高低、电流方向、触电部位、所在环境条件等因素。其中，电压高低这个因素发挥的作用更大。一般直流电（DC）的频率为 0，这种电流是间歇的或脉冲式的，它比普通应用的交流电（AC）的危险性要小。相关研究表明，电压达 40 伏特即有损伤组织的危险，达 220 伏特可引起心室纤维颤动，达 1000 伏特可使呼吸中枢麻痹。

（二）电烧伤

电烧伤多由高压（1000 伏特以上）电器设备引发，烧伤程度因电压及接触部位的不同而不等，轻者仅为皮肤的损伤，重者损伤面积大，可深达肌肉、血管、神经、骨骼。

四、临床表现

电流通过人体时，能够引起组织损伤和功能障碍，表现为电击部位的局部损伤和全身性损伤，主要是心血管和中枢神经等系统的损伤，严重时可导致心搏骤停及呼吸停止。

（一）全身表现

◆ 1. 轻者表现

表情呆滞、面色苍白、四肢软弱无力，对周围事物失去反应，接触部位肌肉收缩。自觉头晕、心悸、全身乏力和精神紧张。

◆ 2. 重者表现

昏迷、持续抽搐、心室颤动、心搏骤停；也有电击伤重者虽当时表现不突出，但在1小时后突然恶化，心跳和呼吸极其微弱，甚至处于"假死"状态。

（二）局部表现

◆ 1. 低压电

低压电引起的局部灼伤面积较小，直径不大于2厘米，呈椭圆形或圆形。灼伤中心为焦黄或灰血色，创面干燥。电流常有入口和出口：电流进入人体最常见的入口是手，其次是头，最常见的出口是足。

◆ 2. 高压电

典型的高压电击伤有以下特点。

（1）面积不大，但可深达肌肉、血管、神经和骨骼，有"口小底大、外浅内深"的特征。

（2）电流有一处进口和多处出口。

（3）肌肉组织常呈夹心性坏死状态。

（4）电流可造成血管壁的变性坏死或血管栓塞，从而引起继发性出血或继发性坏死，故电烧伤的致残率很高。此外，肢体的急剧抽搐动作可引起骨折。

◆ 3. 雷击电

雷击电可造成个体恶性心律失常，严重的甚至会出现心源性猝死；还可以造成个体神经系统、循环系统、呼吸系统等方面的损伤。

（三）并发症

电击伤的患者可能会出现以下并发症。

（1）大量组织的损伤和溶血可引起高钾血症。

（2）肌肉剧烈收缩和抽搐可使四肢关节脱位和骨折，脊柱旁肌肉强烈收缩甚至可引起脊柱压缩性骨折。

（3）中枢神经系统损伤可致失明或耳聋，少数患者会出现短期的精神失常。

（4）肢体软组织大块被电灼伤后，其远端组织常出现缺血和坏死，严重者可出现急性肾小管坏死。

（5）孕妇遭到电击后可能发生死胎或流产。

五、电击伤的应急救护

电击伤的急救处理要遵循迅速、就地、准确、坚持四大原则。

（一）迅速

迅速、安全、有效地使触电者脱离电源是现场抢救的关键。施救者须注意自身安全，严格做好绝缘措施，同时避免对触电者造成二次伤害。

◆ **1. 低压电线触电**

可采用拉、切、挑、拽、垫等方式。

（1）拉开关。附近有电源开关或插座时，应立即拉下开关或拔掉电源插头（见图6-2）。

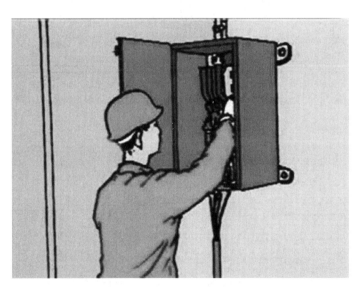

图 6-2　拉开关

（2）切断电源线。若一时找不到电源的开关，应迅速用绝缘的钢丝钳或断线钳剪断电线，需要注意的是，剪断电线要分相，一根一根地剪断，并注意自身的绝缘保护（见图6-3）。

（3）挑开电线。对于绝缘损坏造成的触电，施救者可用绝缘物品或干燥的木棒、竹竿等挑开电线（见图6-4）。操作时，施救者注意千万不要将电线挑到别人或自己身上。

（4）拽开触电者。施救者可戴上干燥的手套或手上包缠干燥的衣服，单手用绝缘材料（如布单、干木橡胶、皮带）将触电者拉开（见图6-5）。

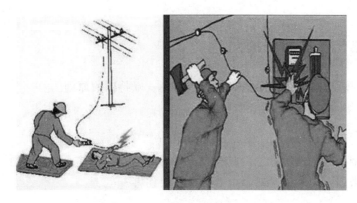

图 6-3　切断电源线

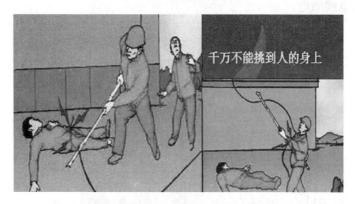

图 6-4　挑开电线

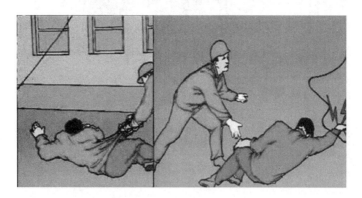

图 6-5　拽开触电者

（5）垫在木板或绝缘体上，即施救者设法把干木板塞到触电者身下，使其与地面隔离，施救者也应站在干燥的木板或绝缘垫上（见图 6-6）。

◆ **2. 高压电源触电**

在切断电源前不要接触触电者，因为高压和低压线路有时难以区分，特别是户外电线。一旦遇到此类状况，迅速打电话通知供电局拉闸停电或报警求助，停电后方可施救。

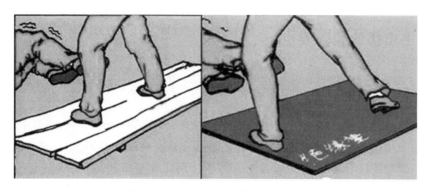

图 6-6 施救者站在木板或绝缘垫上

（二）就地

触电者安全脱离电源后，应迅速将其转移到附近的安全通风处，立即检查触电者伤情，并及时拨打急救电话，必须在现场附近就地抢救，千万不要长途送往医院抢救，以免耽误最佳抢救时间。对于轻型触电者，就地休息观察 1～2 小时，减轻其心脏负荷，促进恢复；对于重型触电者，若心搏骤停，应立即实施心肺复苏。

（三）准确

针对重型触电者，心肺复苏操作和胸外按压手法要正确，力度要适中，部位要准确，人工呼吸方法要正确，吹气量要合适，尽量减少按压中断时间，确保复苏质量。

（四）坚持

心肺复苏应一直坚持到 120 救护车到来并有专业的医务人员接手抢救为止，不要轻易终止。触电后迟发性"假死"可发生在电击伤 10 天之内，因此即使是轻度电击伤，也要注意卧床休息 10 天，重者住院观察。

六、转运时的注意事项

（1）保持触电者呼吸道通畅，必要时给予吸氧。

（2）转运途中若触电者突然发生呼吸道梗阻，可紧急做环甲膜穿刺或切开插管术；若触电者发生休克，予以静脉滴注 5％葡萄糖盐水或平衡液。

（3）严重电击伤者转运前应留置导尿管，可观察记录其每小时尿量。

（4）必要时，在转运途中也要实施心肺复苏，不能擅自停止抢救。

（5）飞机转运时，为防止飞机起落时触电者头部缺血，可让其平卧。

七、电击伤的预防要点

（1）树立用电安全意识，定期检查家庭电路、电器，及时更换破损的电线，避免安置多条配电路或从远处电源接配线。

（2）电吹风、电熨斗等电器使用后立即放回安全的地方。

（3）避免用湿的手去触碰电源，用完电器后应该及时断开电源。

（4）不要用手或者导电物（如铁丝、钉子、别针等金属制品）去触碰、试探电源插座内部。

（5）不可在电线上晾衣服。

（6）确保婴幼儿处于有潜在触电危险区域时有成年人看守。

（7）看到有人发生触电时，严禁直接用手去拉触电者。

（8）当听到雷声时，首先应在建筑物或封闭车辆中寻求庇护，避免靠近树木、高大物体、高地、水及金属物体。

（9）雷雨发生时，家里的电器应关闭，也避免使用手机打电话。

第四节 烧 烫 伤

 学习目标

1. 掌握烧烫伤的应急处理方式及注意要点。

2. 熟悉烧伤的定义、烧伤的深度估计及严重程度分类。

3. 了解成年人和儿童烧伤面积计算方式。

一、烧烫伤概述

烧烫伤即烧伤与烫伤的统称。烧伤是指由热力如沸液（水、油、汤），炽热金属（液体或固体）、火焰、蒸汽和高温气体等所致的组织损伤。烫伤是热力烧伤的一种，它是由热液（沸汤、沸水、沸油）、蒸汽等引起的。由于电能、化学物质、放射线等所致的组织损伤和临床过程与热力烧伤相近，因此临床上习惯将它们均归于烧伤类。实际上，它们之间是有一定区别的。烧伤不仅会造成皮肤的毁损，而且会引起严重的全身性反应，尤其是大面积烧伤，全身反应甚为剧烈，可出现各系统、器官代谢紊乱，功能失调。烧伤也可作用于体表的黏膜覆盖部位，如眼、口腔、食管、呼吸道、肛门等，使人体失去自我保护屏障。烧伤在日常生活中并不少见，尤其是大面积烧伤可引发脓毒血症及多脏器衰竭等，伤情特殊且危重，需要引起高度重视。

烧烫伤中最常见的是热力烧伤，占90％以上，如沸水、火焰、热金属、沸液、蒸汽等造成的烧伤；其次为化学烧伤，占7％，如强酸、强碱、磷、镁等造成的烧伤；再次为电烧伤，占4％；其他的还有放射性烧伤、闪光烧伤等。在日常生活中，沸液烫伤和火焰烧伤占比最高，达84％。

二、烧伤的判断

烧伤的判断主要针对烧伤深度（病位）、烧伤广度（面积）、烧伤程度（伤情）等。

（一）烧伤深度（病位）

烧伤具有不同的临床表现（颜色、水疱、湿润度、血管纹理、感觉、湿度、愈合过程），我国沿用国际通用的"三度四分法"（见图6-7），即Ⅰ、Ⅱ、Ⅲ度，其中Ⅱ度又可分为浅Ⅱ度和深Ⅱ度（见表6-1）。临床上为表达方便，将Ⅰ度和浅Ⅱ度称为浅度烧伤，将深Ⅱ度和Ⅲ度烧伤称为深度烧伤。

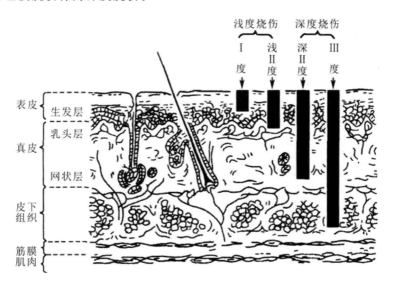

图6-7 "三度四分法"的组织学划分

表6-1 基于临床表现和症状的烧烫伤深度分类

烧伤深度	累及范围	外观	感觉	愈合时间
Ⅰ度 （红斑性）	表皮层	局部红斑，轻度红、肿、热、痛，无水疱，红肿，干燥	疼痛	3～6天痊愈、脱屑、无瘢痕

续表

烧伤深度		累及范围	外观	感觉	愈合时间
Ⅱ度 （水泡性）	浅Ⅱ度	真皮浅层，累及生发层，甚至真皮乳头层	水疱较大、红肿、创面湿润，创底艳红，并有红色颗粒或脉络网状血管网	剧痛 感觉过敏	如无感染1～2周痊愈，一般不留瘢痕
	深Ⅱ度	真皮深层	水疱较小，创底微湿润或红白相间，有时可见红色小点或细小血管枝，水肿明显	剧痛 感觉迟钝	一般3～4周痊愈，常遗留轻重不等的瘢痕
Ⅲ度 （焦痂性）		全皮肤层皮下脂肪，甚至肌肉、骨骼等	创面苍白或皮革灰至焦炭化，干燥，多数部位可见粗大栓塞的静脉枝毛发	疼痛消失 感觉迟钝	3～4周焦痂脱落，须植皮后等愈合，遗留瘢痕、畸形

◆ 1. Ⅰ度

病变轻，局限于表皮层，生发层健在，因而增殖再生能力不受影响，常于短期内（3～6天）脱屑愈合，不遗留瘢痕。

◆ 2. 浅Ⅱ度

累及整个真皮浅层和部分真皮乳头层。因生发层部分受损，上皮再生能力有赖于残存的生发层及皮肤附件，如汗腺、毛囊等的增殖。如无继发感染，1～2周可痊愈，一般不遗留瘢痕。

◆ 3. 深Ⅱ度

深及真皮深层，但仍残留部分网状层。这类烧伤将从毛囊及汗腺的角质化细胞开始上皮再生，如无继发感染，一般3～4周痊愈。由于大部分真皮丧失，所以通常会形成轻重不等的瘢痕。

◆ 4. Ⅲ度

一般指全层皮肤的烧伤，除表皮、真皮及皮肤附件全部毁损外，还可深及皮下组织，如脂肪、肌肉、骨骼、内脏器官等。由于皮肤及其附件均丧失，创面已无上皮再生的来源，此类烧伤须行切痂和植皮。3～4周焦痂脱落，须植皮后等愈合，会遗留较为严重的瘢痕。临床上习惯将Ⅱ度烧伤的坏死组织称为"痂皮"，将Ⅲ度烧伤的坏死组织称为"焦痂"。

（二）烧伤广度（面积）

针对烧烫伤的广度，有四种估算方法，即手掌法、中国九分法、中国新九分法、十分法。所谓中国九分法，即按体表面积9%的倍数来估计体表解剖分区的面积，而十分法则是按体表面积10%的倍数来估计体表解剖分区的面积。手掌法是按伤员自身手掌并指面积作为体表面积的1%来估计。

目前，我国多将手掌法和中国新九分法结合来估计烧伤面积。值得注意的是，儿童头部较大而下肢较小，因此在估算其头颈部和下肢面积时，应在成人估计的基础上加以校正。下面简要介绍手掌法和中国新九分法。

◆ 1. 手掌法

手掌法如图6-8所示，伤员本人的单侧手掌五指并拢的面积即为体表面积的1%。手掌法常用于小面积烧伤估计和辅助中国九分法评估烧伤面积。

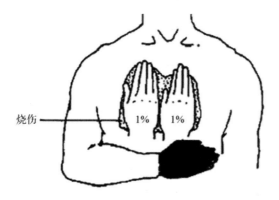

图6-8　手掌法

◆ 2. 中国新九分法

中国新九分法如表6-2所示，将人体各部位分成11个9%和会阴1%。

（1）头颈部占9%，其中，头部3%、面部3%、颈部3%。

（2）双上肢占18%（2×9%），其中，双上臂7%、双前臂6%、双手5%。

（3）躯干占27%（3×9%），其中躯干前13%、躯干后13%、会阴1%。

（4）双下肢（含臀部）占46%（5×9%＋1%）：双臀5%、双大腿21%、双小腿13%、双足7%。

年龄不足12岁的儿童：头颈部面积（％）＝9%＋（12－年龄）%；双下肢面积（％）＝46%－（12－年龄）%。

表 6-2　中国新九分法估计成人及儿童表面积

部位		占成人体表（%）	占儿童体表（%）
头颈	发部 面部 颈部	3 3 } 9 3	9＋（12－年龄）
双上肢	双上臂 双前臂 双手	7 6 } 9×2 5	9×2
躯干	躯干前 躯干后 会阴	13 13 } 9×3 1	9×3
双下肢	双臀 双大腿 双小腿 双足	5* 21 } 9×5＋1 13 7*	9×5＋1－（12－年龄）

*女性双足和臀部各占 6%。

◆ 3. 估计烧伤面积的注意事项

（1）估计烧伤面积时应将Ⅰ度、浅Ⅱ度、深Ⅱ度及Ⅲ度烧伤面积分别计算，以便于治疗参考。一般情况下，在估计烧伤严重程度时，Ⅰ度烧伤不计入烧伤总面积。

（2）不论使用哪一种方法估计，都应力求近似，并用整数记录，小数点后数字四舍五入。

（3）如果烧伤面积过大，为了便于计算，可估计健康皮肤面积，然后在总体表面积（100%）中减去健康皮肤面积百分数即可得到烧伤面积。

（4）吸入性损伤另行注明，但不计入烧伤面积。

（三）烧伤程度（伤情）

烧伤程度多依据烧伤面积和烧伤深度进行综合性评估。

◆ 1. 轻度烧伤

Ⅱ度烧伤面积占体表总面积的 9% 以下，小儿烧伤面积占体表面积的 5% 以下。

◆ 2. 中度烧伤

Ⅱ度烧伤面积占体表总面积的 10％～29％，或Ⅲ度烧伤面积占体表总面积的 10％以下；小儿烧伤面积占体表总面积的 6％～15％，或Ⅲ度烧伤面积占体表总面积的 5％以下。

◆ 3. 重度烧伤

Ⅱ度烧伤面积占体表总面积的 30％～49％，或Ⅲ度烧伤面积占体表总面积的 10％～19％，或虽然Ⅱ度、Ⅲ度烧伤面积不足上述比例，但有下列情况之一：发生休克等严重并发症；具有吸入性烧伤；具有复合伤；小儿烧伤面积占体表总面积的 16％～25％，或Ⅲ度烧伤面积占体表总面积的 6％～10％。

◆ 4. 特重度烧伤

烧伤面积占体表总面积的 50％，或Ⅲ度烧伤面积占体表总面积的 20％以上，并有严重并发症。

（四）吸入性损伤（呼吸道烧伤）

吸入性损伤是指吸入有毒烟雾或化学物质对呼吸道造成的化学性损伤，严重者可直接损伤肺实质。其多发生于大面积，尤其是伴有头面部烧伤的伤员。

吸入性损伤的致伤机理有以下两个方面。

◆ 1. 热力对呼吸道的直接损伤

热力包括干热和湿热两种。火焰和热空气属于干热，蒸汽属于湿热。当呼入热空气时，声带可反射性关闭，同时干热空气的传热能力较差，上呼吸道具有水热交换功能，可吸收大量热量使其冷却。干热空气到达支气管分叉的隆突部时，温度可下降至原来的 1/5～1/10，故干热往往造成上呼吸道损伤。湿热比干热空气的热容量要大 2000 倍，传导能力比干热空气要大 4000 倍，且散热慢，因此湿热除引起上呼吸道损伤和气管损伤外，亦可致支气管和肺实质损伤。

◆ 2. 有害物质对呼吸道的损伤

除了热力引起呼吸道受损外，燃烧时烟雾中含有的大量的化学物质，如一氧化碳、氢化物等被吸入下呼吸道，可引起局部腐蚀或者全身中毒。

三、对烧伤的应急救护

烧伤的现场紧急救护流程如图 6-9 所示。

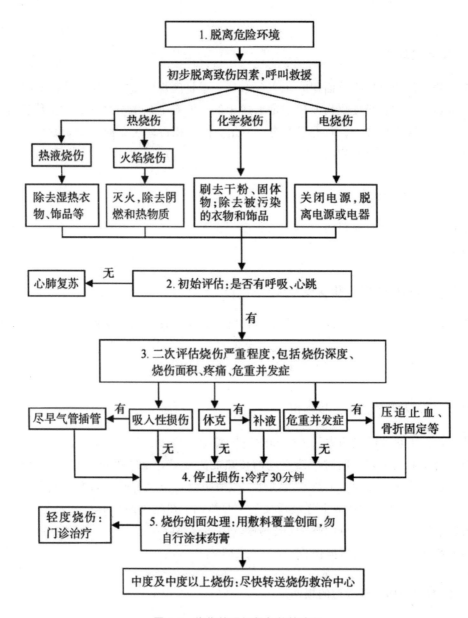

图 6-9　烧伤的现场紧急救护流程

（一）脱离危险环境

迅速检查伤员位置及周围有无火焰烧伤、毒物沾染或触电风险。在环境安全的情况下，立即协助伤员脱离热源等危险环境。

◆ **1. 热液烧伤**

尽快除去伤员被热液浸湿的衣物及所有配饰（除非已粘在伤员身上），必要时剪开衣服以防撕脱皮肤。

◆ **2. 火焰烧伤**

如果伤员身上起火，立即用水浇灭伤员身上的火焰，或者用灭火毯、厚布单等压灭火焰，不推荐以在地上滚动的方式灭火，以免火苗波及未受损区域。有烟雾的现场，用防护面具或湿布捂口鼻匍匐在地板上逃离。

◆ **3. 化学烧伤**

迅速去除沾染化学品的所有衣物，刷除干性化学品，用大量清水彻底冲洗接触化学品的皮肤（至少冲 20 分钟），尽早接受专业救治，就医途中仍需继续冲洗。

◆ **4. 电烧伤**

立刻关闭电源或使用非导电材料将伤员与电源隔离，确保救护者和伤员的环境安全，必要时实施心肺复苏。尽量少搬动伤员，因为在伤员皮肤外观正常的情况下，可能会有深层组织（如肌肉、血管、神经等）的广泛损伤。

（二）初始评估

评估伤员是否有呼吸、心跳等。若无呼吸或者呼吸节律异常，或不能确定是否有脉搏，或脉搏低于每分钟 60 次，立即呼叫急救系统，并开始心肺复苏。如果可获得自动体外除颤器，尽早行电除颤。

（三）二次评估

二次评估主要是评估伤员的烧伤严重程度，包括烧伤深度、烧伤面积、疼痛、危重并发症等，尤其关注伤员是否有吸入性烧伤、烟雾中毒、意识障碍、气道梗阻等特殊险情。

（四）停止损伤

冷水可以阻止热力所致的烧伤深度的扩散。可用自来水或洁净水冲泡冷疗（受伤局部）30分钟或持续到冷疗停止后不再有明显疼痛为止。对于不宜冲洗的创面，一般用浸泡过冷水的干净衣物（最好是无菌的）敷在烧伤表面。烧伤3小时内都应冷疗，但不宜长时间暴露于冰冷的环境中，也不宜用冰块直接敷伤口表面。若伤员烧伤面积大于体表总面积的10%，冷疗时注意伤员的保暖，避免其出现低体温休克。

（五）烧伤创面处理

伤员不要自行涂抹药膏，尽量用无菌纱布覆盖创面，不宜使用棉或其他可与患处开放性伤口发生粘连的敷料，且覆盖不宜过紧。纱布覆盖可以保持伤口清洁，减少疼痛，保护皮肤水疱不被碰破。

（六）伤员转运

中度及中度以上烧伤者要尽快转送至烧伤救治中心。转运时遵循就近、就专业原则。大面积烧伤病员要避免长途转运，途中须注意观察其生命体征变化等，并及时处置。

四、烧烫伤急救注意事项

（1）烧烫伤后，创面不要涂抹酱油、食盐、牙膏、绿药膏、芦荟胶等。酱油、食盐含有盐类，会使创面细胞脱水收缩，加重损伤，同时酱油不是无菌的，有可能引起伤口感染，而且酱油的黑褐色覆盖创面后，会影响医生对创面深度的判断。牙膏、绿药膏、芦荟胶等虽然有一定的清凉作用，但只能缓解症状，并不能减轻创面的进一步损害，也容易干扰医务人员对伤员受伤程度的判断。烧烫伤后，伤员用冷水进行冲洗即可。

（2）不可拿冰块直接敷伤口给皮肤降温。烧烫伤后，皮肤组织受损，血管处于收缩状态，如果立即用冰块敷，会导致血管急剧收缩，血液循环减慢，反而会加重组织缺氧和坏死。

（3）严重烫伤者烦渴时，可给予少量的热茶水或淡盐水，不可以在短时间内让其饮服大量开水，这样容易导致伤员出现脑水肿。

五、日常生活中烧烫伤的预防

◆ 1. 远离热源

在日常生活中，应与和热源有关的物体保持安全距离，避免出现被高温、高热烧伤、烫伤、灼伤的情况。比如，不要把高温的液体或物品放在容易触碰的地方，一般放在人们的活动范围之外或者是人们手脚不容易碰到的地方。

◆ 2. 正确使用电器

烧烫伤意外的发生大多与电器的使用不当有关，一定要正确使用高温高热的电器。比如，洗澡时可以先放冷水再放热水，揭锅盖时可以先敞开一条缝放出一部分热气，拿取微波炉内的器具时使用隔热布（手套）等。

◆ 3. 增强安全防范意识

平时在小区或者公共平台，可以自觉阅读或浏览烧烫伤预防及急救的文章。厨具、灶具、安全性过期老化的不合格的家用电器需要及时更换，有条件的可安装烟雾报警器。

第五节　冻僵和冻伤

 学习目标

1. 掌握冻僵的急救处理、注意要点。
2. 熟悉冻僵的病因和临床表现。
3. 了解冻僵的定义。

一、定义

冻僵又称意外低体温，是指处在寒冷（−5℃以下）环境中机体中心体温低于35℃，并伴有以神经和心血管系统损害为主要表现的全身性疾病。冻僵是严寒地区或从事低温下作业人员的常见急症，其损伤程度与寒冷的强度、风速、湿度、受冻时间以及人体局部和全身的状态有直接关系。冻伤是由寒冷引起的局部组织损伤，裸露及肢体远端血液循环较差的部位最容易冻伤。值得注意的是，冻僵并不等同于冻伤。冻僵是比冻伤更为严重的一种低温损害。

二、病因

冻伤的主要原因是低温，冻伤的程度与低温的强度、低温的作用时间呈正比。通常，短时间暴露在 0 到−10℃的环境中，不会引起冻伤；在−10℃到−20℃的环境中数小时可引起冻伤；在−20℃到−30℃的环境中半小时即可冻伤；在−30℃到−40℃的环境中数分钟可引起冻伤；低于−40℃可直接对组织细胞产生损害。

冻伤的诱发因素有以下几种：① 潮湿和风，它们可加强低温的致伤作用；② 任何使局部血液循环发生障碍、热量来源减少的因素，如鞋袜过紧、长时间静止不动；③ 冷适应能力差，如年老体弱、患慢性疾病、过度疲劳、醉酒、休克、创伤、营养不良等；④ 保暖措施不足。

冻伤高发于冬季寒冷、大风和湿度大的地区。如果生活的环境较冷，或需要进入低温环境工作，应注意保暖，充分做好防冻防寒工作，在易受冻部位涂上凡士林或其他油脂类护肤品，以保护皮肤、防止冻伤。

三、临床表现

（一）全身冻伤（冻僵）

◆ 1. 轻度冻僵（体温 32℃～35℃）

表现为疲乏、健忘、嗜睡、肌肉震颤、心率和呼吸加快、血压增高等。

◆ 2. 中度冻僵（体温 28℃～32℃）

表现为表情淡漠、精神错乱、语言障碍、行为异常、昏睡等；体温在 30℃时，会出现寒战消失、神志丧失、瞳孔扩大、心电图显示心动过缓、QRS 波增宽、PR 和 QT 间期延长。严重者出现少尿、瞳孔对光反应消失、呼吸减慢；心电图表现为心房扑动或颤动、室性期前收缩。

◆ 3. 重度冻僵（体温低于 28℃）

出现呼吸、心率减慢，常发生心房颤动。体温 24℃时患者往往呈昏迷状态，不能触及脉搏，测不到血压，呼吸减弱且不规则。体温低于 20℃时，患者表现为皮肤苍白或发绀、心搏骤停和呼吸停止、瞳孔散大固定、四肢肌肉和关节僵硬，心电图或脑电图显示等电位线。

（二）局部冻伤

冻伤常发生于个体的暴露部位，如手、足、耳郭等处。开始有局部寒冷感和针刺样痛，继而会有局部麻木感和缺血表现，如苍白、发绀等。严重者冻伤部位完全失去知觉，局部皮肤僵硬，表现为青紫、紫红或紫黑，并伴有皮温降低。

局部冻伤在复温后会出现明显症状，根据冻伤损害程度，可将其分为四度：第Ⅰ、Ⅱ度主要为组织血液循环障碍，第Ⅲ、Ⅳ度有不同深度的组织坏死。

◆ 1. Ⅰ度冻伤

Ⅰ度冻伤如图 6-10 所示，也称红斑性冻伤，损伤至皮肤表层。皮肤苍白、麻木，复温后有红肿、发痒、刺痛和感觉异常，不出现水疱。如无感染，1 周后症状消失，能完全愈合、不留瘢痕。

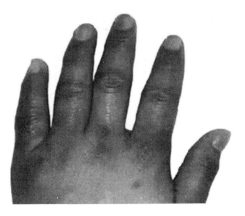

图 6-10　Ⅰ度冻伤

◆ 2. Ⅱ度冻伤

Ⅱ度冻伤如图 6-11 所示，也称水疱性冻伤，损伤至真皮层。局部红肿严重，并有水疱形成，水疱内可有浆液性液体，局部疼痛较剧，感觉迟钝。如无感染，数天内水疱液体自行吸收，形成黑痂，2 周后症状消失，一般无瘢痕形成。

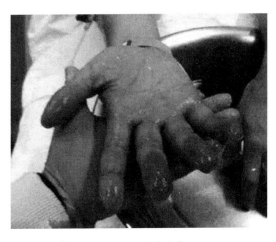

图 6-11　Ⅱ度冻伤

◆ 3. Ⅲ度冻伤

Ⅲ度冻伤如图 6-12 所示，也称腐蚀性冻伤，冻伤累及皮肤全层和皮下组织。局部皮肤呈紫红或紫黑色，感觉障碍或感觉消失，疼痛剧烈，皮温降低，出现血性渗出性水疱，冻伤区全层坏死。一般 4～6 周后出现坏死分界线。创面愈合后有瘢痕形成，并影响功能。

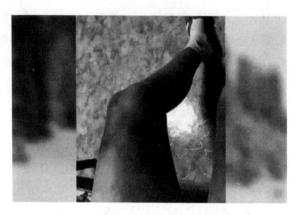

图 6-12　Ⅲ度冻伤

◆ 4. Ⅳ度冻伤

Ⅳ度冻伤的损伤累及肌肉和骨骼。局部完全失去感觉，丧失运动功能，2～3 周出现干性坏死，坏死分界线较迟出现。坏死组织脱落后形成顽固性溃疡。常伴有伤残和功能障碍。

四、冻伤的应急救护

首先应迅速鉴别冻伤部位及程度，确定病情，对于心搏骤停或心跳极度缓慢者，应立即进行人工呼吸及胸外按压。对于批量冻伤患者，应在搜救现场搭建临时帐篷，先将患者转入帐篷保暖，再进行伤情分类，以区分治疗的轻重缓急和后送的先后快慢。

（一）迅速脱离受冻现场

发现冻伤患者后，应迅速把患者转运到温暖避风的环境。搬动时动作要轻，以免对患者造成二次伤害。

（二）合理的温水复温

温水复温是目前最有效的复温方法，应避免使用冰或雪揉搓冻伤部位。复温时，脱掉冻伤患者的衣服和鞋袜，以及可能影响患者血液灌注的紧身衣物或饰品，可以就地取材，化雪烧水，或者使用复温设备，以改善微循环，避免冻伤休克，降低局部或全身并发症的发生率。

局部冻伤部位可用 37℃～42℃温水浸泡 15～30 分钟，水位应高出患部 2～3 厘米，至患部恢复感觉、皮肤颜色恢复至深红或紫红色、组织变软为止。

对于全身冻伤，如果体温低于 20℃，可采用全身浸泡法促进复温，浸泡水温为 35℃～42℃，浸泡至甲床潮红、肢体有温感为止，使体温在 15～30 分钟内恢复正常。

由于复温过程中水温可能很快下降，因此应使用温度计进行水温监测，保证水温在适合范围内。如果现场没有温度计，简易的方法是施救者将手伸入复温的水中 30 秒，保证水温在可耐受范围内，且不引起烫伤。复温过程中，严禁揉搓、按摩冻伤部位，如果鞋靴、袜子与患部冻结在一起，应连同鞋靴、袜子一起浸泡复温，待其融化后再用剪刀将鞋靴、袜子剪掉，不可强行脱下。不易浸泡的冻伤部位，如鼻、面颊、耳郭等，可用约 42℃的湿毛巾进行局部热敷。

（三）保护受冻部位

复温完成后，要保证冻伤部位足够温暖，可用柔软的棉花、软布包裹患部，切忌挤压患部，防止再次冻伤或者造成二次伤害。

（四）冻伤患者转运

根据现场环境和条件，利用一切可以利用的条件进行快速转运，尽可能缩短转运时间，减少路途颠簸。转运工具中应配备供治疗和抢救的器材及药品。转运过程中，若患者出现低氧症状或位于海拔 4000 米以上，可通过面罩或鼻导管给氧，但并不需要常规吸氧，以防氧含量过高，加速冻伤肢体血栓形成。尽量保持患部的体温和洁净，冻伤肢体宜高于心脏平面，以促进血液回流，减缓肢体肿胀。

五、冻伤急救的注意要点

（1）如果手套、鞋袜和患部冻在一起，难以分离，不可强行分离，以免皮肤撕裂，可连同鞋袜、手套一起浸入水中，复温至冻区恢复知觉。

（2）不得用火烤复温。火烤会使冻伤处血管扩张，导致局部需氧量增加，加重冻伤。

（3）不得用雪搓复温。人被冻伤的时候血液循环不好，血管收缩，周围组织是缺血缺氧的，若用雪搓会造成进一步的损伤。

（4）不得用过热的水浸泡，应用温水或接近体温的暖水浸泡，使患部慢慢回温。

（5）如果脚部发生冻伤，尽量不要行走，以免加重对受冻部位的损伤。

（6）如果冻伤发生在户外，救护人员可将冻伤患者的手或脚放进自己的怀中取暖。

（7）如果冻伤患者疼痛剧烈，可服用止痛片。若全身冻伤患者出现心搏骤停，须立刻实施心肺复苏。

第六节 动物咬伤

学习目标

1. 掌握不同动物咬伤的辨别方法与应急处理方式、注意要点。
2. 熟悉不同动物咬伤后的判断和临床表现。
3. 了解动物咬伤的严重程度分级。

一、蛇咬伤

（一）概述

蛇是变温动物，遍布于世界各地，其中毒蛇约有650种，能致命的毒蛇约有200种。我国现有蛇类200多种，其中毒蛇50余种。蛇类大多数喜爱在丘陵、山坡、山涧、溪边、坟地、田野、灌木丛、小河边、塘池、石块堆、草丛中、菜地等地活动或休息。属于冷血动物的蛇在炎热的季节最活跃，因此在夏秋季，人们到以上地方活动时要特别留意，防止被蛇咬伤。

蛇咬伤是一种常见的动物致伤疾病，无毒蛇咬伤主要造成局部损伤，毒蛇咬伤则是毒液从伤口进入人体引起的一种急性全身中毒性疾病。蛇咬伤常发生在夏、秋两季，咬伤部位多为四肢，以下肢最为多见。

（二）判断

◆ 1. 判断是否为蛇咬伤

被蛇咬伤局部有成对或单一的深牙痕，有时伴有成串的牙痕。其他动物也能使人致伤，如蜈蚣咬伤、黄蜂蜇伤，但后者致伤的局部均无典型的蛇伤牙痕，且有各自的特点，如蜈蚣咬伤后局部有横行排列的2个点状牙痕，黄蜂或蝎子蜇伤后局部为单个散在的伤痕。

◆ **2. 判断是否为毒蛇咬伤**

有毒和无毒蛇咬伤牙痕是不一样的，具体如图 6-13 所示。

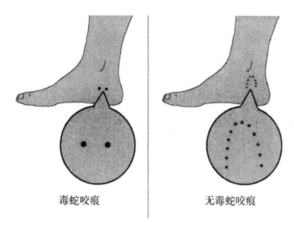

毒蛇咬痕　　　　　　无毒蛇咬痕

图 6-13　有毒和无毒蛇咬伤牙痕

（1）无毒蛇咬伤。

无毒蛇咬伤部位可见两排小锯齿状的牙痕，伴有轻微的疼痛和（或）出血，数分钟内出血可自行停止，疼痛感渐渐消失，局部无明显肿胀、坏死。全身症状不明显，可表现为轻度头晕、恶心、心悸、乏力等，部分患者会有全身过敏表现。

（2）毒蛇咬伤。

毒蛇咬伤后在伤处可留有 2～4 个较大且深的牙痕，且伤口周围明显肿胀，有疼痛或麻木感，局部有瘀斑、水泡或血泡，全身症状也较明显。

◆ **3. 判断是哪种毒蛇咬伤**

准确判断何种毒蛇致伤比较困难，从局部伤口的特点，可初步将神经毒的蛇伤和血液毒的蛇伤区别开来，再根据特有的临床表现并参考牙距及牙痕形态，进一步判断毒蛇的种类。

（三）蛇毒分类与临床表现

毒蛇咬伤的临床表现分为以下四类。

◆ **1. 血液毒**

此类蛇毒成分复杂，包含出血毒素、凝血毒素以及抗凝血毒素，具有多方面的毒性作用，主要累及心血管系统、血液系统、泌尿系统。局部表现为咬伤创口出血不止，肢体肿胀，皮下出血、瘀斑，并可出现血疱、水疱，伤口剧痛难忍。全身表现为各部位出血，如鼻腔、牙龈、尿道、消化道，甚至颅内出血；血管内溶血时有黄疸、酱油样尿，

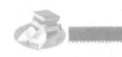

严重者出现急性肾功能衰竭；合并弥散性血管内凝血时，除全身出血外，还会出现皮肤潮冷、口渴、脉速和血压下降等休克表现。

◆ 2. 神经毒

神经毒表现为咬伤创口发麻，疼痛不明显，无明显渗出，常常被忽视。早期症状轻微，1～4小时后可出现头晕、恶心、呕吐、流涎、视物模糊、眼睑下垂、语言不清、肢体软瘫、张口与吞咽困难，引起呼吸肌麻痹，最终可导致急性呼吸衰竭甚至自主呼吸停止。

◆ 3. 细胞毒

细胞毒可导致肢体肿胀、溃烂、坏死，可继发心肌损害、横纹肌溶解、急性肾损伤，甚至多器官功能障碍综合征。

◆ 4. 混合毒

混合毒可表现出两种及两种以上毒素引起的症状，如眼镜王蛇咬伤以神经毒表现为主，合并细胞毒表现；五步蛇咬伤以血液毒和细胞毒表现为主。

（四）严重程度分级

◆ 1. 蛇咬伤临床严重度简易评估

蛇咬伤临床严重度简易评估如表6-3所示。

此方法简便易记、实用性强，适用于急诊医师接诊和临床判断。

表6-3　蛇咬伤临床严重度简易评估

严重程度	临床表现
无中毒	仅有牙痕（"干咬"）
轻度中毒	仅有局部的表现，如疼痛、淤血、非进行性的肿胀
中度中毒	肿胀进行性地发展，有全身症状和体征，实验室检查结果异常
重度中毒	意识改变、呼吸窘迫、血流动力学不稳定/休克等

◆ 2. 蛇咬伤严重度评分量表

蛇咬伤严重度评分量表如表6-4所示。

该评估方法内容详细、客观，广泛应用于各个国家。蛇咬伤严重度评分量表的使用可以减少抗蛇毒血清使用剂量，降低医疗费用。

表 6-4　蛇咬伤严重度评分量表

部位	症状/体征	分值
呼吸系统	无症状/体征	0
	呼吸困难、轻度胸部压迫感、轻度不适。呼吸每分钟 20~25 次	1
	中度呼吸窘迫（呼吸困难，每分钟 26~40 次，动用辅助呼吸机）	2
	发绀、空气不足感、严重呼吸急促或呼吸窘迫/衰竭	3
心血管系统	无症状/体征	0
	心动过速（每分钟 100~125 次），心悸、全身乏力、良性心律失常或高血压	1
	心动过速（每分钟 126~175 次）或低血压（收缩压低于 100 mmHg）	2
	极快心动过速（大于每分钟 175 次）或低血压（收缩压低于 100 mmHg），恶性心律失常或心搏骤停	3
局部创伤	无症状/体征	0
	疼痛，咬伤部位肿胀或瘀斑范围 5~7.5 厘米	1
	疼痛，咬伤部位肿胀或瘀斑范围不超过半个肢体（距咬伤部位 7.5~50 厘米）	2
	疼痛，肿胀或瘀斑超出肢体（距咬伤部位可大于 100 厘米）	4
胃肠道系统	无症状/体征	0
	腹痛、里急后重或恶心	1
	呕吐或腹泻	2
	反复呕吐或腹泻，呕血或便血	3
血液系统	无症状/体征	0
	血参数轻度异常 [PT<20s，APTT<50s，血小板（100~150）×10^9/L，Fib 100~150 mg/L]	1
	凝血参数明显异常 [PT 20~50s，APTT 50~75s，血小板（50~100）×10^9/L，Fib 50~100 mg/L]	2
	凝血参数明显异常 [PT 50~100s，APTT 75~100s，血小板 20~50）×10^9/L，Fib<50 mg/L]	3

注：整体严重程度判断：轻度 0~3 分，中度 4~7 分，重度 8~20 分；PT 为凝血酶原时间；APTT 为活化部分凝血活酶时间；Fib 为纤维蛋白原。

（五）应急救护

蛇咬伤的救治原则包括以下几点：迅速排毒并清理伤口局部蛇毒；争分夺秒剔除威

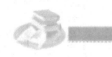

胁生命的因素，维持基本生命功能；尽早使用特异性抗蛇毒血清；防治可能发生的并发症。具体操作步骤如下。

◆ 1. 脱离环境

立即远离被蛇咬的地方，如果蛇咬住不放，可用棍棒或其他工具促使其离开；水中被蛇（如海蛇）咬伤，应立即将伤员移送到岸边或船上，以免发生淹溺。

◆ 2. 记蛇

尽量记住蛇的基本特征，如蛇形、蛇头、蛇体和颜色，有条件的话最好拍摄致伤蛇的照片。现场最好不要企图去捕捉或追打蛇，以免二次被咬。

◆ 3. 保持镇静，先取卧位

伤员立即取卧位，保持镇静，不要惊慌，也不要大声呼叫或奔跑，减少活动，避免加快毒素的吸收和扩散。

◆ 4. 伤口排毒

（1）冲洗蛇咬伤处。用大量清水或肥皂水冲洗伤口及周围皮肤，有条件者再用1∶5000高锰酸钾溶液或3％过氧化氢反复冲洗伤口，以排除伤口内蛇毒及污物。

（2）吸吮毒液。用吸乳器、拔火罐或吸引器于毒蛇咬伤的局部吸取毒液，促使部分毒液排出。

（3）局部降温。伤口处进行局部冷敷，但冷敷使用物不应低于4℃，以免冻伤。

◆ 5. 放低伤口，扎止血带

被蛇咬伤后，如果流血不止，注意放低伤口，避免伤口位置高于心脏。在伤口近心端4～5厘米处用布条、绳、各种系带或止血带由近心端向远心端包扎，以阻断静脉和淋巴回流。包扎时注意松紧合适（以能放入一个手指为宜），压力不足达不到效果，压力过大则可能导致局部组织损伤。每15～30分钟放松止血带1～2分钟，具备系统抢救条件后解除止血带。

◆ 6. 转送

及时送往医院或拨打急救电话，转送途中应保持伤口不高于心脏部位，不宜抬高伤肢。

◆ **7. 复苏**

急救人员到现场急救时，原则上应在伤员健侧肢体建立静脉通道，并留取血标本备检，根据情况给予生命体征监测，必要时给予液体复苏。如伤员有恶心、呕吐症状，应将其置于左侧卧位；密切观察伤员气道和呼吸情况，随时准备复苏，如伤员意识丧失、呼吸心跳停止，立即进行心肺复苏。

（六）注意要点

（1）春秋两季，在野外及夜晚活动的时候，应该穿长袖衣裤、厚靴，并用厚帆布绑好裤腿，戴好帽子。

（2）夜间行走的时候，应该手持电筒照明，并用木棍在前方左右击打草丛，将蛇驱赶走，所谓"打草惊蛇"便是如此。

（3）一旦被蛇咬伤，不可惊慌失措，切勿到处奔跑。

（4）用嘴吸吮伤口排毒时，应确保吸吮者口腔内、嘴唇无破损。

（5）伤员如口渴，可饮用足量的清水，不可饮用酒精类饮料。

二、犬咬伤

（一）概述

犬咬伤是动物致伤中最为常见的类型。犬咬伤是指犬齿咬合、切割人体组织导致的皮肤破损、组织撕裂、出血和感染等损伤。据统计，全世界每年有近亿人被犬咬伤。据不完全统计，我国每年大约有 4000 万人被猫狗咬伤。犬咬伤是狂犬病毒最主要的传播方式，人类中 99％的狂犬病病例是由犬只传播的，还有一小部分是通过野生动物（如狐狸、狼、豺狼、蝙蝠、浣熊、臭鼬或猫鼬等）传播的。

狂犬病是指被感染狂犬病毒的动物如狗、猫等咬伤、抓伤、舔舐伤口或黏膜引起的急性传染病。狂犬病是一种人兽共患疾病。狂犬病临床多以特异性恐风、恐水、咽肌痉挛、进行性瘫痪等为表现，是目前世界上病死率最高的传染病，一旦发病，进展迅速，病死率几乎为 100％，给人类生命健康造成严重威胁。

世界上关于狂犬病的最早记载见于公元前 2300 年以前美索不达米亚（古王国，在今伊拉克境内）的埃什努纳（Eshnunna）法典，该法典关于狂犬病做出了如下规定：如果狗疯了，而且当局已将有关事实告诉其主人，但他却不将狗关在家里，以致狗咬伤一个人并引起死亡，则狗的主人应赔偿 27 个锡克尔（古银币，重约 16 克）；如果狗咬伤了一名奴隶并引起其死亡，则狗的主人应赔偿 15 个锡克尔。我国古籍中有关狂犬病的最早记载见于《左传·襄公十七年》："十一月甲午，国人逐瘈狗。""瘈狗"即疯狗，故在当时狂犬病被称为"瘈咬病"或"疯狗病"。可见我国早在 2500 多年前就已有疯狗（即狂犬病）存在，且当时人们已意识到疯狗对人的伤害极大，并采取了相关措施驱逐疯狗。

目前狂犬病大部分病例发生在亚洲和非洲国家，年死亡病例数约 59000 例。这 10 余年来，我国狂犬病发病率呈逐年下降趋势，报告病例最多的是 2007 年，报告病例 3300 例，而后逐年下降，2020 年报告病例 202 例。

所有哺乳动物均对狂犬病毒易感，狂犬病在自然界的储存宿主动物包括犬、猫等食肉目动物和翼手目动物（蝙蝠）。猪、马、牛、羊、骆驼等家畜非狂犬病储存宿主，但可感染发病，传播狂犬病风险较低。啮齿类和兔形目动物极少感染狂犬病，目前无其导致狂犬病病例的证据。禽类、鱼类、昆虫类、爬行类（如蜥蜴、蛇、龟鳖）等不感染和传播狂犬病。人与人之间的狂犬病毒传播仅偶见于狂犬病感染者作为供体的组织或器官移植。犬是我国狂犬病的主要传染源，约占 95%，其次为猫。鼬獾、红狐、貉、狼是我国重要的野生狂犬病毒宿主和传染源。

（二）病因

被狂犬咬伤后是否发展为狂犬病的影响因素如下。

（1）狂犬病毒进入人体的数量。如果患有狂犬病的狗咬人时处于发病的早期阶段，其唾液中携带的狂犬病毒就比发病后期少，其致病率也相对较低。

（2）咬伤的严重程度。一般来说，伤口小且浅表伤比大面积深度咬伤发病率要低。

（3）多部位咬伤相较于单一部位咬伤，更容易发病，且潜伏期更短。

（4）咬伤后是否对伤口进行正确及时的处理。正确及时的处理是防治狂犬病的第一步，如果伤员及时对狗咬伤口进行正确处理，狂犬病暴露后积极治疗，则能在较大程度上降低狂犬病发病率。

（5）通过黏膜感染发病（即被狂犬舔舐伤口或黏膜）较咬伤皮肤感染发病概率低，而且病例较多呈麻痹型狂犬病。

（6）相较于四肢被咬伤，头、面和颈部等靠近中枢神经系统的部位或周围神经丰富的部位被咬伤的发病率和病死率更高。

（7）抵抗力低下的人较抵抗力强的人更易发病。

（三）临床表现

狂犬病毒感染后经过长短不一的潜伏期后发病，临床过程可分为前驱期、兴奋期、麻痹期三个阶段，最终机体走向死亡。疾病发展是连续的过程，各阶段并不能截然分开。根据临床特点，可将狂犬病分为狂躁型和麻痹型两种，其中狂躁型病例占 80% 以上，麻痹型病例占比不到 20%。此外，尚有部分不典型病例，见于蝙蝠来源的狂犬病。

◆ 1. 潜伏期

潜伏期即从感染到发病无任何症状的时期，通常为 1～3 个月，也可短至数天，极少超过 1 年。潜伏期长短与病毒的数量、毒力和侵入部位的神经分布等因素相关。病毒数量越多、毒力越强、侵入部位神经越丰富、越靠近中枢神经系统，潜伏期就越短。

◆ 2. 前驱期

前驱期一般持续 2～4 天。患者表现出低热、倦怠、乏力、头痛、恶心、全身不适、烦躁、恐惧、易怒、失眠或抑郁等症状。50%～80% 的患者在已愈合的伤口周围出现麻木、发痒、灼热、刺痛等症状或虫爬、蚁走等异常感觉。部分出现叩击性肌肉水肿（叩击部位肌肉耸起）。

◆ 3. 兴奋期

兴奋期一般持续 1～3 天。此时患者表现为恐水、怕风、极度恐惧，在水、风、声音的刺激下出现咽喉肌痉挛。恐水是狂犬病最具特征性的临床表现，33%～50% 的患者会出现恐水症状，表现为咽喉部不适或吞咽困难，在吞咽口水或尝试饮水时出现无法控制的咽喉肌痉挛，甚至在看到水或听到流水声时也可引发咽喉肌痉挛。咽喉肌痉挛发作时可导致窒息和呼吸停止。约 50% 的患者可表现为极度兴奋、易激惹和攻击行为，严重失眠或睡眠丧失。部分患者可出现全身肌肉阵发性抽搐，部分表现为构音障碍、复视或眩晕。约 25% 的患者出现自主神经功能紊乱，如流涎、流泪、多汗、身上起"鸡皮疙瘩"、瞳孔扩大、排尿排便困难、高热与低温交替、心律失常和心肌炎。少数患者表现为异常的性兴奋。

◆ 4. 麻痹期

麻痹期一般持续 6～18 小时。患者在兴奋期之后逐渐进入安静状态，此时意识障碍逐渐加深，表现为昏睡或昏迷，咽喉肌痉挛停止，全身肌肉出现逐渐加重的弛缓性瘫痪。

◆ 5. 死亡

呼吸肌麻痹可导致中枢性呼吸衰竭、血压下降和严重的心律失常，引起呼吸心跳停止进而死亡。如无生命支持治疗，绝大多数患者在首次出现临床症状的 7～14 天死亡。

（四）狂犬病暴露程度

我国采用世界卫生组织推荐的狂犬病暴露程度分级方式，将狂犬病暴露程度分为三个等级（见表 6-5）。

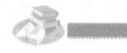

表 6-5　狂犬病暴露等级

暴露等级	与动物接触的亲密程度	采取措施
Ⅰ级	触摸或喂养动物，动物舔触的皮肤完整无损	不需要进行任何处理
Ⅱ级	皮肤被轻咬或者仅有轻微抓伤而无出血（皮肤有破损）	立即处理伤口，并接种狂犬疫苗
Ⅲ级	单处或多处贯穿性皮肤咬伤或抓伤（伤口较深）；动物舔触处的皮肤有破损；黏膜被动物体液污染；与蝙蝠接触	立即处理伤口并接种疫苗和注射狂犬病免疫球蛋白

◆ **1. Ⅰ级暴露**

仅接触或喂养犬类，或者完好的皮肤被犬类舔触。评估为Ⅰ级暴露者无须进行特殊处理。

◆ **2. Ⅱ级暴露**

裸露的皮肤被犬类轻咬，或者被犬类轻微抓伤、擦伤，无出血。评估为Ⅱ级暴露者应立即进行清洗、消毒等伤口处理，并接种狂犬疫苗。如果有效伤口较小，无法用肉眼判断，可通过酒精刺激法进行判断，即用酒精棉球擦拭暴露区域，如出现刺激疼痛则判定为Ⅱ级，无疼痛则判定为Ⅰ级。对于特殊类型的Ⅱ级暴露者，如暴露区域位于头面颈部且无法确定犬类健康状况时，按照Ⅲ级暴露处置规范进行处理。

◆ **3. Ⅲ级暴露**

Ⅲ级暴露即皮肤单处或多处被犬类贯穿性咬伤或抓伤，或者破损皮肤被犬类舔触，或皮表开放性伤口、黏膜被犬类体液污染，或者与蝙蝠接触。发生在头、面、颈部、手部和外生殖器的咬伤均属于Ⅲ级暴露，因为这些部位神经丰富。这时候应立即处理伤口，并接种狂犬疫苗和注射狂犬病免疫球蛋白。

（五）应急处置流程

狂犬病暴露后的应急处置流程如图 6-14 所示。

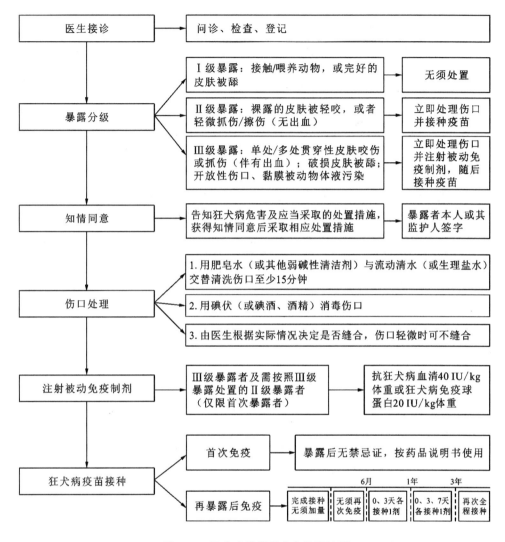

图 6-14 狂犬病暴露后应急处置流程

◆ **1. 医生接诊**

医生首先详细检查患者身上伤口数量及部位，并做好记录。

◆ **2. 暴露分级**

根据初步观察，判断患者属于Ⅰ级暴露、Ⅱ级暴露还是Ⅲ级暴露，以有针对性地采取相关措施。

◆ 3. 知情同意

医生告诉患者狂犬病的危害及应当采取的处置措施，获得患者知情同意后采取相应处置措施。

◆ 4. 伤口处理

局部处理伤口越早越好。可用肥皂水（或其他弱碱性清洁剂）与流动清水（或生理盐水）交替冲洗伤口至少 15 分钟，将伤口内的异物、病菌等冲洗掉，减少病毒残留量。也可以用碘伏（或碘酒、酒精）对伤口进行消毒处理。如用无菌肥皂水进行伤口冲洗，须对以伤口为圆心、半径 15 厘米的皮肤进行清洗、消毒，一般清洗 2～3 次。注意不包扎伤口，应暴露伤口。对于污染严重和就诊延迟（超过 6 小时）的伤口，建议冲洗的同时用无菌棉球或无菌纱布擦拭创面，以利于更彻底地清除创面表面附着的污染物。医生根据实际情况决定伤口是否需要缝合。

◆ 5. 注射被动免疫制剂

狂犬病被动免疫制剂即狂犬病免疫球蛋白，按体重计算注射量，在伤口周围进行局部注射。狂犬病免疫球蛋白是在发生狂犬病毒Ⅲ级暴露（或需按照Ⅲ级暴露处置的Ⅱ级暴露）后，为避免窗口期（即接种狂犬疫苗但机体尚未产生保护性抗体的时期）发生狂犬病毒感染而注射的被动免疫制剂。

狂犬病免疫球蛋白需要根据接种者体重进行计量，每公斤体重需注射 20 个国际单位狂犬病免疫球蛋白或 40 个国际单位抗狂犬病血清。

◆ 6. 狂犬病疫苗接种

按照规定的接种程序，及时、全程、足量接种狂犬病疫苗。接种时间越早越好。接触狂犬病毒并且从未接种狂犬病疫苗的人应该接种 4 个剂量的狂犬疫苗：立即接种第一个剂量，然后第 3 天、第 7 天和第 14 天分别接种剩余的剂量。在接种首剂量时，还应同时接种一剂量狂犬病免疫球蛋白。之前已接种的人应接种 2 个剂量的狂犬疫苗：立即接种第一个剂量，然后第 3 天接种第 2 针；没有必要接种狂犬病免疫球蛋白。

（六）注意要点

（1）被犬类咬伤，为Ⅱ级或Ⅲ级暴露的要第一时间采取急救措施，包括用肥皂和清水立即彻底冲洗伤口至少 15 分钟，用碘酒等对伤口进行消毒，并在第一时间（动物咬伤 24 小时内）进行狂犬疫苗的接种。

（2）伤口清洗后，除极大的伤口需要止血外，一般不予包扎。

（3）一旦怀疑有狂犬病毒感染风险，一定要及时前往医院进行彻底的伤口处理并注射狂犬疫苗和破伤风针。

（4）狂犬病预后差、死亡率高，一定要加强预防，并教育儿童不要随意接近、抚摸或挑逗猫、犬等动物。

（5）正准备接种其他疫苗的儿童也可正常接种狂犬疫苗，但应优先接种狂犬疫苗。孕妇也可接种狂犬疫苗，狂犬疫苗不会对孕妇或胎儿造成影响。

（6）狂犬病的死亡率高达99％，并且目前暂无有效的治疗药物，因此，狂犬病的预防尤为重要。

（7）即使宠物犬每年按时注射狂犬疫苗，疫苗对其的保护率也并非100％，所以宠物饲养者被自家宠物犬咬伤后，如果为Ⅱ级或Ⅲ级暴露仍需接种疫苗。

（8）在接种狂犬疫苗期间再次被犬类咬伤，则继续按原有程序完成接种，无须加大剂量；完全接种后半年内再次被犬类咬伤，无须再次接种；完全接种后0.5～1年内再次被咬伤，应于第1天（接种当天）、第4天各接种一针疫苗；完全接种后1～3年内再次被咬，于第1天、第5天、第8天各接种1针；超过3年应全部重新接种狂犬疫苗。

第七节　急性中毒

 学习目标

1. 掌握急性中毒的途径分类。
2. 熟悉急性中毒的病因、特征性临床表现、常见毒物。
3. 了解急性中毒的定义。

一、定义

中毒是指有毒化学物质进入人体后，损害人体某些组织和器官的生理功能或组织结构，从而引起一系列症状体征。其中，大量或毒性较剧的毒物突然进入人体，迅速引起症状，甚至危及生命的称为急性中毒；长时间接触少量毒物可引起慢性中毒；亚急性中毒介于急、慢性中毒之间。急性中毒具有发病急、症状严重、变化迅速的特点，如不及时治疗可危及生命。

二、病因

（一）职业性中毒

在生产过程中，如果不注意劳动保护，接触有毒的原料、中间产物或成品，可发生急性中毒；在保管、使用和运输方面，如不遵守安全防护制度，也可发生急性中毒。

（二）生活性中毒

在日常生活中，误食或意外接触毒物、用药过量、自杀或谋害等情况下，过量毒物进入人体可引起急性中毒。

三、急性中毒的途径

（一）经呼吸道吸入

经呼吸道吸入引发的急性中毒多源于气态或挥发性毒物。由于肺泡表面积大，毛细血管丰富，有毒物质吸入后被迅速吸收，这也是气体中毒的特点。经呼吸道吸入引发的急性中毒有一氧化碳中毒、有机磷农药中毒等。

（二）经消化道吸收

液态或固态的毒物污染手或食物后，可随食物进入消化道，或者意外误食有毒物质、过量服用药物等，使得毒物由消化道吸收。经消化道吸收引发的急性中毒有食物中毒、药物误服中毒、灭鼠或杀虫剂中毒等。

（三）经皮肤、黏膜吸收

有些毒物可直接通过污染的衣服经皮肤吸收，一些脂溶性毒物（有机磷农药）可穿透表皮到达真皮层，被血管和淋巴管吸收。毒物经黏膜吸收较快，多与呼吸道吸收中毒同时发生。经皮肤、黏膜吸收引发的急性中毒有穿着经农药污染的衣服、蜂蜇伤、虫及其他动物咬伤等。

（四）经静脉和肌内注射

此途径多由误注药物所致，有些药物经静脉或肌内注射进入人体，引起机体过敏或急性中毒。

（五）经创面或创口吸收

如果大面积创伤用药或保护不当，可经创面或创口吸收引起急性中毒。

四、常见毒物

有毒物质品种繁多，按其使用范围和用途可分为以下几种。

◆ 1. 工业性毒物

工业性毒物包括工业原材料，如化学溶剂、油漆、重金属汽油、氯气、氰化物、甲醇、硫化氢等。

◆ 2. 农业性毒物

农业性毒物包括有机磷农药、化学除草剂、灭鼠药、化肥等。

◆ 3. 药物过量中毒

许多药物（包括中药）过量可导致中毒，如抗癫痫药（如地高辛）、退热药、麻醉镇静药、抗心律失常药等。

◆ 4. 动物性毒物

动物性毒物如毒蛇、蜈蚣、蜂类、蝎、蜘蛛、河豚、新鲜海蜇等。

◆ 5. 食物性毒物

食物性毒物包括过期或霉变食品、腐败变质食物、有毒的食品添加剂。

◆ 6. 植物性毒物

植物性毒物如野蕈类、乌头、白果等。

◆ 7. 其他

除了上述有毒物质品种，还有强酸强碱、一氧化碳、化妆品、洗涤剂等。

五、急性中毒特征性临床表现

急性中毒常侵犯多种器官，不同的毒物侵犯的器官不一。急性中毒常有其特征性临床表现，现将具有这些特征的常见毒物总结如下。

◆ **1. 呼气、呕吐物和体表的气味**

（1）蒜臭味：有机磷农药、磷。

（2）酒味：酒精及其他醇类化合物。

（3）苦杏仁味：氰化物及含氰苷果仁。

（4）尿味：氨水、硝酸铵。

（5）其他有特殊气味的毒物：汽油、煤油、苯、硝基苯。

◆ **2. 皮肤黏膜或面部**

（1）樱桃红：氰化物、一氧化碳。

（2）潮红：酒精、抗胆碱药（含曼陀罗类）。

（3）发绀：亚硝酸盐、苯的氨基化合物、硝基化合物。

（4）多汗：有机磷毒物、毒蕈、解热镇痛剂。

（5）无汗：抗胆碱药。

（6）牙痕：毒蛇、毒虫咬蜇。

（7）瞳孔缩小：有机磷农药、阿片类。

（8）瞳孔扩大：抗胆碱药、苯丙胺类、可卡因。

（9）视力障碍：有机磷农药、甲醇、肉毒毒素。

（10）流涎：有机磷农药、毒蕈。

（11）口干：抗胆碱药、苯丙胺类。

◆ **3. 神经系统**

（1）嗜睡、昏迷：镇静催眠药、抗组胺药、抗抑郁药、醇类、阿片类、有机磷农药、有机溶剂等。

（2）抽搐惊厥：毒鼠强、氟乙酰胺、有机磷农药、氯化烃类、氰化物、肼类（如异烟肼）、士的宁。

（3）肌肉颤动：有机磷农药、毒扁豆碱。

（4）谵妄：抗胆碱药。

（5）瘫痪：肉毒毒素、可溶性钡盐。

◆ 4. 消化系统

（1）呕吐：有机磷农药、毒蘑。

（2）腹绞痛：有机磷农药、毒蘑、巴豆、砷和汞化合物、腐蚀性毒物。

（3）腹泻：毒蘑、砷和汞化合物、巴豆、蓖麻子。

◆ 5. 循环系统

（1）心动过速：抗胆碱药、拟肾上腺素药、醇类。

（2）心动过缓：有机磷农药、毒蘑、乌头、可溶性钡盐、洋地黄类、β 受体阻滞剂、钙通道阻滞剂。

（3）血压升高：苯丙胺类、拟肾上腺素药。

（4）血压下降：亚硝酸盐类、各种降压药。

◆ 6. 呼吸系统

（1）呼吸减慢：阿片类、镇静催眠药。

（2）哮喘：刺激性气体、有机磷农药。

（3）肺水肿：刺激性气体、有机磷农药。

六、急性镇静催眠药中毒

（一）急性镇静催眠药中毒的定义

镇静催眠药是中枢神经系统抑制药，具有镇静、催眠和抗惊厥等作用。目前临床上广泛应用的镇静催眠药物包括苯二氮䓬类（如地西泮）、巴比妥类（如苯巴比妥）、抗癫痫类（如苯妥英钠）等。该类药在小剂量服用时可使人处于安静或嗜睡状态，称镇静药；引起类似正常睡眠状态的药物称催眠药，大剂量催眠药还可产生麻醉作用。一次服用或静脉注射大量镇静催眠药物可引起急性药物中毒，主要临床表现为中枢神经系统抑制，可造成身体损害甚至导致死亡。

（二）病因

急性镇静催眠药中毒的主要原因是误服、自杀以及临床上一次应用剂量过大。镇静催眠药包括苯二氮䓬类、巴比妥类、非巴比妥非苯二氮䓬类和吩噻嗪类。其中，巴比妥类是早期应用的主要镇静催眠药，近年来苯二氮䓬类发展迅速。与其他镇静催眠药相比，苯二氮䓬类药物具有选择性高、安全范围大、对呼吸抑制小、不影响肝药酶活性且长期应用后耐药性和依赖性的发生率相对较低等优点,目前几乎取代了大部分其他镇静催眠药。因此,急性镇静催眠药中毒最常见的类型为苯二氮䓬类药物中毒。

（三）临床表现

◆ 1. 中枢神经系统症状

（1）镇静催眠药。轻度中毒者可出现头痛、头晕、乏力、动作不协调、语言不流利、视物模糊、皮肤湿冷有汗、脉率快、嗜睡等症状;重度中毒者出现昏睡、昏迷、血压下降、发绀等症状,同时角膜反射、瞳孔反射、咽及喉反射消失。

（2）抗精神失常药。轻度中毒者可出现烦躁不安或昏睡等症状;严重中毒者出现昏迷、瞳孔缩小、大小便失禁、震颤及全身阵发性抽搐等症状,大多体温降低。

◆ 2. 呼吸系统症状

呼吸浅而慢、胸闷、心悸、发绀,严重时呼吸骤停。

◆ 3. 心血管系统症状

脉搏增快,血压下降,皮肤苍白,湿冷有汗,尿量减少,严重时心搏骤停。

◆ 4. 过低体温

常见于深度昏迷者,并伴有心律失常,如心室颤动。

（四）应急救护

◆ 1. 判断

通过判断患者的呼吸、脉搏、意识、血压等,评估其生命体征是否平稳。若患者经消化道中毒,且神志清醒,可用手指刺激其咽喉部催吐。

◆ 2. 心肺复苏

若患者神志不清,但呼吸和脉搏正常,可让其平卧或侧卧,注意保持其呼吸道通畅,并注意保持温暖、安静,减少刺激。

若患者丧失意识、呼吸停止或叹息样呼吸、脉搏消失,立即施行心肺复苏。

◆ 3. 开放气道

若患者呼吸困难,应及时清除其口鼻分泌物,使其头部后仰打开气道。

◆ **4. 呼叫急救**

立即拨打急救电话，尽快送医院治疗。同时搜集可疑的药物、药瓶及呕吐物，以协助医生诊断。

（五）注意要点

（1）服药期间不宜饮酒。酒后服用镇静催眠药，可能使人反应迟钝、昏睡，甚至昏迷。治疗期间如果需要服用其他药物，应告知医师正在服用镇静催眠药的品种及剂量。

（2）服用镇静催眠药物后，常见药效残留，会引起反应力、注意力的下降，因此，服药期间不宜从事车辆驾驶、高空作业等工作。

（3）镇静催眠药物常见的不良反应包括嗜睡、头晕、平衡能力下降等。因此，老年患者服药期间应小心活动，避免摔伤。

（4）不可自行增加镇静催眠药物剂量或私自停止用药，应该遵循医生的建议。

（5）关注老年人的药物管理，如注意药品分类、及时处理过期药物，给药瓶标注放大的药名和用量，防止误服。

（6）对于有自杀倾向的患者，家属应该 24 小时陪伴，加强药物管理。

（7）注意纾解精神心理压力，学会自我排压，必要时可寻求心理医生的帮助。

七、一氧化碳中毒

（一）概述

一氧化碳是一种无色、无味的气体，不易察觉，是含碳物质燃烧不完全时的产物。人体的血红蛋白与一氧化碳的结合能力很强，是与氧气结合能力的 200～300 倍。所以，人一旦吸入一氧化碳，氧气便失去了与血红蛋白结合的机会。一氧化碳与血红蛋白结合后，形成碳氧血红蛋白，使血红蛋白丧失携氧的能力和作用，造成组织窒息。一氧化碳对全身的组织细胞均有毒性作用，对大脑皮质的影响尤其严重。由于支配人体运动的大脑皮质最先受到麻痹损害，所以当人们意识到自己发生一氧化碳中毒时，往往手脚已不听使唤，难以进行有效的自救。

（二）病因

一氧化碳是最常见的窒息性气体，在生产和生活中，含碳物质燃烧不完全时，就可产生一氧化碳。

◆ **1. 生产性中毒**

某些行业的从业人员在生产过程中要接触一氧化碳，比如：冶金工业的炼焦、炼钢、炼铁；矿山工业的煤矿采掘爆破；化学工业的合成氨生产、甲醇制造、甲醛制取、光气合成、羰基金属制造；碳素厂的石墨电极制造；建材工业的耐火材料、玻璃、砖瓦陶瓷等制造及煤制气等作业。据统计，生产性中毒的发生以小化肥厂和钢铁企业较为多见。

◆ **2. 生活性中毒**

家用煤炉排烟不畅是生活中一氧化碳中毒最常见的原因，多发生于冬季。人们用煤炭、家用煤气、液化石油气、煤油、柴油、沼气、柴草、木炭等作燃料烹调、取暖、沐浴时，因通风不良、烟囱堵塞、倒烟和排气管漏气等，室内氧气不足，大量一氧化碳积聚于室内致中毒。其中，将无排烟管的煤炉、炭盆置于不通风的室内过夜和燃气热水器质量低劣、安装使用不当，产生的中毒事故最为多见。此外，尚有少数系故意放煤气、汽车废气（主要成分为一氧化碳）自杀或他杀；夏季车子开空调时，如果把车停在车库，开着空调在车上打盹儿，即便开着窗子也很可能发生一氧化碳中毒。

（三）临床表现

急性一氧化碳中毒的症状与血液中的碳氧血红蛋白（CoHb）浓度有密切关系，而血液中的 CoHb 浓度又与空气中一氧化碳的浓度及吸入时间密切相关，同时也与患者中毒前的健康状况有关。根据中毒严重程度，可以将一氧化碳中毒分为轻度、中度、重度。

◆ **1. 轻度中毒**

血液中 CoHb 浓度为 10%～30%。患者表现出头晕、头痛、乏力、眩晕、耳鸣、恶心、呕吐、心悸、颞部搏动感等症状，甚至有短暂的晕厥。如能脱离中毒现场，吸入新鲜空气或氧气，症状可迅速消失。

◆ **2. 中度中毒**

血液中 CoHb 浓度为 30%～50%。患者除上述轻度中毒症状加重外，还可见面色潮红、口唇呈樱桃红色、脉搏加快、多汗、烦躁、乏力明显、移步困难或不稳、意识模糊，以至呼救及逃避均困难，甚至昏迷。但如及时脱离中毒现场，积极治疗，则昏迷时间不长，一般数小时后可清醒，继续治疗数日可恢复，且无明显并发症和严重后遗症。

◆ **3. 重度中毒**

血液中 CoHb 浓度高于 50%。常由短时间吸入高浓度一氧化碳所致，中毒者呈深昏迷状态，各种反射消失。部分中毒者表现为去大脑皮质状态（睁眼昏迷）、体温升高、呼吸频率快、严重时呼吸衰竭，脉搏快而弱，血压下降。如果空气中一氧化碳浓度很高，患者可在几次深呼吸后突然发生昏迷、惊厥、呼吸困难甚至呼吸麻痹，称为"闪电样中毒"。

重度中毒者常出现以下并发症：吸入性肺炎和肺水肿；心肌损害，出现心律失常，偶尔可发生心肌梗死；皮肤水疱，多见于昏迷时肢体受压迫的部位，该部位肌肉血液供给受阻而导致压迫性肌肉坏死；急性肾衰竭，坏死肌肉释放的肌球蛋白可引起急性肾小管坏死；脑局灶性损伤，出现锥体系或锥体外系损害体征；上消化道出血。

（四）应急救护

（1）评估现场是否安全，排除险情，做好自我保护。当发现室内有大量煤气泄漏时，救护员应用湿毛巾捂住口鼻，迅速关闭煤气总阀，开启门窗，严禁在一氧化碳中毒现场拨打电话、点火和开启照明设备等，以免引起爆炸。

（2）迅速将中毒者转移到通风良好、空气新鲜处。

（3）中毒者应安静休息，避免活动后加重心、肺负担及增加氧的消耗量。松解衣扣，保持呼吸道通畅，清洁口鼻分泌物。在最短时间内检查中毒者呼吸、脉搏、血压情况，根据伤情进行紧急处理。

（4）呼叫急救电话或社区医生前来急救。

（5）对于情况较好的中毒者，注意其保暖工作，并给其含糖、盐等的热饮料，有条件的话可吸氧。

（6）对于丧失意识的中毒者，要注意保持其气道开放，必要时进行人工呼吸。

（7）对呼吸、心搏骤停的中毒者立即实施心肺复苏。

（8）呼叫煤气公司排除故障。

（五）日常防护一氧化碳中毒要点

（1）定期检查煤气有无泄漏，安装是否合理，燃气灶具有无故障，并确保使用方法正确。

（2）燃气热水器应该与浴池分室而建，并经常检查煤气与热水器连接管线是否完好；冬天沐浴时浴室门窗不要紧闭，洗浴时间不要过长。

（3）避免在密闭的空间烤火取暖。

（4）开车时，不要让发动机长时间空转；车在停驶时，不要过久地开放空调；即使是在行驶途中，也应经常打开车窗，让车内外空气产生对流。驾驶或乘坐空调车如感到头晕、头发沉、四肢无力，及时开窗呼吸新鲜空气。

（5）如果闻到家里有煤气味，应该迅速打开门窗，并检查有无煤气泄漏，切勿点火、开灯，也不要在附近打电话。

（6）注意定期检查煤气的橡胶管是否松动、老化、破损或被虫咬。

（7）有条件者可以在可能产生一氧化碳的地方安装一氧化碳报警器。

八、急性酒精中毒

（一）概述

急性酒精中毒俗称醉酒，是指患者一次饮用过量酒精或酒类饮料引起的中枢神经系统由兴奋转为抑制的状态。由过量饮酒导致的酒精中毒是一种常见的疾病，可引起全身各脏器的代谢与功能异常。

（二）病因

一次饮入过量酒精或酒类饮料可引起急性酒精中毒。酒中的有效成分是乙醇，俗称酒精，这是一种无色、易燃、易挥发的液体，具有醇香气味，能与水和大多数有机溶剂混溶。乙醇可用作工业溶剂。饮用酒是含乙醇的饮料，谷类或水果发酵制成的酒含乙醇浓度较低，以容量浓度（L/L）计，啤酒为 3％～5％，黄酒为 12％～15％，葡萄酒为 10％～25％；蒸馏形成的烈性酒，如白酒、白兰地、威士忌等，为 40％～60％。

（三）临床表现

急性酒精中毒可引起中枢神经系统抑制，症状与饮酒量、血乙醇浓度以及个人耐受性有关。临床上大致将急性酒精中毒分为三期。

◆ 1. 兴奋期

当血中乙醇浓度达每升 500 毫克时，出现头晕乏力、自控力丧失、自感欣快、语言增多、情绪不稳、易感情用事、颜面潮红或苍白等症状，呼气有乙醇味。

◆ 2. 共济失调期

当血中乙醇浓度为每升 500～1500 毫克时，出现动作不协调、步态蹒跚、语无伦次、眼球震颤、躁动、恶心、呕吐、疲倦等症状。

◆ 3. 昏迷期

当血中乙醇浓度达到每升 2500 毫克时，出现沉睡、颜面苍白、皮肤湿冷、口唇发绀、体温下降等症状，并可由呕吐物引起窒息。当血中乙醇浓度达到每升 4000 毫克时，可出现深昏迷、心跳加快、大小便失禁、血压下降、呼吸变慢等症状，严重者呼吸麻痹、呼吸衰竭，甚至死亡。

酒醉醒后可有头痛、头晕、无力、恶心、震颤等症状。上述临床表现见于对酒精尚无耐受性者，如已有耐受性，症状可能较轻。

（四）紧急救护

（1）尽快催吐，清除毒物。酒精中毒发生后，患者要尽可能吐出胃里的酒精。

（2）多喝温开水。可以准备适量的温开水，加入适当盐和蜂蜜水，这样不但能够保证患者体内能量平衡，还能够起到稀释酒精的作用。

（3）服用维生素。患者也可以服用维生素 B1 和维生素 E 来促进酒精的分解。

（4）酒精中毒较重者，立即拨打急救电话寻求专业医疗帮助。

九、细菌性食物中毒

（一）概述

食物中毒是指因患者所进食物被细菌或细菌毒素污染，或食物含有毒素而引起的急性中毒性疾病。根据病因不同，食物中毒可有不同的临床表现。食物中毒可以分为以下四种，即化学性食物中毒，细菌性食物中毒，黄曲霉素、霉菌毒素与霉变食品中毒，有毒动植物中毒。细菌性食物中毒多由进食被细菌污染过的食物而发病，致病菌种类较多，最常见的是沙门氏菌属引起的中毒，以炎热的夏季最为常见。常在短时间内出现大批中毒者。

食物中毒既不包括因暴饮暴食引起的急性胃肠炎、食源性肠道传染病（如伤寒）和寄生虫病（如囊虫病），也不包括因一次性大量或者长期少量摄入某些有毒有害物质而引起的以慢性毒性为主要特征（如致畸、致癌、致突变）的疾病。

（二）细菌性食物中毒的特征

细菌性食物中毒一般具有暴发性、同源性和同发性、季节性、无传染性等特征。

◆ 1. 暴发性

食物中毒起病急、潜伏期短，一般几分钟到几小时即可发病，食入有毒食物后于短时间内几乎同时出现一批中毒者，来势凶猛，很快形成高峰，具有暴发性。

◆ 2. 同源性和同发性

食物中毒与食用某种相同食物有明显关系，几乎同时出现相似症状，且症状以急性胃肠道症状为主。

◆ 3. 季节性

夏秋季多发生细菌性和有毒动植物食物中毒，冬春季多发生肉毒中毒和亚硝酸盐中毒等。

◆ 4. 无传染性

食物中毒不会引起人与人之间的直接传染。

（三）临床表现

细菌性食物中毒者常在进食后半小时或数小时（大多不超过 24 小时），出现以恶心、呕吐、腹痛、腹泻等为主的急性胃肠炎症状。呕吐物为食物残渣，脐周疼，腹泻，大便一日数次至数十次不等。中毒严重者可因剧烈吐、泻造成脱水、酸中毒、休克、呼吸衰竭而危及生命。根据病因不同，细菌性食物中毒可有不同的临床表现。

◆ 1. 胃肠型食物中毒

胃肠型食物中毒多见于气温较高、细菌易在食物中生长繁殖的夏秋季节，以恶心、呕吐、腹痛、腹泻等急性胃肠炎症状为主要特征。

◆ 2. 葡萄球菌性食物中毒

葡萄球菌性食物中毒是由于进食被金黄色葡萄球菌及其产生的肠毒素所污染的食物而引起的一种急性疾病。引起葡萄球菌性食物中毒的常见食品有淀粉类（如剩饭、粥、米面等）、牛乳及乳制品、鱼肉、蛋类等。被污染的食物在 20℃～22℃的室温下搁置 5 小时以上时，病菌会大量繁殖并产生肠毒素。此毒素耐热性很强，经加热煮沸 30 分钟，仍可保持其毒力而致病。葡萄球菌性食物中毒以夏秋季为多。

◆ 3. 副溶血性弧菌食物中毒

副溶血性弧菌食物中毒是由于食用被副溶血性弧菌污染的食品或者食用含有该菌的食品而引起急性、亚急性疾病。副溶血性弧菌是常见的食物中毒病原菌，在细菌性食物中毒中占有相当大的比例，临床上以胃肠道症状，如恶心、呕吐、腹痛、腹泻及水样便等为主要症状。该菌引起的食物中毒具有暴发起病（同一时间、同一区域、相同或相似症状、同一污染食物）、潜伏期短（数小时至数天）、有一定季节性（多为夏秋季节）等细菌性食物中毒的常见特点。

4. 变形杆菌食物中毒

变形杆菌食物中毒是由摄入大量变形杆菌污染的食物所致，属条件致病菌引起的食物中毒。变形杆菌是革兰氏阴性杆菌，根据生化反应的不同可分为普通变形杆菌与奇异变形杆菌，有100多个血清型。大量变形杆菌在人体内生长繁殖，并产生肠毒素，可引致食物中毒。变形杆菌食物中毒在夏秋季节发病率较高，临床表现为胃肠炎型及过敏型。胃肠炎型起病急，主要表现为恶心、呕吐、腹痛、头痛、头晕、水样便、带黏液、恶臭、无脓血，一天腹泻十余次，全身中毒症状轻，一些患者伴有发热、畏寒症状，严重者会脱水或休克；过敏型主要表现为皮肤潮红，以面部、颈部、胸部最为明显，呈酒醉样面容，头痛，偶尔出现荨麻疹样皮疹，伴瘙痒。

（四）应急救护

细菌性食物中毒的紧急救治办法主要为催吐、洗胃、导泻、解毒，鼓励中毒者多饮水，尤其是含盐饮料或淡盐水，以及时补充体内丢失的水分和电解质。

1. 催吐

如果中毒者中毒不久（通常在食入毒物1～2小时内），且无明显呕吐症状，可采用催吐的方法。为防止吐出来的东西被误吸入气道，要采取身体前倾头低位，用干净的手指刺激舌根部，也可用筷子、汤勺等包裹软布后刺激中毒者舌根部，引起恶心呕吐反射。催吐可反复进行，直至毒物排出。

如果中毒者已经昏迷，则禁止催吐，以防窒息。

2. 洗胃

对于重症中毒者应及时送往医院，由医务人员进行洗胃，防止毒物吸收。

3. 导泻

服用泻药，促使受污染的食物尽快排出体内。如果食入毒物超过2小时，且精神尚好，则可服用泻药，促使含毒食物尽快排出。但如果中毒者已出现由中毒引起的严重腹泻，则不能使用此法。

4. 解毒

利用各种食物的特性来减轻中毒症状或解毒。

◆ **5. 补液、抗炎、抗休克**

对于腹泻频繁、脱水严重的中毒者，应补充液体、电解质，进行抗休克治疗；对于腹痛明显的中毒者，可采取解痉、镇痛措施。

在应急救护过程中需要注意以下两点：一是如果中毒者脱水严重、精神萎靡、发热、出冷汗、面色苍白甚至休克，要让其平卧并抬高双脚，以保证脏器的血液循环；二是保留好中毒者吃剩的食品，并带到医院，便于医生确认中毒原因。

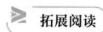 拓展阅读

细菌性食物中毒预防要点

1. 选购新鲜、安全的食材

选择储藏条件较好、符合卫生要求的正规商场、超市和市场，购买感官正常的食品或食品原料，买前观察其是否新鲜，是否在保质期内，包装是否完整无损等。对于需要冷藏或冷冻保存的食品尤其要注意看其是否符合相应的条件（一般冷藏温度为 0～4℃、冷冻温度为－18℃以下）。

2. 彻底加热食物

食用熟肉类制品、牛奶、豆浆、扁豆等食物，注意彻底加热，各个加工环节的温度都要超过 80℃，将食品烧熟煮透，杀灭病原体及植物中原本含有的各类毒素。例如，四季豆类食品要翻炒均匀、煮熟、焖透；加工好的熟食应当在 2 小时内食用，超过 2 小时的要在充分加热后方可食用。

3. 注意妥善储存食物

（1）夏季或天气炎热时需要将食物温度保持在 60℃以上或者 10℃以下。需要冷藏或冷冻的食品，购买后尽快放入冰箱保存，避免在室温下暴露时间过长导致腐烂变质。

（2）储存食物时，注意将生食和熟食分开放置，将新鲜的食物与剩余的食物分开来放。冰冻的肉类和禽类在烹调前应彻底化冻，再充分均匀加热，煮透方可食用，已化冻的肉禽及鱼类不宜再次冷冻保存。熟食制品在冷藏过程中，要尽量做到避光、断氧、不被重复污染，这样的储存方式冷藏效果更好。

（3）冰箱内存放食品不宜过满，还要定期除霜。

（4）瓶装、罐装、利乐纸盒、真空包装等包装的食品，即开即用，开启后应及时冷藏且不宜久存。

（5）烹调好的食物在室温下存放的时间不要超过 2 小时；剩菜、剩饭等要及时冷藏，

冷藏时最好用保鲜膜包好，冷藏时间不宜超过 24 小时，再次食用前要彻底加热，并确认无变质后方可食用。

（6）冰箱中储存的熟食制品时间不宜过长，防止致病性细菌大量繁殖导致人们进食后引起食物中毒。

4. 少吃路边摊，尤其是肉类

尽量不要在路边小摊购买肉制品尤其是散装肉制品，路边小摊卫生条件差，肉制品沾染细菌的机会更大，且路边摊所贩卖的肉类和其他食物大多不在冷藏设备中保存，保质保鲜时间短，质量无法保证。

5. 养成良好的卫生习惯

讲究环境卫生、食品卫生和个人卫生，注意家庭室内外的清洁卫生。不喝生水，不吃生冷食物，饭前便后洗手，外出不便洗手时可以用酒精棉或消毒餐巾擦手。平时使用的碗筷要保持清洁干净，聚餐时使用公筷。保证厨房清洁卫生，及时清理厨房垃圾，保持室内空气流通。食材在烹饪前要洗净，加工制作用餐具、砧板、容器生熟分开，且及时清洗。

6. 避免生食品与熟食品接触

经过安全加工的熟食品一旦接触生食品就可能被污染，这种交叉污染可能是直接的，例如先处理生鸡，再用未经清洗消毒的案板和刀具切熟食品，就会带来食物中毒的危险。

7. 尽快吃掉做熟的食品

烹饪过的食品冷却至室温时，微生物就开始繁殖。放置时间越长，危险性越大，因此食品出锅后应尽快吃掉，夏秋季节在室温下存放不应超过 4 小时。

练习题

1. 简述淹溺的分类。
2. 简述中暑的临床表现。
3. 简述电击伤的应急救护原则。
4. 简述中国新九分法。
5. 简述毒蛇咬伤的临床表现。
6. 简述细菌性食物中毒的特征。

第六章
练习题答案

突发事件的紧急应对抢救处置

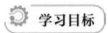 **学习目标**

1. 掌握突发事件的概念和类别、突发事件的特点和救护原则。
2. 熟悉常见自然灾害、事故灾难、公共卫生事件的特点及危害。
3. 了解常见自然灾害、事故灾难、公共卫生事件的避险原则、应急救护原则。

第一节 概　　述

一、突发事件的概念与类别

根据《中华人民共和国突发事件应对法》，突发事件是指突然发生，造成或者可能造成严重社会危害，需要采取应急处置措施予以应对的自然灾害、事故灾难、公共卫生事件和社会安全事件。

根据突发事件的发生过程、性质和机理，可以将其分为以下四类。

（1）自然灾害。主要包括水旱灾害、气象灾害、地震灾害、地质灾害、海洋灾害、生物灾害和森林草原火灾等。

（2）事故灾难。主要包括工矿商贸等企业的各类安全事故、交通运输事故、公共设施和设备事故、环境污染和生态破坏事件等。

（3）公共卫生事件。主要包括传染病疫情、群体性不明原因疾病、食品安全和职业危害、动物疫情，以及其他严重影响公众健康和生命安全的事件。

（4）社会安全事件。主要包括恐怖袭击事件、经济安全事件和涉外突发事件等。

本章主要介绍前三类突发事件的应急处置。

按照社会危害程度、影响范围等因素，自然灾害、事故灾难、公共卫生事件分为特别重大、重大、较大和一般四级。法律、行政法规或者国务院另有规定的，从其规定。突发事件的分级标准由国务院或者国务院确定的部门制定。

我国建立了突发事件预警制度。可以预警的自然灾害、事故灾难和公共卫生事件的预警级别，按照突发事件发生的紧急程度、发展势态和可能造成的危害程度分为一级、二级、三级和四级，分别用红色、橙色、黄色和蓝色标示，一级为最高级别。预警级别的划分标准由国务院或者国务院确定的部门制定。

我国应急救援力量体系以国家综合性消防救援队伍为主力、以专业应急救援队伍为协同、以军队应急力量为突击、以社会应急力量为辅助。

国家综合性消防救援队伍由原公安消防部队、武警森林部队转制组建，以前主要任务是灭火，现在承担全灾种、大应急的综合救援任务，发挥着防范化解重大安全风险、应对处置各类灾害事故的重要作用，是我国应急救援的主力军和国家队。国家综合性消防救援队伍按照纪律部队标准建设管理，实行 24 小时驻勤备战制度。除香港、澳门、台湾外，消防救援队伍在各省（自治区、直辖市）设消防救援总队，市（地、州、盟）和直辖市城区设消防救援支队，县（市、区、旗）设消防救援大队和若干消防救援站。

各类专业应急救援队伍主要由地方政府和企业专职消防、地方森林（草原）防灭火、地震和地质灾害救援、生产安全事故救援等专业救援队伍构成，是国家综合性消防救援队伍的重要协同力量，担负着区域性灭火救援和安全生产事故、自然灾害等专业救援职责。另外，交通、铁路、能源、工信、卫生健康等行业部门都建立了水上、航空、电力、通信、医疗防疫等应急救援队伍，主要担负行业领域的事故灾害应急抢险救援任务。

人民解放军和武警部队是我国突发事件应急处置与救援的突击力量，担负着重特大灾害事故的抢险救援任务。

社会应急力量是指来自非政府部门的志愿参与突发事件应急救援的社会组织、企业、社会工作者、志愿者等机构和个人。社会性救援机构具有相对固定的专兼职救援人员、装备工具和组织管理形态。据统计，2019 年我国的社会应急队伍有 1200 余支，依据人员构成及专业特长开展水域、山岳、城市、空中等应急救援工作，如蓝天救援队、红箭救援队、浙江省公羊会公益救援促进会等。

二、突发事件的特点和救护原则

突发事件通常会给社会带来不同程度的影响，比如：自然灾害会导致人员伤亡和财产损失；事故灾难会带来大量的人员伤亡和现场混乱；公共卫生事件会引发大量的疾病和人员恐慌；社会安全事件则可能引发社会秩序的混乱等。

（一）突发事件的特点

◆ 1. 突发性

突发事件通常没有预警时间，人们很难提前做好应对准备。地震、洪水、火灾等自然灾害和事故灾难，往往在毫无预兆的情况下突然发生，导致人们没有足够的时间来准备和应对。在这种情况下，现场应急救护需要迅速做出反应，及时启动应急预案，尽快控制和缓解事态发展。这就要求救护人员具备快速响应和及时处置的能力，同时要求应急救护机构和应急指挥系统能够迅速有效地运转。

◆ 2. 复杂性

由于事件发生突然，人们往往无法迅速做出反应，现场情况复杂多变，救护人员不仅需要面对各种状况、各种病情的伤病员，还需要尽快控制伤病情的进一步恶化。在这种情况下，救护人员需要具备高度的应急救护专业知识、技能和良好的心理素质以及团队协作能力。由于事件发生后会产生各种各样的问题，如人员伤亡、物资短缺、交通堵塞等，救护人员要能够采取高效的应急处置措施，包括应急救援、医疗救护、物资保障等。此外，救护人员还需要对事件的起因、经过和结果进行全面细致的分析，为后续的处置提供参考。

◆ 3. 不可预测性

突发事件现场具有不可预测性，需要应急救护人员灵活应对各种紧急情况。由于事件发生突然，人们很难预测事件的进展和可能产生的影响，这就需要应急救护人员具备灵活应变的能力，针对现场的情况及时调整应急救护计划和应急处置措施，还需要采取科学合理的应急保障措施，包括通信保障、物资保障、安全保障等，确保应急救护工作顺利开展。

◆ 4. 联动性

突发事件现场具有联动性，需要跨部门跨区域的协同作战。由于突发事件影响范围广泛，往往涉及多个地区、多个部门，所以需要各方协调配合、有效应对。如在抗震救灾过程中，需要军队、警察、消防、医疗等多个部门紧密合作，共同开展救援工作；在抗击重大传染性疾病的过程中，需要医疗、公安、交通等多个部门共同参与，协同落实相关措施。突发事件现场的应急救护需要众多部门和机构建立良好的联动机制，共同应对突发事件带来的挑战。

◆ 5. 破坏性

突发事件破坏性强，会对公众的生命安全构成威胁，甚至导致人员伤亡。突发事件会造成公共财产损失，还可能引起社会恐慌，破坏社会秩序，导致公众生活受到影响，甚至引发公众心理障碍。在突发事件现场，其破坏性还表现为通信中断、交通堵塞等问题，使得现场应急救护工作难以有效开展。如地震、洪水等自然灾害发生后，通信网络往往会中断或变慢，导致救护人员无法及时获取伤员信息、掌握病情动态；灾区道路往往会损坏或阻塞，使得救护车辆无法及时到达现场或者运输伤员和物资受阻。在这种情况下，现场应急救护人员需要灵活应对各种困难和挑战，积极寻求可行的解决方案。

◆ 6. 社会性

突发事件还具有社会性，需要妥善处理事件的社会影响。由于突发事件会影响社会的各个方面，也会对公众的心理和社会秩序造成一定的影响，因此在现场应急救护的过程中还需要积极应对公众的情绪和社会舆情的影响，加强应急处置措施的解释和宣传工作，以稳定公众情绪、维持社会秩序。

（二）突发事件的应急救护原则

◆ 1. 快速反应原则

在突发事件发生后，救护人员应立即做出反应，快速启动应急预案，迅速到达现场，控制事态发展，减少人员伤亡和财产损失。在地震、火灾等事故现场，应急救援队伍应迅速集结，进行紧急疏散、救援和医疗救治工作。在公共卫生事件中，医疗人员应迅速组织力量，对病患进行救援和初步治疗。

◆ 2. 生命优先原则

在应急救护过程中，救护人员应始终将人们的生命安全放在第一位，尊重人的生命和尊严。救护人员应首先采取紧急措施包括及时止血、固定骨折、防止窒息等，确保伤员的生命安全。在交通事故现场，救护人员应优先对伤员进行及时救治，同时对遇难者进行妥善的善后处理。在公共卫生事件现场，救护人员应根据伤病员的实际情况和需求，提供必要的生活和医疗帮助。

◆ 3. 科学合理原则

在现场应急救护过程中，应根据不同事件的性质和特点，采取科学合理的应急救护措施。救护人员应了解事件的起因、经过和结果，根据伤病员的具体情况，采取不同的措施。

在自然灾害现场，根据受灾情况，迅速组织救援力量进行抢险救援和医疗救治工作；在事故灾难现场，根据受伤人员的受伤部位和程度，采取适当的固定、止血、急救等措施；在公共卫生事件现场，根据疾病传播特点，采取有效的防控措施，防止病情扩散。

◆ 4. 协同配合原则

在现场应急救护过程中，相关部门应密切配合，共同应对突发事件带来的挑战。比如在抗震救灾过程中，军队、警察、消防、医疗等部门密切配合，共同开展救援和医疗救治工作。

◆ 5. 灵活应变原则

在现场应急救护过程中，应根据事件的发展情况和现场情况的变化，及时调整应急救护计划和应急处置措施。在自然灾害现场，应根据灾情的变化和救援力量的部署情况，及时调整救援方案和救援力量；在公共卫生事件现场，应根据疾病传播的方式和防控措施的落实情况，及时调整防控方案和防控措施。

◆ 6. 信息畅通原则

在应急救护过程中，信息畅通至关重要。救护人员应及时获取伤员信息、掌握病情动态，并及时向上级领导汇报情况。同时与相关部门保持密切联系，及时交流信息、协调行动。在灾害事故现场，救护人员应通过灾区内的通信网络或其他通信手段，及时将伤员信息和救援进展情况传递给外界。

◆ 7. 物资保障原则

在应急救护过程中，充足的物资保障是必不可少的。救护人员应携带必要的救援物资和医疗器材到达受灾现场，为伤员进行及时的救治，同时根据现场情况及时补充物资储备，确保应急救护工作的持续进行。在自然灾害现场，应急救护队伍应携带帐篷、食品、饮用水等物资到达灾区，为受灾群众提供必要的帮助。

◆ 8. 专业指导原则

在应急救护过程中，专业指导非常关键。救护人员应事先接受相关的专业培训和指导，熟练掌握应急救护技能和知识，在应急救护工作的开展过程中保持冷静，确保应急救护工作顺利进行，并最大限度地减少人员伤亡和财产损失。

◆ 9. 持续改进原则

在应急救护过程中，总结经验教训以及持续改进也是至关重要的一环。每次突发事件应急救护结束后，相关部门应进行总结和评估，不断优化应急预案和救护措施，提高应急响应的速度和质量。针对事故现场救援中遇到的问题，不断加强训练，并改进装备，以提高应急救援能力和水平。

第二节　自然灾害的应急处置

一、台风

（一）台风概述

台风是发生在热带或副热带海洋面上的强烈气旋性涡旋，通常伴有狂风、暴雨、巨浪、潮汐等。台风形成于洋面上的暖水气团，受到地球自转和地球表面温度差异的影响，形成于赤道南北纬 15°～30°。当海水表面温度超过 26.5℃，且海水深度超过 50 米时，台风就有可能形成（见图 7-1）。

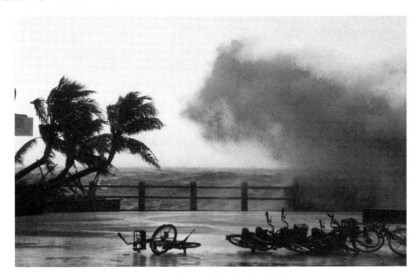

图 7-1　台风"圆规"（新华社）

◆ 1. 狂风

台风的强风可以破坏建筑、吹倒树木，影响交通运输系统等，还可能引起火灾和其他灾害。

◆ 2. 暴雨

台风带来的暴雨可能导致城市内涝、山洪暴发、河水泛滥等，会给人们的生命和财产造成严重损失。

◆ 3. 巨浪

台风引起的海浪可高达数米，可以冲毁海岸线、破坏港口设施，对沿海地区人们的生活造成严重影响，甚至对海上作业人员形成生命威胁。

◆ 4. 潮汐

与海啸不同，潮汐是由月球和太阳的引力引起的海水周期性涨落现象。在台风经过的地区，可能会发生剧烈的潮汐涨落，导致沿海地区环境受到破坏。

◆ 5. 龙卷风

在某些情况下，台风会产生龙卷风。龙卷风往往会对建筑物和车辆造成严重的破坏，甚至造成人员伤亡。

（二）台风带来的救援困难

对于现场救护而言，台风带来的救援困难主要包括以下几种。

◆ 1. 交通阻碍

狂风暴雨会造成道路堵塞、交通瘫痪，使得救援队伍和物资无法及时到达受灾地区。

◆ 2. 通信中断

台风会破坏通信设施，使得受灾地区与外界失去联系，影响救援信息的传递和协调。

◆ 3. 电力中断

台风会造成电力设施受损，使得受灾地区陷入黑暗和混乱，影响救援工作的进行。

◆ 4. 次生灾害

台风可能引发山体滑坡、泥石流等次生灾害。这些灾害会对救援人员和受灾群众造成一定程度的威胁。

◆ 5. 医疗需求增加

台风强大的破坏力使得受伤人员和患病人数增加，社会上对医疗资源的需求也会相应增加。医疗救护人员需要做好准备，以便能够及时有效地救治伤病员。

◆ 6. 心理影响

台风对人们的生活和心理都会造成极大的影响，许多人可能会承受失去亲人、朋友和家园的痛苦，因此现场需要提供心理援助，安抚受灾群众的情绪，帮助他们渡过难关。

◆ 7. 救援力量的协调

台风可能会造成大范围的破坏，需要协调多方面的救援力量，包括消防、医疗、警察、军队等，以便快速、有效地响应受灾地区的需求。

◆ 8. 卫生防疫和疾病控制

台风可能引发水污染、食物短缺等问题，容易导致疾病传播，因此需要在救护过程中重视卫生防疫和疾病控制工作，维护受灾群众的健康。

（三）台风避险原则

◆ 1. 关注天气预报，注意台风预警

在台风易发季节，应密切关注天气预报和台风预警。通过电视、广播、互联网等渠道，及时获取台风的最新信息。天气预报会提供台风的位置、移动方向、风速等信息。如果天气预报显示强大的台风将在本地区登陆，可以提前做好准备，储备必要的食物、水和其他物资，并制订应急计划。收到台风预警时，尽快采取行动，遵循防台风指引，保障自己和家人的安全。

◆ 2. 尽量不要外出，准备手电、食物和饮用水

在台风来临时，尽量留在家里或其他安全的避风场所，避免外出。如果必须外出，应避免在风雨交加的时候出门，同时应穿上防风防水的衣物和鞋子，保护自己不受伤害。还应提前准备一些必要的物品，在停电或遭遇其他突发状况时可以提供帮助，如方便食品、罐头等易储存的食品，以及饮用水和急救药品等。

◆ 3. 出海船只回港或就近到港避风

海上船只收到台风预警时，应尽快驶入港口或就近选择其他避风场所。船只在大海

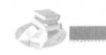

中容易被台风卷走，造成严重的人员伤亡和财产损失，因此船只在海上时应尽量避免与台风相遇。如果船只无法及时驶入港口，应立即采取紧急措施，如放下救生艇、穿上救生衣等，保障船上人员的生命安全。

◆ 4. 固定室外物品，关闭门窗，堵好缝隙

台风来临时，需要采取措施保护自己的家园。将室外的物品固定好，避免被风吹走或砸伤人。关闭门窗，防止风雨侵入室内造成损坏。堵好窗户、门等缝隙，避免强风造成损坏。台风来临时，避免在玻璃门窗附近停留，以免玻璃破裂造成伤害。

◆ 5. 在室外行走时，尽量身体蜷缩，避开危险物，防止高空坠物

台风来临时，如果在室外行走，应尽量让身体保持蜷缩姿势，减少受风面积、降低风阻。同时避开危墙、广告牌、大树等危险物品，以免被掉落的物品砸伤。远离河边或海边，避免被洪水卷走或被大浪冲击。如果在室外无法找到安全的避风场所，应迅速找到坚固的建筑物如商场、银行、车站等躲避风雨。

（三）应急救护原则

◆ 1. 先救命后治伤，伤员较多时，进行检伤分类

救护台风灾害现场的伤员时，首先确保伤员的生命安全。在救援过程中，应对窒息、休克、大出血等危及生命的伤员进行优先处理，尽快采取心肺复苏、止血、包扎等急救措施。当伤员数量较多时，需要进行快速有效的检伤分类，将伤员按危重、急重、中度、轻度等进行分类，根据伤情的轻重缓急排序，优先处理危及生命的伤员，以确保资源的合理分配，保障伤员的生命安全，有效提高救援效率和质量。

◆ 2. 对呼吸心跳停止者实施心肺复苏

在救援过程中，对于呼吸心跳停止的伤员，立即实施心肺复苏。心肺复苏是一种紧急处理措施，可以通过人工呼吸、胸外按压等方式维持伤员的生命体征。

◆ 3. 抢救电击者、淹溺者

在台风灾害中，电击和淹溺是常见的伤害类型。对于电击者，应立即切断电源，将其转移到安全的地方，并对其进行治疗；对于淹溺者，应尽快将其从水中救出，注意保持其呼吸道畅通，必要时采取人工呼吸等急救措施。

◆ **4. 给有外伤的伤员进行止血、包扎、骨折固定**

对于有外伤的伤员，应根据不同情况采取对应的急救措施。对于出血的伤员，采用压迫止血法或止血带等进行止血，及时包扎伤口以防感染。对于骨折的伤员，采用固定器材将骨折部位固定，避免二次伤害。对于一些头、颈、脊柱等部位有严重外伤的伤员，采取特殊的固定措施，避免在搬运过程中对伤员造成二次伤害。

二、地震

（一）地震概述

地震是指地球内部的地壳发生断裂和移动，导致地表及建筑物等结构发生震动和破坏的自然现象。地震是一种严重的自然灾害，每年都会导致大量的人员伤亡和财产损失。我国位于环太平洋地震带和欧亚地震带之间，是一个地震多发的国家。其中，青藏高原、四川盆地、新疆南部等地区是地震高发区。这些地区的地壳运动活跃，地震发生频率较高。此外，我国华北地区和东南沿海地区也时常会有地震活动。

世界上发生过许多破坏性极强的地震事件，如 1906 年美国旧金山大地震，导致城市大面积破坏，死亡约 3000 人；1923 年日本关东大地震，造成约 10 万人死亡，是日本历史上最严重的地震之一；1960 年智利大地震，震级达 9.5 级，导致大面积山崩地裂，引发海啸，影响整个美洲海岸线；2008 年中国汶川特大地震（见图 7-2），导致约 7 万人死亡。这些地震事件都造成了巨大的人员伤亡和财产损失。

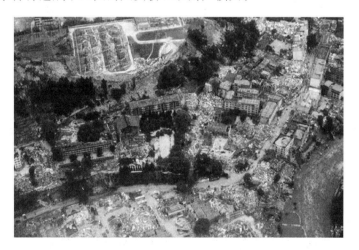

图 7-2　2008 年 5 月 14 日拍摄的地震后汶川县映秀镇（新华社）

地震会导致建筑物倒塌、地面开裂、山崩地裂、海啸等，对人民群众的生产生活带来极大的影响。

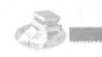

◆ 1. 自然环境破坏

地震是地球内部能量释放的一种现象，会产生强烈的地面运动、滑坡、崩塌、滚石等自然灾害。这些自然灾害不仅会破坏生态环境，还会破坏建筑物、道路等基础设施，对灾区人民的生产生活造成长期影响。在 2008 年中国汶川特大地震中，由于强烈的地面运动和滑坡，许多建筑物被毁，道路中断，导致人们无法及时逃脱和获得救援。同时滑坡和崩塌也掩埋了多个村庄，砸压了许多车辆和人员，造成了大量的人员伤亡。

◆ 2. 房屋建筑的破坏和倒塌

地震会摧毁大量的建筑、基础设施和农田等，造成巨大的经济损失。如 2008 年中国汶川特大地震直接经济损失达 8452 亿元。在地震发生时，房屋建筑的破坏和倒塌是造成人员伤亡的主要原因之一。一些建筑物在地震时会整体垮塌，导致建筑物内的人员被压埋或者受伤。即使有些房屋没有整体垮塌，其不坚固的附属构件（如墙体、屋顶等）也可能受损塌落，从而造成人员伤亡。

◆ 3. 社会心理影响和社会环境的破坏

地震往往会导致人们笼罩在恐慌、不安和焦虑等情绪里，影响社会稳定和正常的生活秩序。这就需要政府和社会各界加强灾后心理援助工作，帮助受灾群众走出心理阴影。地震也容易引发社会环境问题，如饥饿、社会恐慌引起的突发疾病等。地震往往会导致交通中断、通信不畅、电力供应中断等，使得救援物资无法及时到达灾区，人们无法得到及时的救助和治疗。地震还可能引发社会动荡和恐慌，人们可能会因为抢夺物资、踩踏等而出现新的伤亡。如在 2011 年日本东北地震中，由于交通和通信中断，许多救援物资无法及时到达灾区，许多人在饥饿和缺乏医疗救助的情况下死亡。

（二）地震救援的难点

地震是一种严重的自然灾害，我们需要加强地震监测和预警工作，提高防灾意识和能力，减少灾害损失。同时，政府和社会各界要加强灾后救援和恢复工作，保障受灾群众的基本生活需求得到满足。

地震救援工作需要快速、准确、高效地协作和行动，对于救援人员的专业能力和技术水平要求较高，同时需要克服各种困难和挑战，以最大限度地保障搜救工作的顺利进行。对于救援人员来说，地震救援的难点主要体现在以下几个方面。

◆ 1. 数据获取

地震发生后，获取幸存者的信息非常关键。由于地震具有强大的破坏性，许多房屋倒塌或损毁，所以救援人员难以进入并搜寻幸存者。此外，震后通信中断、电力供应中断等因素也增加了获取准确的人员信息的困难。

◆ 2. 搜救难度

地震后的搜救工作往往面临极大的挑战。搜救人员需要快速找到并营救被困的幸存者，但这个过程会受到多种因素的影响。搜救人员在废墟中寻找幸存者这个过程本身就非常危险，因为许多废墟不稳定，存在二次坍塌的风险。

◆ 3. 技术难题

地震救援需要专业的技术和设备，如破拆工具、搜救犬、声波探测仪、生命探测仪等。救援人员需要具备相关的技术和经验，才能有效地进行救援工作。

◆ 4. 救援时限

地震救援工作往往需要在非常有限的时间内完成。随着时间的推移，幸存者的存活概率会逐渐降低。救援人员要在最短的时间到达现场，并采取有效的措施进行救援。

◆ 5. 现场安全

地震救援现场存在各种安全隐患。救援人员需要快速评估现场环境，并采取必要的防护措施，以保障搜救工作的安全。同时需要应对可能的次生灾害，如余震、滑坡、崩塌等。

 拓展阅读

"黄金72小时"

"黄金72小时"是地质灾害发生后的黄金救援期。救援界认为，灾后72小时的时间内，被救人员的存活率相对较高。世界各地历次大地震震例也显示，72小时内的救援是最有效的救援方式。

地震等地质灾害发生后，被埋压人员的存活率随时间的消逝呈递减趋势。在第一天（24小时内）被救出的人员存活率为90%左右；在第二天被救出的人员存活率为50%～60%；在第三天被救出的人员存活率为20%～30%；之后的时间则只有5%～10%的生还概率。

（三）地震避震原则

避震防震和每个人的生活息息相关。大震的预警现象、预警时间和避震空间的存在，是人们震时自救求生的客观基础。只要掌握一定的避震知识，事先有一定准备，震时能抓住预警时机，选择正确的避震方式和避震空间，就有生存的希望。在地震时，要保持冷静，迅速根据自己所在的场所采取合适的避震方法。无论是在室内还是在户外，都要选择安全的地方躲避，远离危险物和危险区域。在公共场所时，要听从工作人员的指挥并尽快撤离到安全的地方。不同场所的避震方法有所不同。下面从室内、学校、公共场所和户外四个方面进行介绍。

◆ 1. 室内

（1）迅速关闭电源和煤气，以免发生意外。

（2）就地选择安全处躲避，如洗手间、桌子下、床下或墙角。用手护住头部和脖子，蹲下或坐下，尽量蜷曲身体，以减少自己暴露在外的身体面积。

（3）远离阳台，不要到阳台上张望。

（4）高楼撤离时应走安全通道，如楼梯和疏散通道，禁止跳楼，禁止乘坐电梯。

（5）住平房者尽快跑出，到室外开阔地区避震。

◆ 2. 学校

（1）在教室上课时，应就地选择安全处躲避，如课桌下或讲台旁。

（2）不可乱跑，不可靠近窗户，不可跳楼。

（3）在教师的指挥下有序撤离，不要慌乱，不要推挤。

（4）如果是平房教室，可用书包保护头部，迅速跑出教室，到开阔地区避震。

（5）在操场或室外时，应原地不动，双手护住头部蹲下，等地震过后再在教师的指挥下离开。

◆ 3. 公共场所

（1）迅速找到安全出口，在工作人员的指挥下有序撤离。

（2）在商场、电影院等封闭的公共场所，应立即寻找墙角躲避，并用手护住头部蹲下，注意避开玻璃门窗、橱窗和柜台等，不要恐慌或乱跑。

（3）地震停止后，听从指挥，快速从安全出口有序撤离到空旷的地方。

（4）如果身在街头，要用最快的速度避开楼房、立交桥、高烟囱和广告牌等可能倒塌的建筑物和附属构造物，尽量到空旷的地方躲避。

◆ 4. 户外

（1）在空旷地方蹲下，如操场、公园等，双手护住头部。

（2）注意避开高大建筑物或危险物，千万不要回到建筑物内。

（3）地震停止后，用最快的速度远离可能会倒塌的建筑物。

（4）在开阔的地方避震，保持与其他人的距离，避免拥挤或推搡。

（5）如果在车内，不用出来，关掉引擎，并避开高架桥或大型车辆。

（6）如果在山野，避免进入山沟、陡崖等容易发生山体滑坡的地方，尽可能选择宽阔的山坡或山谷躲避。

（四）应急救护原则

地震是一种常见的自然灾害，往往会带来人员伤亡和财产损失。在地震发生后，及时的救护工作对于减少伤亡和挽救生命至关重要。地震的应急救护原则是最大限度地减少人员伤亡、挽救生命，保护财产安全。

◆ 1. 快速救人，先近后远

地震发生后，救援队伍的首要任务是快速救人，特别是那些离救援队伍较近、容易救援的人。这意味着在救援力量有限的情况下，要尽快地挽救生命、减轻伤害。比如：2017 年九寨沟地震救援中，救援队伍就在第一时间对距离最近的游客进行了救援；2019 年的四川长宁地震救援中，救援队伍迅速组织搜救人员，优先在倒塌的建筑物中寻找被困的人，并尽快将他们救出。

◆ 2. 先救容易救的人

在救援过程中，应先对那些容易救援的人进行救援，这样可以更高效地利用有限的救援力量。比如在 2017 年墨西哥地震救援中，救援队伍优先对那些被困在浅层废墟中的人进行救援，因为他们更容易被救出；再如 2017 年九寨沟地震救援中，救援队伍优先对受伤但容易救援的游客进行救援。

◆ 3. 先挖后救，挖救结合

当有人被埋在废墟下时，应先进行挖掘，尽快将其救出，否则重物长时间挤压会导致伤员患挤压综合征。挖掘过程中要注意保护伤员的头部和身体，避免对其造成二次伤害。比如 2017 年的九寨沟地震救援中，救援队伍采用小型挖掘机和手工挖掘相结合的方式，及时将伤员救出，确保了救援工作的顺利进行。

◆ 4. 先救命，后治伤

在地震救护中，应先救命，后治伤。当有人受伤时，首先要确保其生命安全，采取及时止血、处理气胸等紧急措施。在伤员的生命安全得到保障后，再进行后续的治疗。

◆ 5. 检伤分类

地震往往造成多人伤亡，须进行检伤分类，以更好地分配医疗资源。检伤分类包括评估伤员的意识状态、呼吸、脉搏、血压等指标，并将伤员分为轻伤、重伤、死亡等不同级别。比如，2019年四川长宁地震救援中，救援队伍就在现场根据伤情进行了检伤分类，优先救治重伤者，确保伤员都能得到及时有效的治疗。

◆ 6. 根据伤情采取不同的救护方法

在地震救护中，应根据伤情采取不同的救护方法，如止血、包扎、固定等。对于头部受伤的人，注意保护其头部不受二次伤害；对于骨折的人，注意固定骨折部位；对于烧伤的人，注意保持烧伤部位清洁等。

◆ 7. 心理援助

在地震救护中，心理援助同样重要。当人们受伤或失去亲人时，往往会出现悲痛、恐惧等心理问题。心理援助可以帮助伤员和家属缓解心理压力，减轻不良情绪的影响。救护人员可以配合心理援助专家对伤员和家属进行心理干预和治疗。此外，还可以通过宣传、教育等手段提高公众的心理健康意识和自我调节能力。

地震救护工作遵循的这些原则是根据地震灾害的特点和人道主义救援的实际需要制定的，在地震搜救和医疗救治中发挥着重要的作用，为地震救护工作提供了指导方向和行动准则。但应注意，这些原则并不是绝对的、不可更改的教条，有时需要依据实际情况进行灵活变通处理，这样才能更好地适应地震灾害现场的实际状况，最大限度地保护受灾群众的生命和财产安全。

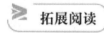 拓展阅读

挤压综合征

挤压综合征是指四肢或躯干肌肉丰富部位遭受重物长时间挤压，伤部组织坏死和肌细胞破裂，释放出大量以肌红蛋白、肌酸、肌酐为主的组织分解产物，也使细胞内钾离子进入细胞外液，并在挤压解除后出现以肢体肿胀、肌红蛋白尿、高血钾及急性肾衰竭

为特点的临床综合征。挤压综合征的本质是横纹肌溶解。挤压综合征在地震中比较常见。

挤压综合征现场紧急处理注意事项如下。

（1）急救人员不急于拖拉伤员，等待专业人员施救。

（2）伤员如果清醒，可以口服碱性饮料（于1000毫升水中加入40克碳酸氢钠、4克食盐和适量糖），不仅可以纠酸、利尿、降血钾，还可以碱化尿液，避免血红蛋白在肾小管中存积。

（3）安慰伤员，向伤员解释不能马上给他去除压迫的原因，鼓励其多喝水、排尿，等待专业人员的救护。

三、洪涝

（一）洪涝概述

洪涝指大雨、暴雨或持续降雨引发的低洼地区淹没、渍水的现象（见图7-3）。"洪"指大雨、暴雨引起水道急流、山洪暴发、河水泛滥、淹没农田、毁坏环境与各种设施等；"涝"指水过多、过于集中或返浆水过多造成的积水成灾。

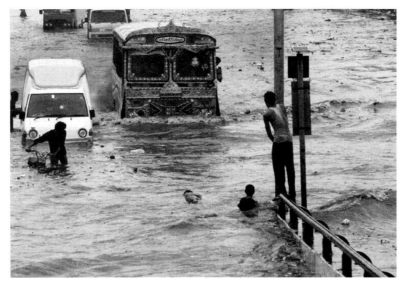

图 7-3　2020 年巴基斯坦洪灾（新华社）

洪涝可分为河流洪水、湖泊洪水和风暴洪水等。其中，河流洪水依照不同成因，又可分为暴雨洪水、山洪、融雪洪水、冰凌洪水和溃坝洪水等。洪涝灾害大多发生于特定的时间、地点和气候条件，如强降雨、台风、融雪等。在我国，洪水大多发生在夏季，特别是6—9月，洪灾区主要集中在东部和南部地区，特别是长江、黄河、淮河、珠江等主要河流中下游地区。这些地区不仅人口密集，而且地理环境相对复杂，河流、湖泊等水域众多，容易形成洪涝灾害。此外，一些山区和丘陵地区也容易受到山洪、泥石流等灾害的影响。湖南、湖北、安徽、江苏等都是我国洪涝灾害易发区。

中国遭遇过多次特大洪涝灾害，比如：1931年江淮大洪水，由于雨势猛烈，水势浩大，造成了严重的洪涝灾害；1998年的长江洪水，受灾面积广、时间长、影响深远，造成数百亿元的经济损失和数百人死亡；2008年由于连续多天的强降雨和融雪，湖南多个城市被淹没，造成数百亿元的经济损失和数十人死亡；2012年夏季，南方多地发生洪涝灾害，造成数百亿元直接经济损失和数百人死亡。

洪涝危害主要表现在以下几个方面。

◆ 1. 经济损失

洪水会淹没农田、房屋、道路等基础设施，从而造成巨大的经济损失。农田是农民的重要生计来源，房屋则是人们的居住场所。当洪水发生时，这些基础设施都会被水淹没，造成农作物和房屋的严重破坏。此外，道路也会被淹没，导致交通受阻，影响救援和物资运输。

◆ 2. 人员伤亡

洪水会导致人员伤亡和失踪，尤其是当洪水与山洪暴发、滑坡、泥石流等自然灾害结合时，危害更大。洪水发生时，水流的冲击力会很强，容易导致房屋倒塌、山体滑坡、泥石流等自然灾害发生，从而造成人员伤亡。

◆ 3. 公共卫生问题

洪水会导致水源污染、传染病暴发等问题，对公共卫生造成严重威胁。洪水的冲刷和浸泡会带来卫生和健康方面的问题，如食品受到污染会导致食物中毒，容易引发疫情和饮用水污染等次生灾害，又如防汛抢险、堵口复堤的抗洪人员与受污染的水接触，常发急性血吸虫病，这些都会给灾区的救援和重建工作带来极大的困难。

（二）洪水避险原则

洪涝是一种非常严重的自然灾害，为了降低洪涝灾害的影响，我国政府采取了多项措施，包括加强水利工程建设、提高防洪减灾意识、加强监测预警等。公众也应该加强自我防护意识，在遇到洪水时进行自我保护和互救。只有这样，才能有效地减少洪涝灾害带来的危害和损失。

面对洪水时，及时采取应急措施至关重要。只有密切关注天气预报和水位变化情况，及时预警并采取正确的避险措施，才能在面对不同的洪水危险情况下及时采取行动，最大限度地保障人们的生命和财产安全。

下面介绍一些洪水避险原则。

◆ 1. 关注天气预报，注意洪灾预警

在洪水期或者连续降水期间，要每天关注天气预报，了解降雨情况，尤其是暴雨预警，及时了解当地洪水可能发生的时间和强度，做好应急准备。当收到洪灾预警时，要高度重视，迅速采取行动，保护自己和家人的生命安全。

◆ 2. 降暴雨时，要高度警惕

当暴雨降临时，要警惕可能出现的洪水危险。时刻观察房屋周围的溪、河水位，随时做好安全转移的准备。

◆ 3. 及时预警，迅速传递信息

一旦发现洪水危险，及时向周围的人发出预警，迅速传递信息，以便大家能够及时采取应对措施，同时保持通信畅通，以便在紧急情况下能够及时联系亲朋好友。

◆ 4. 有序转移到地势高、地基牢固的地方

洪水来袭时，应该尽快有序地转移到地势高、地基牢固的地方，以免被洪水淹没或面临其他危险。在转移时，要注意自身安全，避免发生意外事故。

◆ 5. 关闭煤气阀门和电源开关，防止次生灾害发生

洪水来袭时，要关闭房屋的煤气阀门和电源开关，以避免发生煤气泄漏或触电等次生灾害，还要注意防止火灾。

◆ 6. 遭遇山洪，果断躲避

如果遭遇山洪，应尽快向高处躲避，如山脊、山腰等地，避免被洪水卷走。要远离可能发生山体滑坡和泥石流等危险的区域。在山区旅行时，要注意观察地形和水流情况，避免发生意外。

◆ 7. 住宅被淹时，要向屋顶、大树转移

住宅被淹，需要向屋顶、大树转移时，可用绳子将身体与固定物相连，以防被洪水卷走，同时积极寻求外界救援。

◆ 8. 被洪水卷走时，要尽可能保存体力

如果不幸被洪水卷走，要尽量保持冷静，尽可能保存体力，利用身边的可漂浮物转移到较安全的地带，然后积极寻求外界救援。紧急情况下，可以利用树枝、藤蔓等物品自救。

◆ 9. 不要因贪恋财物而丧失逃生机会

洪水来袭时，不要因贪恋财物而贻误避灾时机，要明白此时生命安全才是最重要的。与其浪费时间收集财物，不如尽快寻求安全的地方避难。为了财物而冒险行动是得不偿失的。

（三）应急救护原则

◆ 1. 启动应急预案，积极营救落水者

在洪涝灾害发生时，落水者可能面临生命危险，此时应立即启动应急预案，调动各种资源（包括消防、公安、医疗等），积极搜寻和营救落水者。要迅速、果断地采取有效的营救措施，尽快将他们从水中救出。2016年武汉洪涝灾害期间，武汉市迅速启动了应急预案，组织了包括消防、公安、医疗等在内的各方力量，积极搜寻和营救落水者。在救援过程中，救援人员采取了各种措施，如使用冲锋艇、绳索、竹竿等工具进行施救，同时出动了搜救犬和无人机等手段辅助搜寻。通过及时的应急响应和有效的救援措施，救援人员成功营救了许多落水者，降低了人员伤亡。

◆ 2. 对于救上岸的淹溺者，迅速进行分类救治

在洪涝灾害中，被救上岸的淹溺者往往出现各种症状，如呼吸困难、意识不清、外伤等。对于这些淹溺者，首先要确保他们的呼吸畅通，可让其取侧卧位，清理口鼻异物，保持呼吸道通畅。对于呼吸心跳停止的淹溺者，应立即实施心肺复苏。对于有外伤的淹溺者，应采取止血、包扎、骨折固定等救治措施。同时要注意淹溺者的保暖，防止热量散失过多。通过分类救治，可以更有效地处理各种症状，最大限度地减少人员伤亡。

◆ 3. 发现传染病疫情时，应及时报告和处理

在洪涝灾害期间，人员聚集和物资短缺可能导致传染病疫情暴发。在发现传染病疫情时，应立即报告有关部门，并采取有效措施进行处理，如隔离感染者、对接触者进行

追踪和医学观察、提供必要的疫苗和药物等。同时，要加强卫生宣传和教育，提高公众的卫生意识和自我保护能力。通过及时报告和处理传染病疫情，有效地控制疫情的扩散。

第三节　事故灾难的应急处置

一、火灾

（一）概述

火灾是指在时间或空间上失去控制的燃烧所造成的灾害。在各种灾害中，火灾是最经常、最普遍地威胁公众安全和社会发展的灾害之一。火灾无情，每年都有很多人因此失去生命。了解火灾的原因、特点以及应对措施，对于应对火灾和预防火灾具有重要意义。

引起火灾的原因有很多，比较常见的有以下几点。

◆ 1. 电路故障

电线短路、电器过载、灯具故障等都可能导致火灾。如 2017 年北京大兴区某商场火灾就是由电路故障引发的，造成 19 人死亡、8 人受伤。

◆ 2. 燃气泄漏

燃气管道破损、煤气罐泄漏、燃气灶故障等都可能引发火灾。如 2015 年辽宁省某小区居民楼火灾就是由燃气爆炸引起，造成 4 人死亡、5 人受伤。

◆ 3. 吸烟不慎

未完全熄灭的烟蒂可能引燃易燃物品导致火灾。如 2018 年江苏省某小区火灾就是因楼上丢掷烟头点燃了楼下住户晾晒的被子引起的。

◆ 4. 烹饪事故

烹饪过程中油温过高、操作不当等可能引发火灾。如 2017 年浙江湖州一烧烤店突发大火，原因是厨房烟道清理不及时，油垢堆积严重，遇明火或高温烟气后，油垢被引燃引发大火。

◆ 5. 烟花爆竹

儿童玩火、燃放烟花爆竹操作不当可能引起火灾。如 2019 年春节期间江西省某乡儿童贪玩放鞭炮引燃一栋老房子，造成整栋房子坍塌。

◆ 6. 纵火

人为故意纵火也是火灾的常见原因。如 2017 年重庆市某小区居民屋发生火灾，造成 2 人死亡，经调查该事故系人为纵火引发。

（二）火灾特点

◆ 1. 火势蔓延快

火灾一旦发生，火势迅速蔓延，短时间内形成巨大火势。

◆ 2. 温度高

火灾产生的高温可能导致物品燃烧、熔化甚至爆炸。高温会对人体造成严重伤害，导致烧伤、灼伤等。高温辐射甚至能造成人员吸入热气而窒息。

◆ 3. 浓烟多

燃烧产生的浓烟中含有大量有毒有害气体，如部分可燃物燃烧产生一氧化碳，能使人窒息甚至中毒死亡。

◆ 4. 存在爆炸危险

部分可燃物燃烧后会发生爆炸，威胁人身安全。

◆ 5. 破坏性强

火灾烧毁房屋、车辆和其他财产，给社会造成巨大的经济损失。火灾会造成人员受伤或中毒死亡，人员慌乱逃生可能导致摔伤和踩踏事件发生。燃烧产生的有毒气体和烟尘可能对环境造成污染。

（三）火灾预防

火灾无情，生命至上。提高消防安全意识，掌握基本消防技能，是每个人的责任和义务。只有这样才能保护自己和他人的生命和财产安全，共创美好家园。为避免火灾损失，我们平时应注意以下几点。

（1）强化消防安全意识，掌握基本消防技能。

（2）定期检查电线电器，确保其安全可靠。

（3）不乱丢烟蒂，远离易燃物品。

（4）正确使用灭火器材，及时扑灭初起火灾。

（5）避免使用明火，特别是在易燃物品附近。

（6）燃放烟花爆竹时，务必按照规定执行，切勿乱放。

（7）发现火情，及时报警求助。

（四）火灾避险原则

◆ 1. 报警

当发生火灾时，可以通过以下步骤报警。

（1）沉着冷静，尽快拨打火警电话"119"。注意听清对方提出的问题，正确回答。

（2）讲清起火地点、有无人员被困、燃烧物质、火势情况等。

（3）如果有新的变化，立即报告消防队，使其及时调整力量部署和灭火战术。

（4）如果火灾发生在农村和边远地区，可采用敲锣、吹哨、喊话等方式向四周报警，动员乡邻来灭火。

（5）如果火灾发生在公共建筑的安全疏散通道，可以按下报警按钮（红色信号灯亮起），启动火灾自动报警系统。

◆ 2. 扑救

火灾的扑救方法要根据火灾的类型和火势大小决定。

（1）A类火灾。常见于固体物质，如纸张、木材、布料等。可以使用水基、干粉、泡沫等灭火器进行扑救。在确保自身安全的前提下，扑灭火源，防止火势蔓延。

（2）B类火灾。常见于液体和可燃油脂，如汽油、柴油、酒精、润滑油等。对于液体火灾，不宜使用水进行扑救，首先应切断火势蔓延的途径，然后使用干粉、泡沫、卤代烷灭火器等进行扑救。

（3）C类火灾。常见于气体，如天然气、丙烷、乙炔等。对于气体火灾，不宜用水进行扑救，可以使用二氧化碳灭火器进行扑救。在使用二氧化碳灭火器时，需要注意安全，不要将灭火器直接对着人或动物喷射。

（4）D类火灾。常见于金属，如镁、铝、钠等。对于金属火灾，需要使用专门的金属灭火剂进行扑救，如硼砂、干粉等，也可以使用沙子、水泥等非燃烧性物质进行覆盖灭火。

（5）E类火灾。常见于电器，如电线、插座、电器等。对于这类火灾，需要先断电再进行扑救。可以使用二氧化碳、干粉、泡沫等灭火器进行扑救。如果火势较大，应立即切断电源，避免触电事故的发生。

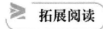

灭火器的种类与用途

1. 干粉灭火器

主要适用于扑灭固体、液体和气体火源。其工作原理是利用干粉中断火焰链反应。

2. 二氧化碳灭火器

适用于电器火灾、易燃液体火源等。其工作原理是用二氧化碳隔绝氧气，使火焰因得不到充足的氧气而熄灭。

3. 泡沫灭火器

适用于扑灭液体火源，如油、油漆等。其工作原理是泡沫覆盖燃烧的液体表面，隔离与空气的接触，从而达到灭火的效果。

4. 水基灭火器

适用于普通固体物质火源。其工作原理是水的冷却作用能迅速降低燃烧物的温度，使其熄灭。

5. 湿化学灭火器

适用于厨房中的油脂火灾。其工作原理是湿化学液体能与热油发生化学反应，生成稳定的泡沫覆盖物，隔离氧气，从而灭火。

6. 清洁剂灭火器

适用于电气设备、电子设备火灾。其工作原理是清洁剂迅速蒸发，带走大量热量，降低燃烧物温度。

根据操作使用方法不同，灭火器可以分为手提式灭火器和推车式灭火器。手提式灭火器总重量一般不超过 20 千克，其中二氧化碳灭火器的总重量不超过 28 千克，而推车式灭火器的总重量一般超过 40 千克。

◆ 3. 撤离

（1）保持镇静。火灾发生时，保持镇静非常重要，惊慌失措可能导致个人做出错误的决定。快速冷静下来，理性分析火势情况，采取正确的应对措施。

（2）简易防护，低姿势逃生。火灾发生时如果处于一个相对安全的区域如远离火源的房间或走廊，或正在火灾中逃生，应进行简单的防护。可以使用湿布或湿毛巾来保护呼吸道，即用湿毛巾捂住口鼻，以减少有害烟雾和火焰热量的吸入。同时采取低姿势逃生，因为火势通常向上蔓延，低姿势可以降低被火烧伤的可能性。

（3）利用阳台、窗口逃生。如果火势较大，无法从门或走廊逃生，应考虑利用阳台、窗口等途径逃生。如果阳台、窗口被封死，立即寻找其他逃生途径。可利用床单、窗帘等制作逃生绳索。

（4）建立避难场所，等待救援。如果暂时无法逃出，应尽快找一个安全的避难场所，如避难层、卫生间或厨房等，关好门窗，用湿毛巾堵住门缝和通风口以减缓火势蔓延，保持冷静，等待救援。

（5）放出信号，寻求援助。在等待救援时，可以采取一些方法向外界发出求救信号，如敲打管道、窗户或使用手机等设备发出求救信息，以便救援人员能够尽快前来救援。

（6）被迫跳楼时要缩小落差。如果情况危急必须跳楼逃生，应尽量缩小落差，选择草地、棉被等柔软介质着陆，或者选择较矮的楼层跳下，避免直接跳到水泥地等硬地上，以免造成严重的身体伤害。

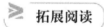 拓展阅读

火灾中湿毛巾的使用方法

使用湿毛巾或湿布来保护呼吸道是因为它们可以有效地过滤空气中的有害颗粒和有毒气体，减少对呼吸系统的伤害。特别是在火灾现场这种高危险的环境中，采取这样的防护措施是至关重要的。具体使用方法如下。

（1）将湿毛巾或湿布浸湿并拧干一部分水分，折叠成长条。

（2）将湿毛巾或湿布折叠后，捆缚在口鼻处。注意不要捆缚得过紧，以免影响呼吸，也不要太松，以免达不到保护效果。

（3）湿毛巾或湿布应注意及时更换或补充水分，以保持呼吸道湿润。

◆ 4. 撤离的注意事项

（1）尽快撤离。一旦发现火灾，立即撤离是最明智的选择。不要试图抢救任何财产，因为人的生命是最重要的。

（2）找到安全出口。在撤离时，找到最近的安全出口。避免使用电梯，因为电梯可能会停电或失控，导致人员被困其中。

（3）遵循指示。如果火灾发生在公共场所，如商场、电影院等，要留意墙上、顶棚

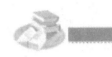

上、门上、转弯处设置的"安全门""紧急出口""安全通道"等指示标志，一旦发生火灾，按照指示标志迅速撤离。

（4）不要走散。在撤离时，尽量和家人或其他人一起行动，避免走散。如果发生走散的情况，选择一个安全的地点等待救援。

（5）保护自己。在撤离时，尽量降低身体重心（弯腰或匍匐前进），尽量用湿布捂住口鼻，以减少有害烟雾的吸入。

（6）不要重返火场。一旦成功撤离，不要重返火场，以保证自己的安全。

火灾发生时，应尽快采取措施自救，寻找逃生的机会。如果无法逃生，应尽快找一个安全的避难场所等待救援。在任何情况下都不要放弃希望，保持镇静，在火灾中保护自己的生命安全。

（五）应急救护原则

◆ 1. 做好自我保护

（1）做好个人防护。救护人员应穿戴符合防护标准的个人防护装备，如防火服、头盔、手套、鞋套等。这些装备可以保护救护人员的身体不受火焰和高温的伤害。

（2）注意行进方式。在火灾现场，救护人员尽量避免进入烟雾弥漫的区域。如果必须进入，应佩戴空气呼吸器等装备，以保护呼吸道不受有害气体和颗粒的侵害。

（3）避免使用电梯。在火灾现场，救护人员应避免使用电梯（含消防电梯）作为逃生途径，因为电梯可能会因断电或其他原因无法使用。一般来说，当着火点位于上层时，要通过疏散楼梯向楼下逃生；当着火点位于上层且火和烟雾已封锁向下逃生的通道时，应尽快往楼顶平台逃生。

（4）进行统一指挥。在火灾现场，救护人员应进行统一指挥，避免混乱和重复救援。指挥人员应了解各个救护人员的身体状况和技能水平，合理分配任务和资源。

◆ 2. 迅速转移伤员

（1）确定伤员的位置。在火灾现场，确定伤员的位置非常重要。如果伤员被困在火场中，应尽快找到他们，并根据情况采取适当的救援方法。将伤员置于安全通风处，解开其衣领、腰带，适当保温。

（2）使用正确的搬运方法。根据伤员的情况，选择正确的搬运方法。常见的搬运方法包括单人搬运法、双人搬运法、四肢爬行拖拽法等。如果伤员脊柱、大腿等部位受伤，应避免使用抱持法或背负法。

（3）寻找安全的避难所。如果火势较大，应尽快将伤员转移到避难所，关好门窗，并使用湿毛巾等物品堵塞门缝和通风口以减缓火势蔓延。

（4）与消防部门保持联系。通过与消防部门联系，可以了解火势情况、救援进展等信息，以便更好地进行伤员的转移和救治。服从消防人员统一指挥，配合消防队实施灭火、疏散工作。

◆ 3. 立即抢救生命

（1）检查伤员的生命体征。在救治伤员前，应先检查伤员的生命体征，包括呼吸、心跳、血压等。如果伤员没有呼吸或心跳停止，应立即实施心肺复苏等急救措施。

（2）维持呼吸道通畅。如果伤员有烟雾吸入或烧伤呼吸道等情况，应立即采取给予吸氧、清除呼吸道异物等措施，以保持伤员呼吸道通畅。

（3）控制出血。如果伤员有出血情况，应立即采取止血措施，如加压包扎、止血带等。

（4）保护创面。如果伤员有烧伤等情况，应立即采取创面保护措施，用干净的水冲洗创面、用干净的纱布覆盖创面等。

（5）维持体温。如果伤员有体温下降等情况，应立即采取保温措施，比如盖上棉被、使用热水袋等。

（6）及时送往医院。如果伤员的伤势较为严重，应及时将其送往医院接受治疗。在将伤员送往医院的过程中，应保持伤员呼吸道通畅，并密切观察伤员的生命体征。

◆ 4. 气体中毒的救治

（1）将伤员移至安全区域。发现有气体中毒或者在火场中受伤的人员，应尽快将他们救出，将其移至空气新鲜、通风良好的安全区域，并确保其呼吸道畅通。

（2）给予氧气。如果伤员出现呼吸困难或窒息症状，应立即给予氧气。如果没有氧气供应，应尽快寻找其他呼吸支持方式，如人工呼吸等。

（3）清理呼吸道。如果伤员的呼吸道内有烟雾、灰尘或其他异物，应立即用水或湿布进行清理，帮助排出异物。

（4）维持生命体征。在等待专业救援人员到来的过程中，应密切观察伤员的生命体征，如体温、脉搏、呼吸等。如果伤员出现心搏骤停或呼吸停止，应立即实施心肺复苏。

（5）寻求医疗援助。如果伤员的情况较为严重，或属于不同有毒气体中毒，应尽快寻求医疗援助。可以拨打当地的急救电话或及时前往医院，避免盲目急救贻误最佳时机。

◆ 5. 保护烧伤创面

对于烧伤患者来说，尤其是严重烧伤患者，及时、科学地处理创面非常重要，但这一步骤在早期火灾现场急救中很容易被忽视。

（1）立即脱离热源。尽快帮助伤员从火场中脱离出来，以免其继续受到高温伤害。

（2）用流动的冷水冲洗创面。用流动的冷水冲洗创面可以迅速降低创面的温度，避免进一步的组织损伤。冲洗时要注意水温不宜过低，以免引起冻伤。

（3）避免使用冰水或冰块。不能用冰水或冰块直接敷在创面上，以免引起创面局部血液循环障碍，加重创面损伤。

（4）清洁创面。用干净的湿布或湿毛巾轻轻擦拭创面周围的皮肤，注意不要擦拭伤口部位，以免引起感染。

（5）保护创面。在搬运伤员时，要将伤员身上的衣物、饰品等物件去除，以免摩擦和牵拉创面，引发二次伤害。同时，可用干净的纱布覆盖创面，避免细菌感染。

（6）避免使用药物。不要在创面涂抹任何药物，以免加重创面损伤或引起过敏反应。

（7）及时寻求医疗援助。尽快将伤员送往医院接受专业治疗。在送往医院的过程中，注意维持伤员的生命体征，防止伤员休克。

◆ 6. 伤员转运

（1）现场评估。在转运伤员前，需要对现场进行全面评估，了解火灾现场的危险因素，如浓烟、高温、建筑倒塌等，避免造成新的伤害。

（2）伤员分类。在火灾现场，应尽快统计受伤人员的数量及伤情，根据伤员的不同伤情进行分类，如烧伤、骨折、呼吸困难等，便于有针对性地转运。

（3）现场疏散。在转运伤员前，应尽快将现场相关人员疏散，避免发生次生灾害。在疏散过程中，应尽可能避免穿过浓烟区域，以免造成新的伤害。

（4）搬运方法选择。根据伤员的伤情选择合适的搬运方法，如担架搬运法、单人徒手搬运法等，避免不正确的搬运方法导致伤员伤情加重。对于烧伤患者，应尽量保持伤处干燥，避免摩擦和压迫；对于骨折患者，应采用合适的固定方法，避免加重伤情。在转运过程中，注意保持伤员的呼吸道畅通。

（5）转运路线选择。根据伤员的伤情和数量，选择合适的转运路线。应尽可能选择安全、快捷、便于救治的路线，避开浓烟、高温等危险区域，确保转运过程中伤员的安全。

（6）途中密切观察。在转运过程中，应密切观察伤员的伤情变化和生命体征，发现异常情况及时进行处理。

（7）做好记录和交接。在转运伤员时，应对转运的伤员进行记录，包括姓名、年龄、伤情等。在将伤员交给接收医疗机构之前，与医生进行详细交接，确保伤员得到及时、正确的治疗。

（8）保持通信畅通。在转运伤员的过程中，应保持通信畅通，便于及时处理突发情况。可以使用手机、对讲机等通信工具与外界保持联系。

总之，在火灾现场，转运伤员必须迅速及时，按照先重后轻、先急后缓的顺序，优先撤离有生命危险的伤员；同时，转运时必须注意安全，确保转运过程中不发生次生灾害或事故，避免造成新的伤害。

> **拓展阅读**

家庭防火注意事项

1. 及时清理室内外可燃杂物

避免在楼道、客厅、卧室等处堆放杂物，尤其不要在楼梯间、疏散通道、安全出口处停放电动自行车、摆放废旧家具等。不在电缆井和电梯井内堆放杂物。白酒、纸张、窗帘等易燃可燃物品应与火源保持足够的安全距离。在存放易燃物品时要注意分类，避免混放或靠近火源。

2. 注意燃气使用安全

定期检查燃气管线是否存在老化、脱落、漏气等家庭火灾隐患，不私自更改燃气管线。使用液化气、煤气、天然气时不要离家外出。使用燃气灶具时要注意观察，避免液体溢出引起火灾，使用完毕后要确认燃气阀门是否关闭。

3. 正确使用各种家用电器

在利用电、炉火、土炕取暖时，要与周边可燃物保持安全距离，不在电取暖设备覆盖或晾晒衣物。使用电器时要注意用电安全，不乱接电线，定期检查电器设备是否正常工作。出门前关闭电源，不要让电源插座长时间空载。不随意拆卸电器设备。切勿在熨烫衣物时接电话或做其他家务，用完后应关闭开关。

4. 尽量不要在室内吸烟

不要卧床吸烟或在沙发上吸烟，避免烟头引燃沙发和床上用品导致火灾。吸烟者应该到室外吸烟，并将烟头彻底熄灭。

5. 做好儿童的安全教育工作

日常生活中要引导教育儿童不要玩火。火柴、打火机等危险物品应该存放在儿童无法触及的地方。不要让儿童随意乱动燃气设施，避免气体泄漏。

6. 熟悉楼内疏散通道、安全出口等逃生路线

在家庭中可以组织家庭成员进行火灾逃生演练，提高家人应对火灾的能力，确保发生火灾时每一个人都能快速安全地逃生。

7. 清理厨房

厨房是家庭用火最多的地方，清理厨房的重点是让油、纸、布等可燃物远离炉灶等火源。同时定期对抽油烟机、燃气灶具进行油渍清理。

8. 清理阳台

及时清理阳台上的杂物，特别是纸箱、纸皮、塑料等易燃物。长时间外出前，要关闭门窗，以免室外烟花爆竹等产生的火星飞入家中引起火灾。

9. 及时拨打火警电话

一旦发现火情应拨打"119"求助，同时尽力扑灭较小的火源，并尽可能地疏散人员。

二、交通事故

（一）概述

◆ 1. 交通事故的定义

交通事故，是指车辆在公路、街道或其他道路上运行时引起或发生的死人、伤人或物件损失的事故（见图7-5）。这里的车辆包括机动车和非机动车。其中，机动车包括各类汽车、摩托车和拖拉机等，是用发动机或电动马达驱动的车辆；非机动车包括畜力车和自行车等。这里的道路是指公路、街道、胡同、里巷、广场、停车场等供公众通行的地方。其中，供车辆行驶的为车行道，供人通行的为人行道。与道路结为一体的桥梁、隧道、轮渡设施以及作业道路用的电梯等通统包括在道路中，作为道路附属设施。

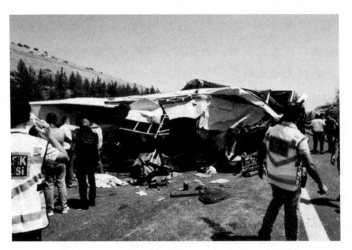

图7-5　2022年土耳其加济安泰普省交通事故现场（新华社）

◆ 2. 交通事故的类型

交通事故按照不同的标准可以分为不同的类型。

（1）按事故形态划分，可分为碰撞事故、追尾事故、翻车事故等。

（2）按损害程度划分，可分为轻微事故、一般事故、重大事故和特大事故。

（3）按违反交通规则的对象划分，可分为机动车事故、非机动车事故、行人事故、其他特种车辆事故等。

（4）按交通事故的对象划分，可分为车辆之间的事故、车辆对行人的事故、车辆对自行车的事故、车辆单独事故、车辆与固定物的碰撞事故以及铁路道口事故等。

◆ 3. 交通事故的危害

交通事故会造成严重的危害，包括人员伤亡、经济损失和社会影响。

（1）人员伤亡。交通事故会对受害者造成严重的身体伤害和精神损失，可能导致人员伤亡，会对受害者家庭造成巨大的伤害。

（2）经济损失。交通事故会导致车辆和其他财产的损坏，以及交通设施的损坏。这些经济损失会给车主和相关机构带来经济上的负担。对受害者而言，还会产生巨额医疗费用。

（3）社会影响。交通事故会对肇事者自身产生不良影响，如背负法律责任、社会声誉受损等。如果发生大规模交通事故，还会在社会上引起恐慌情绪，让公众对政府和社会组织提出质疑和批评，影响社会的稳定和发展。

◆ 4. 交通事故的起因

当今社会，交通事故频发，其原因主要有以下几点。

（1）人为因素。驾驶员或行人的行为不当是交通事故的主要原因。酒后驾驶、超速行驶、闯红灯、不遵守交通规则等行为都可能导致交通事故发生。

（2）车辆因素。车辆的机械故障或设计缺陷往往会导致交通事故。如轮胎破损、刹车失灵、灯光失效等都会增加交通事故的风险。

（3）环境因素。天气、路况等因素会对交通造成影响。如在雨雪天气、道路湿滑、能见度低等情况下，驾驶员的操作难度会增加，事故发生的可能性也会相应加大。

（4）管理因素。交通管理措施不完善、道路设施不足等可能导致交通事故发生。如信号灯设置不合理、道路标志不清等都会增加交通事故的风险。

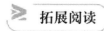 拓展阅读

"道路安全行动十年"

2021年10月，世界卫生组织在瑞士日内瓦总部发布《道路安全行动十年（2021—2030）全球计划》，呼吁各国采取措施，最迟到2030年把道路交通伤亡人数降低至少50%。

早在 2020 年，联合国大会就一致通过了"改善全球道路安全"的 74/299 号决议，宣布 2021 年至 2030 年为"道路安全行动十年"，其目标是在这十年间把交通事故伤亡人数降低至少 50％。

《道路安全行动十年（2021—2030）全球计划》由世界卫生组织、联合国各区域委员会与联合国道路安全协作机制其他成员共同制定，提出了为实现目标所需采取的行动，包括：加快确保步行、骑车、乘坐公共交通工具的安全性；确保道路、车辆安全，规范交通行为；保障及时有效的急救护理。

（二）交通事故避险原则

交通事故可以预防，这要求交通、公安、卫生、教育等多个部门共同参与，采取提升道路、车辆和道路使用者安全性的行动。

（1）过马路时，应走人行横道（或天桥、地下通道）。通过有交通信号控制的人行横道时，必须遵守信号灯的指示；在没有信号控制的人行横道上，注意车辆，不要追逐或猛跑。

（2）骑自行车时，应走右侧自行车道。遇到红灯停下来，看到绿灯再继续前行。

（3）乘坐公共汽车时，应该先下后上，避免争先恐后和挤、逼、抢。

（4）在人行道内行走。不翻越或倚坐人行道、车行道和铁道口的护栏和隔离墩，严禁破坏交通设施如信号灯、标志、标线等。

（5）儿童在街道或公路上行走，必须有成年人陪伴。不让儿童在公路上玩笑嬉耍，以免发生交通事故。

（6）不在道路上设置石头、木棒等障碍物，不准挖掘或损毁公路、铁道路基路面，不准堵塞公路或铁路边的排水沟。不攀折或毁损公路、铁路、河流两旁的树木。

（7）乘车时遵守规则，不乱动车辆内部设施，听从司机安排。

（8）遇到聋、哑、盲人和行动困难的老人，主动提供帮助，引导他们按交通规则行动。

（9）在道路上行驶时，驾驶员需要随时观察周围的路况和交通标志，特别注意前方和侧方的车辆、行人，以及路况的变化情况。根据所观察到的信息，迅速地判断路况和交通标志，做出正确的驾驶决策和操作。

（10）在行驶过程中，驾驶员需要保持高度警惕，预防各种可能的危险情况，如突然出现的车辆或行人以及路况的变化等。

（11）行驶过程中，驾驶员必须严格遵守交通规则，确保安全行驶。车辆行驶速度需要根据具体情况进行控制，不得超速，确保安全。

（12）市区和城镇道路上骑自行车不准带人，在不通行公交车辆的道路上，可附带一名学龄前儿童。摩托车后座不得乘坐未满 12 周岁的未成年人，轻便摩托车不得载人。

遵守交通安全规则是每个人的责任，不仅能使出行更加顺畅和舒适，也能保障自身的生命安全。

（三）应急救护原则

◆ 1. 紧急呼救

遇到交通事故立即拨打急救电话120 、122、110。其中，120 是医疗急救电话，122 是交通事故报警电话，110 则是报警电话。

如果交通事故中有人受伤，观察伤病员的伤势情况，严重的话，立即拨打急救电话。如果伤员出现呼吸停止、心搏骤停等情况，立即实施心肺复苏等急救措施。如果伤病员出现骨折、脱位等情况，可先进行固定处理。在等待救援的过程中，密切观察伤员的伤情变化，并采取相应的处置措施。

在交通事故现场救护时，紧急呼救是最重要的步骤之一。正确的呼救方式可以有效地提高伤员的生存率。

◆ 2. 评估环境是否安全，做好自我防护

（1）评估环境。到达事故现场后，首先评估现场环境是否安全。观察周围是否有危险因素，如车辆失控、燃料泄漏、伤员躁动不安等。如果现场存在危险因素，救护人员需要先确保自己的安全，再进行救护工作。

（2）做好自我防护。在进行事故现场救护时，救护人员需要做好自我防护，包括穿戴适当的防护装备，如头盔、手套、口罩、防护服等，以免受到伤害。如果现场存在燃料泄漏情况，避免使用明火或金属物品，以免引起火灾。

（3）避免二次伤害。救护人员在救护过程中需要注意避免伤员受到二次伤害，如车辆二次启动、搬动不稳定的物体对伤员造成伤害等。

（4）及时撤离。如果事故现场存在危险因素，救护人员需要及时撤离。在撤离前，需要确保伤员已经得到妥善处理，并通知医护人员前来接手治疗工作。

总之，在交通事故现场进行救护时，救护人员需要时刻保持警觉，并采取正确的措施来确保自己和伤员的安全。

◆ 3. 切勿立即转移伤员

除非处境十分危险，如事故车辆着火、有爆炸可能等，一般情况下不要盲目转移伤员。如果伤员有骨折、内脏损伤等严重情况，移动可能会加重病情，甚至导致伤员死亡。如果伤员是头部受伤、大量出血等危急情况，应先采取紧急措施进行急救处理，如止血、包扎等，再将伤员送往医院治疗。如果伤员的伤口有细菌或病毒感染，移动可能会导致病情恶化。

因此，在交通事故现场进行救护时，应根据具体情况决定是否需要立即转移伤员以及如何进行急救处理。

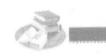

◆ 4. 将事故车辆引擎关闭，打开危险报警闪光灯，拉紧手刹，摆放三角形警示牌

事故发生后，立即关闭事故车辆的引擎。这可以防止车辆在无人控制的情况下滑动或启动，对现场人员或其他人造成进一步的伤害。

根据《中华人民共和国道路交通安全法》，当车辆发生故障或事故时，应打开危险报警闪光灯，让其他驾驶员或行人注意到事故车辆，避免发生二次事故。

为了防止车辆滑动或移动，应拉紧手刹或使用石块等物体固定车辆，防止其滑动。

按规定在事故车辆后方摆放三角形警示牌，提醒其他驾驶员和行人注意避让。警示牌应放在车辆后方足够远的地方，在常规道路上，发生故障或者发生交通事故时，应将警示牌设置在车后 50 米至 100 米处；在高速公路上，警告标志应当设置在故障车来车方向 150 米以外。若没有警示牌，可用备用轮胎代替然后迅速报警。

◆ 5. 对伤员进行检伤分类

发生重大交通事故后，要对伤员进行检伤分类。在现场抢险指挥部的统一指挥下，有计划、有组织地抢救。

对伤员进行检伤分类是为了确保救援人员能够及时有效地救治伤员。在现场，通常需要快速评估伤员的情况并进行分类，以便对伤员提供适当的医疗帮助和采取合适的治疗措施。

检伤分类通常包括三个步骤，即初步评估、二次评估和最终评估。在初步评估阶段，医生或急救人员会对伤员进行简单的检查和诊断，确定伤员的意识水平、呼吸、脉搏、血压、疼痛程度等指标，以判断其生命体征是否稳定，是否需要进一步的治疗。在二次评估阶段，根据初步评估的结果，对伤员进行更详细的检查和诊断，并根据伤情的严重程度将他们分为不同的等级。在最终评估阶段，对伤员进行全面的检查和诊断，并根据伤情的紧急情况和危重程度制订相应的治疗计划。

在进行检伤分类时，应遵循科学、规范的原则，确保所有受伤人员都能够得到及时的救助和治疗。

◆ 6. 遵循先救命、后治伤原则，争分夺秒，抢救危重伤员

在初步评估的基础上，急救人员根据伤员的伤势和生命体征情况，决定伤员是否需要进一步的治疗。如果伤员的伤势较轻，生命体征稳定，急救人员可以给予一些简单的急救处置，如止血、包扎、固定等，然后将伤员送往医院接受进一步的检查和治疗。如果伤员的伤势较重，生命体征不稳定，急救人员需要立即对其进行更全面的检查和治疗，以稳定其生命体征，防止病情恶化。

按照先抢后救、先重后轻、先急后缓、先近后远的原则，准确把握救治顺序。首先

采取止血、保持呼吸道通畅、抗休克等措施；其次处理内脏器官的损伤；再次处理骨折；最后包扎处理一般伤口。

对于大出血者，立即止血包扎；对于失去知觉者，清除口鼻中的异物、分泌物、呕吐物，随后将其置于侧卧位，以防窒息；对于有开放性颅脑或开放性腹部伤，或脑组织或腹腔内脏脱出者，不应将污染的组织送回，可用干净碗覆盖，然后进行包扎，避免让伤者进食、饮水或用止痛剂，迅速送往医院诊治；对于四肢骨折者，进行现场固定；对于怀疑有脊柱损伤者，尽量保持其原体位不动，不能拖、拽、抱伤员，避免伤员脊柱受损或损伤加重而导致截瘫。

◆ 7. 保护事故现场

在救护过程中，要注意保护事故现场，不要移动车辆，以便给事故责任划分提供可靠证据。

◆ 8. 尽力抢救

当事故发生后，救护者必须怀着崇高的人道主义精神，千方百计地利用现场一切可利用的条件抢救伤员。救护者应保持镇定、清醒的头脑，使伤员尽快得到现场治疗，并及时呼救，转入后续治疗。

三、踩踏事故

（一）概述

◆ 1. 踩踏事故的定义

踩踏事故，是指在聚众集会中，特别是在整个队伍拥挤着移动时，有人意外跌倒后，后面不明真相的人群依然前行，对跌倒的人进行踩踏，从而产生惊慌、加剧的拥挤和新的跌倒人数，并恶性循环的群体伤害意外事件。世界很多国家都发生过严重的踩踏事故，比如：1990 年 7 月 2 日，1426 名朝圣者在通往沙特麦加的行人通道中被踩死；2005 年 8 月，伊拉克首都巴格达一个大桥旁发生踩踏事故，造成至少 1005 人死亡；2022 年 10 月 29 日，韩国首尔龙山区梨泰院一带发生严重踩踏事故，造成 159 人死亡、196 人受伤。相关研究表明，全世界平均每年发生 4.2 起人群踩踏致死事件，导致 386 人死亡。

◆ 2. 踩踏事故的原因

踩踏事件的发生一般包含三个重要因素，即人多、特殊地点、秩序混乱。踩踏事故的原因主要有以下几点。

（1）人群较为集中时，前面有人摔倒，后面人未留意，没有止步。

（2）人群受到惊吓，产生恐慌，如听到爆炸声、枪声，出现惊慌失措的失控局面，在无组织无目的的逃生中，相互拥挤、踩踏。

（3）人群因过于激动（兴奋、愤怒等）出现骚乱，发生踩踏。

（4）因好奇心驱使，专门找人多拥挤处去探索究竟，造成不必要的人员聚集而发生踩踏。

（5）空间有限、人群又相对集中的场所，如球场、商场、狭窄的街道、室内通道或楼梯、影院、酒吧、寺庙、夜总会等都隐藏着潜在的踩踏危险。

◆ 3. 踩踏事故的危险

踩踏事故能造成较大范围的死亡案例，但事实上几乎所有踩踏事故中的伤亡都不是踩踏本身造成的。踩踏事件发生时，被踩踏的人胸部受到人流压迫从而无法呼吸，导致创伤性窒息，是最主要的死亡原因。在人群湍流中，人群的密度甚至可能因为瞬时的波动上升到每平方米10人左右。平均而言，每个成年人会占据30厘米×60厘米的椭圆形地面空间，合约0.18平方米，即每平方米最多5.5人。在每平方米10人的极端环境下，人的胸腔会被挤扁，无法呼吸。有资料显示，成年人胸腹部受到40～50千克、较健壮者受到80～100千克的压力时，就有可能导致死亡。有一项研究对过去全球几起踩踏事件中现场栏杆弯曲程度进行了分析，发现拥挤的人流最大产生了1000磅（约454千克）的压力。

踩踏事件还有可能导致挤压综合征，引起横纹肌溶解。人群中的互相拉扯踩踏也会直接导致身体受到各种伤害，极少数人员被踩踏后，内脏破裂出血导致死亡。2014年，印度甘地·迈丹地区发生了一起严重的踩踏事件。事后对33例死者尸检时发现，大部分死亡原因为创伤性窒息（54.55%）和休克（39.39%），还有6.06%出现头部外伤。

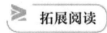

梨泰院踩踏事件

2022年10月，韩国首尔著名商圈梨泰院发生严重踩踏事故，造成159人遇难、196人受伤。这是自"世越"号邮轮沉没以来，在韩国发生的最严重的公共安全事件，也是韩国最严重的踩踏事件。

事故发生后，韩国各界在震惊、悲痛的同时，开始反思事故发生的原因。除了政府没有事先做好应对人群大规模聚集的预案，警方反应迟缓，没有部署足够的警力来维持秩序、疏导人流以外，有灾难专家指出，比起人群过于密集本身，人们对于过密环境的习以为常是更大的危险因素。

首尔市民对于密集拥挤的空间习以为常，所以察觉不到危险。也正是因为对过度密集的人群习以为常，警方才会放松警惕，即使预判到当晚会有超过 10 万人来到梨泰院聚集，也没有制定相关预案，现场派出的 137 名警察当中也大多都是缉毒警察，现场维持秩序的警员只有 58 名。

有韩国安全专家指出："如果政府事先规划好行人路线，计划好在交通拥堵时段要求地铁、公交等在梨泰院站不停车等措施，就可以预防此次事故的发生。"

（二）踩踏避险原则

（1）尽量不去人多的地方。如果所在地人较多，不拥挤、不起哄、不制造紧张或恐慌气氛。不得已遇到人流，尽量走在人流的边缘或尾部。

（2）发生踩踏事故时，尝试控制自己的情绪，不要惊慌失措或尖叫。在拥挤的人群中，要时刻保持警惕，发现有人情绪不对或者人群开始骚动时，要有保护自己的意识。

（3）如果发现无法脱险，要保持镇定并寻求帮助。在公共场所发生意外情况时，要听从工作人员的指挥，有序撤离。

（4）发现慌乱人群向自己的方向涌来时，要在人群中寻找可依靠的物体，如墙壁、立柱或柜台等，也可快速躲到一旁，或在附近的墙角蹲下，等人群过后再离开。

（5）尽快找到安全通道，如出口或紧急疏散口。如果无法找到，被卷入拥挤的人群，要保持镇静，顺着人流的方向走。不要试图超过别人，也不要行动缓慢，更不要逆行，否则很容易被人流推倒。

（6）如果鞋子被踩掉，不要弯腰提鞋、系鞋带或拾物。遇到台阶或楼梯时，尽量抓住扶手，防止跌倒。如果带着孩子，最好把孩子抱起来，避免其在混乱中被踩伤。

（7）如果发现前面有人突然摔倒，立即停下脚步，同时大声呼救，告知后面的人不要向前靠近。及时采取保护措施，可由若干人迅速组成保护区或"人墙"，帮助跌倒的人立即站起来，避免踩踏致伤。

（8）在拥挤混乱的情况下，时刻注意自己脚下，不要被绊倒。双脚站稳，保持身体平衡，抓住身边的栏杆、柱子或看台的椅子等物体。

（9）被人群拥挤着前行时，要保护自己的头部和胸腔，可以双手抱头或用双臂护住头部，避免因挤压或撞击受伤。寻找机会靠近墙壁，如果无法找到墙壁，可以采取蜷缩身体的姿势，撑开手臂放在胸前，背向前弯，形成一定的空间，保持呼吸道畅通。

（10）万一被人挤倒在地，不要惊慌，设法使身体蜷缩成球状，双手紧扣、置于颈后，保护好头、颈、胸、腹部等重要部位，侧卧于地面进行自我保护。此时，一手护住枕部，一手护住后颈，双臂护住颞部和面部，身体屈曲，下肢蜷缩，侧卧，千万不要四肢散开做无谓的挣扎。如有可能，设法靠近墙壁或其他支撑物，并尽一切可能在最短时间内站起来。

总之，遇到踩踏事故时，一定要保持冷静并尽快找到安全通道。注意保护自己的头部和胸腔，避免因挤压或撞击而受伤。同时要注意脚下，不要被绊倒。如果无法脱险，要保持镇定并寻求帮助。除了以上自救方法，还应在平时注意加强身体锻炼，了解急救知识，提高自己的应变能力和应急处理能力。

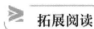

人体麦克法

人体麦克法是一种在拥挤的人群中避免踩踏的自救方法。当你在一个人潮汹涌、进退不得的人群中时，为了避免发生踩踏事故，可以联合前后左右的人采用人体麦克法，有节奏地呼喊"后退"，以达到自救目的。具体步骤如下。

1. 迅速与周围人简单沟通

当意识到有踩踏危险时，迅速与身边的人（前后左右的五六个人即可）进行简单沟通，让他们意识到有发生踩踏的危险，要他们迅速跟你协同行动。

2. 一起有节奏地呼喊

口令可以是"后退"（或者"go back"），声音要大到足够让其他人听见。应该有一个领队来组织行动，领队站在队伍的最前面，组织大家有秩序地行动。领队先喊"1、2"（或 one、two），然后和周围人一起大声喊"后退"（或"go back"）。如此有节奏地反复呼喊。

3. 让更外围的人加入呼喊

在核心圈形成一个稳定的呼喊节奏后，呼喊者要示意身边的人加入呼喊，以此把呼喊声传递到拥挤人群的最外围。如果有人不理解或者不配合，领队要及时做出调整和解释，确保整个队伍的秩序和安全。

4. 最外围的人迅速撤离、疏散

身处拥挤人群最外围的人，听到人群中传出有节奏的呼喊声（"后退"或"go back"）时，要立即向外撤离，并尽量让周围的人也向外撤离，同时劝阻其他人进入人群。如果在喊口令的时候，仍然有拥挤的情况，领队可以组织大家重复喊口令，直到拥挤的情况得到缓解为止。

需要注意的是，绝对不要前冲寻亲。即便有亲属甚至孩子在人群中，在听到"后退"的呼喊声后，也不要冲向人群进行寻亲或施救。应该意识到后退疏散是此时最明智的救助亲人的方式。前冲寻亲只会迟滞或妨碍对亲人的有效救助，从而让亲人陷入更危险的境地。此时，甚至不要考虑孩子是否会走失的问题，而先要做对于孩子的平安最有意义的事情——让更多人尽快后撤疏散。

人体麦克法是前几年美国的"占领华尔街运动"中采用的一种在人群中传播信息的简易方法。据报道，2014年12月上海外滩踩踏事故中有几个年轻人就采用了这种方法进行自救。可以想象，若没有这几个可敬的年轻人组织的这种自救，这次踩踏事故造成的后果肯定会更严重。

（三）应急救护原则

在踩踏事故发生后，救护人员可以采取以下措施来救治伤员、维持秩序。

◆ 1. 立即报警，维护现场秩序，组织人员撤离

（1）立即报警并通知相关机构，包括当地公安机关、消防部门、医疗机构等，以便快速调动资源进行救援。

（2）在救援到达前，要组织人员对现场秩序进行维护，避免事态严重，包括安排专人保护伤员，防止拥挤引起二次伤害，以及把现场隔离、管控好，避免人群中出现紧张情绪和骚乱。

◆ 2. 评估现场状况，组织救援队伍

（1）评估现场状况，包括伤员的数量、伤势、现场环境等，以便采取适当的救援措施。

（2）根据现场状况，组织救援队伍包括消防、医疗、公安等，进行救援工作。要协调各个机构之间的行动，确保救援工作顺利进行。

◆ 3. 检伤分类，先重伤后轻伤

（1）对伤员进行分类救治。对于伤员，应根据其伤势的严重程度进行分类，优先救治情况严重的伤员。如果到场的医护人员无法处理大规模的伤员，应及时向上级医疗机构申请支持。

（2）解除挤压，将压在上面的伤员移开，在移动伤的过程中要避免二次伤害。对怀疑有颈椎损伤的伤员，注意保持其头颈的中立位，避免头颈部旋转和屈曲。如发现伤员有严重外伤，及时制止大出血。

（3）如果此时伤员意识不清但还有呼吸，注意清理其呼吸道异物，每5分钟检查1次意识、呼吸、脉搏；如果既无意识反应又无呼吸，马上实施心肺复苏。

（4）对伤亡者进行善后处理。如果现场出现了人员伤亡情况，要联系相关部门进行善后处理，做好伤员家属的安置工作。

◆ **4. 进行事故调查，开展安全宣传教育**

（1）事故发生后，要对事故原因进行调查，查明责任，并及时向上级部门报告。同时吸取教训，为避免类似事件的发生提供参考。

（2）积极开展宣传教育活动，提高群众防范意识，避免踩踏事故再次发生。

第四节　突发公共卫生事件的应急处置

一、中毒

（一）概述

本书第六章第七节已介绍了多种急性中毒的应急救护知识，本节主要介绍突发群体性中毒事件的应急处置原则和做法。

突发群体性中毒事件是指在短时间内，毒物通过一定方式作用于特定人群造成的群发性健康影响事件，包括食物中毒、药物中毒、农药中毒、酒精中毒等。2020年广东省广州市某区突发一起副溶血性弧菌食物中毒事件，发病48例，无死亡；2022年湖北省荆门市某医疗用品公司突发中毒事件，1人死亡，43人肝功能异常，经分析为吸入PET胶水释放的四氯乙烷所致。

《卫生部突发中毒事件卫生应急预案》根据突发中毒事件的危害程度和涉及范围等，将突发中毒事件分为特别重大（Ⅰ级）、重大（Ⅱ级）、较大（Ⅲ级）和一般（Ⅳ级）突发中毒事件四级。

有下列情形之一的可视为一般突发中毒事件：一起突发中毒事件暴露人数在50～999人；中毒人数在10人及以上且无人员死亡，或死亡1～2人；在一个县（市）级行政区域24小时内出现2起及以上可能存在联系的同类中毒事件时，累计中毒人数10人及以上且无人员死亡，或死亡1～2人；县（市）级及以上人民政府及其卫生行政部门认定的其他情形。

有下列情形之一的为较大突发中毒事件：一起突发中毒事件暴露人数1000～1999人；一起突发中毒事件，中毒人数在100人及以上且死亡1人，或死亡3～9人；在一个县（市）级行政区域24小时内出现2起及以上可能存在联系的同类中毒事件时，累计中毒人数100人及以上且死亡1人，或累计死亡3～9人；全市（地）2个及以上县（市）、区发生同类一般突发中毒事件（Ⅳ级），并有证据表明这些事件原因存在明确联系；市（地）级及以上人民政府及其卫生行政部门认定的其他情形。

发生突发中毒事件时，各级卫生行政部门应在本级人民政府领导和上一级卫生行政部门技术指导下，按照属地管理、分级响应的原则，迅速成立中毒卫生应急救援现场指挥机构，组织专家制定相关医学处置方案，积极开展卫生应急工作。

（二）应急救护原则

◆ 1. 救护员现场处置

1）救护员要保证自身安全，做好自我防护

救护员要根据风险评估，选择适当的个人防护装备。当存在有害气体风险时，可穿（戴）气密型防护服、全面罩呼吸器、手套、鞋套和眼罩等。确保个人防护装备经过适当的维护和测试，功能正常。同时，正确地穿戴和移除个人防护装备，防止任何可能的污染。

此外，还要遵循正确的操作程序，包括评估现场风险、穿戴适当的个人防护装备、提供紧急医疗援助、确保环境通风良好等，最大限度地降低潜在的风险和危害。

2）迅速将中毒者脱离中毒环境

一旦发现有人出现中毒症状，立即启动应急预案，迅速让中毒者脱离中毒现场，避免其继续接触有毒物质。在条件允许的情况下，关闭有毒物质的来源，防止更多人受到伤害。

救护员要迅速将中毒者引至通风良好、空气新鲜的地方。在室内，尽量将中毒者移至离有毒物质最远的地方。

在移动中毒者之前，救护员应对其进行初步评估，具体包括检查中毒者的意识状态、呼吸和循环系统等。如果发现中毒者有明显的损伤或症状，应先进行相应的急救处理，然后再将其移动至上风方向。

3）保持呼吸道通畅

将中毒者的领扣松开，使其处于仰卧位，开放气道。如果中毒者呼吸道内有异物，应立即清理。注意不要使用暴力或不适当的工具，以免加重损伤。

如果中毒者需要给予氧气，应尽快建立吸氧途径。可使用面罩、鼻导管或口咽导管，改善中毒者缺氧状态，缓解其呼吸困难。如果中毒者呼吸停止或极弱，应立即进行机械通气。可以使用呼吸机或简易呼吸器等方法，确保中毒者得到足够的氧气供应。

4）催吐

口服中毒者，最好让中毒者取左侧卧位，立即催吐，严重者应尽快送到医院进行洗胃和对症治疗。具体做法参见第六章第七节相关内容。

5）清除残留毒素

皮肤污染者应迅速脱去受污染的衣物，用大量流动的清水冲洗被污染的皮肤；眼睛污染者注意冲洗眼睛。发生毒物接触后，迅速清除残留毒素对防止人体进一步吸收毒物和减轻中毒症状非常重要。皮肤是人体最大的器官，也是最容易接触毒物的部位之一。如果皮肤被毒物污染，应立即脱去受污染的衣物，用大量流动的清水冲洗。因为受污染的衣物可能会继续释放毒物，流动的清水则可以冲走皮肤上的毒物，降低皮肤表面温度，减缓毒物的吸收。冲洗时要注意水的温度，不宜过冷或过热，以免刺激皮肤。

眼睛是人体最为敏感的器官之一，如果眼睛接触到毒物，会对视力造成严重损害。这时候，应立即用大量流动的清水冲洗眼睛。冲洗时注意水的温度，不宜过冷或过热。冲洗时要尽量转动眼球，冲洗的时间一般不少于10分钟。尽量避免揉眼睛，以免加重眼部损伤。如果眼睛受到严重污染，或者经过冲洗后症状没有得到缓解，应立即寻求专业医疗帮助。

6）保留好相关物品，供医学检测，明确诊断

保留中毒者接触过的物品，如药物、食物、饮料等，这些物品可能会提供有关中毒原因的重要线索。如果中毒者是儿童或老年人，或者有特殊的疾病（如糖尿病、心脏病等），这些信息将有助于医生更全面地了解病情。

收集中毒者的呕吐物、排泄物、血液和其他体液样本。这些样本可以帮助医生确定毒物的类型和数量，从而制定适当的治疗方案。

中毒者的衣物可能被毒物污染了，应将其保留下来，供医生进一步检查。如果一个人在接触有毒植物后中毒，衣物上可能会留下植物的痕迹。

救护员还要注意记录中毒者的症状和体征，包括恶心、呕吐、头晕、头痛、痉挛、呼吸急促等。这些信息将有助于医生确定毒物的类型和程度，从而选择适当的治疗方法。

7）立即拨打急救电话，及时到医院处置

中毒事件发生后，应立即拨打急救电话，向医疗专业人员报告中毒事件，在这个过程中应向接线员提供以下信息：中毒者的症状；中毒者是否已经接受了相关治疗（如催吐、急救措施等）；中毒事件发生的具体位置和联系方式；中毒者是否有特殊医疗条件（如过敏史、正在接受的治疗等）。

◆ 2. 医疗救援组织的现场处置

（1）现场处置。具备有效防护能力、现场处置知识和技能的医疗卫生应急人员承担突发中毒事件卫生应急现场处置工作，并详细记录现场处置相关内容，按流程转运中毒者并做好交接工作。

（2）脱离接触。控制危害源，搜救中毒者，封锁危险区域，封存相关物品，防止其他人员继续接触有毒物质。

（3）现场医疗救援区域设置。毒物呈现扩散趋势的毒物危害事件现场一般分为热区

（红线内）、温区（黄线与红线间）和冷区（绿线与黄线间）。医疗救援区域设立在冷区，并可结合现场救援工作需要，在医疗救援区域内设立洗消区、检伤区、观察区、抢救区、转运区、指挥区、尸体停放区等功能分区。

（4）样本采集和毒物快速检测。现场调查人员在了解事件发生过程和发生地情况后应尽早进行样本采集工作。在采集时，要选择合适的采样工具和保存、转运容器，防止污染。采集的样本数量应当满足多次重复检测的需求。在有条件时，现场调查人员应当尽早开展现场应急毒物检测，以便根据毒物检测结果开展现场处置工作。

（5）现场洗消。在温区与冷区交界处设立现场洗消点，医疗卫生救援人员协助消防部门对重伤员进行洗消，同时注意对染毒衣物和染毒贵重物品的处理。

（6）现场检伤及医疗救援。检伤区设立在洗消区附近的冷区内，医疗卫生救援人员负责对暴露人员进行现场检伤。参照通用检伤原则以及毒物对人体健康危害的特点，将中毒者及暴露人员分为优先处置、次优先处置、延后处置和暂不处置四类。

（7）转运。待中毒者和暴露人员经现场医学处理且病情相对平稳后，将其转运至指定的医疗机构。现场医学处理人员要记录相关中毒者和暴露人员的现场医学处理措施，与转运人员做好交接工作。转运过程中，医护人员必须密切观察中毒者的病情变化，确保治疗持续进行，并随时采取相应急救措施。负责转运的医护人员与接收中毒者的医疗机构要做好交接工作，并及时向卫生行政部门报告转运及交接情况。

（8）医疗卫生救援人员的防护。进入现场参与医疗卫生救援的人员，要了解各类防护装备的性能和局限性，根据毒物种类及危害水平选择适宜的个体防护装备。在没有适当个体防护的情况下不得进入现场工作。

（9）公众健康防护和宣传教育。各级卫生行政部门根据突发中毒事件特点和卫生防护要求，向当地政府及有关部门提出公众健康防护措施建议，开展中毒自救、互救等宣传教育工作。公众健康防护措施的建议主要包括以下两点：一是发生有毒气体泄漏事件后，根据当地气象条件和地理位置特点，暴露区域群众应当转移到上风方向或侧上风方向的安全区域，必要时配备逃生防毒面具；二是发生毒物污染水源、土壤和食物等中毒事件后，应当立即标记和封锁污染区域，及时控制污染源，避免公众接触有毒物质。

（10）心理援助。发生中毒事件后，各级卫生行政部门应在同级人民政府的领导下，配合相关部门和团体开展心理援助工作。根据需要，组织有关专业人员开展心理疏导和心理危机干预工作。

二、群体性不明原因疾病

（一）概述

群体性不明原因疾病是指一定时间内（通常是2周内），在某个相对集中的区域（如同一个医疗机构、自然村、社区、建筑工地、学校等集体单位）同时或者相继出现3例及以上相同临床表现，经县级及以上医院组织专家会诊，不能诊断或解释病因，有重症病例或死亡病例发生的疾病。2009年2月，云南省怒江傈僳族自治州某自治县发生一起不明原因群体发病事件，发病人数共10例，均有发热、腹痛、呕吐、腹泻、四肢肌肉触痛、下肢浮肿等症状，发病原因不明。直到当年3月，依据现场流行病学调查和实验室检测结果，结合患者的临床表现和体征，才明确诊断为旋毛虫病。

群体性不明原因疾病具有临床表现相似性、发病人群聚集性、流行病学关联性、健康损害严重性等特点。这类疾病可能由传染病（包括新发传染病）、中毒或其他未知因素引起。

群体性不明原因疾病虽然其发病原因不明，一时难以诊断、治愈，但只要采取积极的防护措施，就能有效避免被感染。

（二）应急救护原则

应急处置中的预防控制措施需要根据疾病的传染源或危害源、传播或危害途径以及疾病的特征来确定。对于群体性不明原因疾病，需要在调查过程中逐渐明确疾病发生的原因。因此，需要在采取控制措施的基础上，根据疾病的性质决定应该采取的控制策略和措施，并随着调查的深入，不断修正、补充和完善控制策略与措施，遵循边控制、边调查、边完善的原则，力求最大限度地降低群体性不明原因疾病的危害。

◆ 1. 无传染性的不明原因疾病

（1）积极救治患者，减少死亡。

（2）对共同暴露者进行医学观察，一旦发现符合本次事件病例定义的患者，立即开展临床救治。

（3）移除可疑致病源。如怀疑为食物中毒，应立即封存可疑食物和制作原料；如怀疑为职业中毒，应立即关闭作业场所；如怀疑为过敏性、放射性中毒，应立即采取措施移除或隔开可疑的过敏原、放射源。

（4）尽快疏散可能继续受致病源威胁的群众。

（5）在对易感者采取有针对性的保护措施时，应优先考虑高危人群。

（6）开展健康教育，提高居民的自我保护意识，群策群力、群防群控。

◆ 2. 有传染性的不明原因疾病

（1）现场处置人员进入疫区时，应采取保护性预防措施。

（2）隔离治疗患者。

（3）如果疾病有暴发或者扩散的危险，符合封锁标准的，要向当地政府提出封锁建议，封锁的范围根据流行病学调查结果来确定。如果疾病发生在学校、工厂等人群密集区域，如有必要，应建议停课、停工、停业。

（4）对患者家属和密切接触者进行医学观察，根据流行病学调查的潜伏期和最后接触日期决定观察期限。

（5）严格实施消毒，按照《中华人民共和国传染病防治法》的相关要求处理人、畜尸体，并按照《传染病病人或疑似传染病病人尸体解剖查验规定》开展尸检并采集相关样本。

（6）对可能被污染的物品、场所、环境、动植物等进行消毒、杀虫、灭鼠等卫生学处理。疫区内重点部位要开展经常性消毒。

（7）疫区内家禽、家畜应实行圈养。如有必要，报经当地政府同意后，对可能染疫的野生动物、家禽家畜进行控制或捕杀。

（8）开展健康教育，提高居民自我保护意识，做到群防群治。

（9）现场处理结束时要对疫源地进行终末消毒，妥善处理医疗废物和临时隔离点的物品。

练习题

1. 突发事件的应急救护原则是什么？

2. 火灾、地震的应急救护措施有哪些？

3. 对于交通事故中的伤者应如何施救？

4. 突发群体性不明原因事件发生后，可以采取哪些应急处置措施？

5. 遇到踩踏事故该如何处理？

第七章
练习题答案

参 考 文 献

[1] 中华医学会急诊医学分会，中国医药教育协会急诊专业委员会．疑似和确诊新型冠状病毒肺炎的成年患者院内心肺复苏专家共识［J］．中华急诊医学杂志，2020（4）：466-469.

[2] 中国红十字会总会，中国红十字总会训练中心．心搏骤停救生技术 CPR 与 AED 应用手册［M］．北京：科学技术文献出版社，2022.

[3] 武汉市红十字会．应急救护培训教程［M］．武汉：华中科技大学出版社，2019.

[4] 吕静，卢根娣．急救护理学［M］．4 版．北京：中国中医药出版社，2021.

[5] 陈孝平，汪建平，赵继宗．外科学［M］．9 版．北京：人民卫生出版社，2018.

[6] 祝益民，石泽亚．现场救护第一目击者行动专家共识［J］．实用休克杂志（中英文），2019，3（6）：359-372.

[7] 中国心胸血管麻醉学会急救与复苏分会，中国卒中学会急救分会，中国研究型医院协会急救医学专业委员会，等．淹溺急救专家共识［J］．中华急诊医学杂志，2016（12）：1230-1236.

[8] 韩军涛，王洪涛，王耘川．冻伤早期的临床诊疗全国专家共识［J］．中华损伤与修复杂志（电子版），2022（1）：1-6.

[9] 国家卫生健康委员会发布我国首版《常见动物致伤诊疗规范（2021 年版）》［J］．中国急救复苏与灾害医学杂志，2021（9）：1085.

[10] 任成山，王甲汉，牛广政，等．现代临床疾病防治学（下册）［M］．郑州：郑州大学出版社，2012.

[11] 中国红十字会总会．常见急症与避险逃生［M］．北京：人民卫生出版社，2015.

[12] 卫生部关于印发《群体性不明原因疾病应急处置方案》（试行）的通知［EB/OL］．（2007-04-12）［2024-01-03］．http：//www.nhc.gov.cn/zwgk/zxgzya1/201306/1f4877eef764d39ae63da8a76ced4e0.shtml.